KB061918

허리디스크
수술 없이
낫기

허리디스크 수술 없이 낫기

1판 1쇄 발행 2020. 5. 18.
1판 3쇄 발행 2023. 1. 26.

저자 어환

발행인 고세규
편집 심성미 디자인 유상현 마케팅 김새로미 홍보 김소영
발행처 김영사
등록 1979년 5월 17일(제406-2003-036호)
주소 경기도 파주시 문발로 197(문발동) 우편번호 10881
전화 마케팅부 031)955-3100, 편집부 031)955-3200 | 팩스 031)955-3111

값은 뒤표지에 있습니다. ISBN 978-89-349-8636-2 03510

홈페이지 www.gimmyoung.com   블로그 blog.naver.com/gybook
인스타그램 instagram.com/gimmyoung   이메일 bestbook@gimmyoung.com

좋은 독자가 좋은 책을 만듭니다.
김영사는 독자 여러분의 의견에 항상 귀 기울이고 있습니다.

허리디스크 수술 없이 낫기

어환 지음

Ranking of
Various Treatments for
Lumbar Herniated Disc

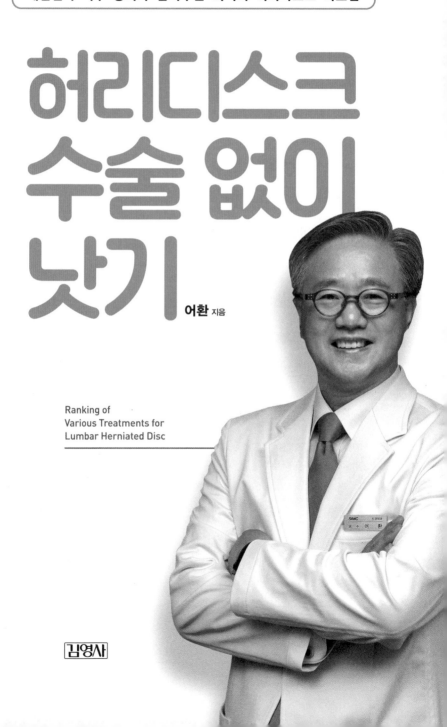

김영사

머리말 ● 6

1장	**추간판탈출**과 **추간판탈출증**	**15**
2장	**추간판탈출증**의 **증상**	**59**
3장	**추간판탈출증**의 **진단**	**71**
4장	**추간판탈출**의 **원인**	**93**
5장	**추간판탈출증**의 **치료법**	**97**
6장	**추간판탈출증**에 대한 **다양한 수술법**	**193**
7장	**추간판탈출증**의 **재발**과 **예방법**	**267**
8장	**코어 근육 강화 운동법**	**275**
9장	**진료 단상**	**285**

참고문헌 ● 317

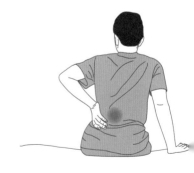

치료법 추천등급

★★★★★ 적극 추천
★★★★☆ 필요시 추천
★★★☆☆ 선택적 추천
★★☆☆☆ 제한적 추천
★☆☆☆☆ 요주의
☆☆☆☆☆ 비추천

독자의 편의를 위해 추천등급이 높은 치료법 순으로 제시했다

★★★★★
자연치유 100

★★★★☆
수술현미경(미세현미경) 추간판절제술 ... 197

★★★☆☆
경피적 내시경 추간판절제술PELD 238

★★☆☆☆
경막외 스테로이드 주사 170
물리치료 168

★☆☆☆☆
가바펜틴 · 아미트립틸린 171
허리신경주사 172
고주파 수핵성형술 · 고주파 수핵감압술 207
  – 아드로케어 완드 수핵성형술 · 210   – 엘디스큐 수핵감압술 · 213
섬유륜성형술 · 디스크 내 전기열 치료술 216
  – 추간판 내 고주파열 치료술IDET · 216   – 디스크트로드 섬유륜성형술 · 217   – 양극성 섬유륜성형술 · 218
경피적 경막외 신경성형술PEN 219
  – 경피적 풍선확장 경막외강 신경성형술 · 223   – 내시경적 경막외강 신경근성형술 · 224
경막외 내시경 레이저 시술ELND 225
  – 꼬리뼈 미니 내시경 레이저 시술SELD · 225   – 추간공 내시경 레이저 시술TELA · 225
척추 나사못 고정술 263

☆☆☆☆☆
견인치료 168
도수치료 169
프롤로테라피 · 증식치료 · 인대강화주사 171
뼈주사 173
추간공확장술 236
경피적 추간판절제술PLD 236
경피적 레이저 추간판절제술PLDD 237
경피적 내시경–레이저 (병용) 추간판절제술 242
뉴클레오톰 경피적 자동 추간판절제술 246
디컴프레서 추간판감압술 247
뉴클레오톰을 이용한 관혈적(현미경) 척추디스크 수술AOLD 248
관혈적 레이저 미세추간판절제술OLM 254
카이모파파인 화학적 수핵용해술 256
인공 디스크 치환술ADR 261
척추 연성 고정술 263
  – 메모리 루프 · 264
  – 극돌기간 라커 고정술 · 극돌기간 U형 쿠션기 · X–STOP · 스마트–U · 디암 고정술 · 코플렉스 · 264
  – 그라프 · 바이오플렉스 고정술 · 265
줄기세포 치료 265
투 포트 내시경 척추 감압술(양방향 내시경 수술) 265
척추관 풍선확장술 266

2019년 5월, 주요 언론 매체들이 한국인의 삶을 고달프게 하는 질병 20가지에 대해 보도한 바 있다. 1위는 디스크, 협착증 등의 척추 질환으로 인한 요통이며, 2위는 당뇨병이었다. 이 연구는 고려대, 울산대, 이화여대 그리고 경희대 예방의학 공동 연구팀이 2010년부터 2015년까지 약 800억 건의 국민건강보험 전 국민 의료이용 통계를 분석해 질병부담 순위를 연구하여 발표한 결과다. 연구팀은 한국인이 흔히 걸리는 288개 질병을 대상으로 순위를 매겼으며, 척추 질환 등으로 인한 요통과 당뇨병이 압도적인 점수로 1, 2위를 차지했다.

나이대별로는 10대부터 40대까지 삶에 대한 부담이 큰 질병으로 요통이 1위를 차지했고, 50대와 60대에서는 당뇨병이 1위, 요통이 2위였다. 따라서 우리나라 국민은 10대부터 60대까지 공통적으로 요통을 가장 힘들어했다.

우리는 각종 신문, TV, 인터넷 등으로 인해 정보가 홍수처럼 넘치는 사회에 살고 있다. 망망대해 같은 정보의 바다에서 정확한 진실을 찾는 것은 쉬운 일이 아니다. TV에서 방영되었거나 신문에 실렸다고 해서 모두 다 진실은 아니다. 가짜 뉴스와 정보가 너무 많다. 특히 전문 분야의 정보를 접하면서 일반인들이 진실과 거짓을 구별하는 건 무척이나 어려워졌다. 그러므로 전문 분야의 수많은 광고성 정보에서 옥석을 구별해내려면 양식良識 있는 전문가의 조언이 반드시 필요하다.

특히 의학은 전문화된 과학 분야이며, 현대 의학은 더 세부적으로 전문화되어가고 있다. 일반의사 또는 전문의사라고 해도 본인의 세부전공이 아니면 세부 전문 분야 정보의 진실과 거짓을 구별하기 쉽지 않다. 하물며 의학 교육을 받지 않은 일반인들이 진위를 구별하는 것은 거의 불가능하여, 전문가가 아닌 주변 사람들이 근거 없이 하는 이야기를 진실인 양 믿고 따르는 경우가 많다. "누가 어디에서 무슨 치료를 받았더니 병이 싹 낫더라" 하는 말을 믿고 따라 하는 사람이 적지 않다.

추간판탈출증은 많이 알려져 있는 병명이라 사람들이 이미 잘 알고 있는 듯 착각하고 있으나, 실제로 거의 대부분의 사람들은 추간판탈출증에 대해 잘 모르고 있다. 심지어 다른 전문 분야의 의사들도 대부분 정확히 알지 못하고 있다.

외래 진료 때 환자에게 간혹 생소한 병을 진단 내릴 때가 있다. 이 경우 대부분의 환자들은 그 질병이 어떤 병인지 자세한 설명을 듣고 싶어 한다. 그러나 추간판탈출증, 즉 간단하게 줄여 말해 디스크라고 진단하면, 추간판탈출증이 어떤 병인지 잘 이해하려고 하거나 궁금해하는 환자가 드물다. 대부분의 환자와 그 가족들은 추간판탈출증에 대해서 잘 이해하지 못하며 피상적으로만 알고 있다. 심지어 추간판탈출증을 마치 위중한 병이라고 오해하여 진단받고 눈물을 흘리는 경우도 있으며, 또 수술은 무조건 나쁘다는 막연한 믿음으로 꼭 수술이 필요한데도 이를 거부하는 환자도 많다.

그리고 단순 요통이 발생해도 즉시 자기공명단층촬영MRI 같은 고가의 검사를 받거나, 심지어 반복적으로 받기도 하고, 자세히 알아보지 않은 채 불필요한 시술 또는 수술까지도 즉흥적으로 받는 환자들을 보면 안타까운 마음이 든다. 어떤 때에는 동료 의료인으로서 환자에게 송구스러운 마음까지 생긴다. 미국뿐 아니라 우리나라에서도 과잉 진단과 과잉 수술이 사회적으로 문제가 되고 있다. 최근에는 이러한 문제점을 지적하고 자정하고자 하는 전문가 집단의 움직임이 있다.

요즘 우리나라에서는 디스크 치료에 대한 상업적인 시술이 만연해 많은 환자들이 금전적·신체적으로 큰 손해를 입고 있다. 따라서 환자들의 이러한 피해를 줄이기 위해 이 책을 쓰게 되었다. 환자들이 잘 알고 있는 듯하지만 정확하게 알지 못해 과잉 진단이나 과잉 수술을 받는 피해를 줄이고자 현재까지 소개된 여러 치료법을 간단하게나마 소개했다. 이 책이 반드시 수술이 필요한 경우 적절한 치료법을 올바르게 선택하기 위한 가이드로 활용되기를 바란다.

잘못 그려진 그림을 수정할 수 없듯 잘못된 시술이나 수술은 절대 복구되거나 회복될 수 없다. 수술로 나아질 수 있는 기회는 단 한 번뿐이다. 그러므로 시술이나 수술을 받기 전에 세심하게 잘 따져보고 치료의 원리가 무엇인지 그리고 과학적으로 효과가 검증된 것인지 확인해야 한다. 진단도 확실하지 않고 치료의 원리도 도무지 과학적이지 않은 시술이나 수술이 우리 사회에서 너무 많이 행해지고 있다. 특히 상업적 광고가 많이 성행되는 시술에는 주의할 필요가 있다.

추간판탈출증이라는 질병이 우리에게 알려진 것은 1934년으로 지금으로부터 불과 86년 전이다. 물론 추간판탈출증이 그때 처음 발생한 질병이란 말은 아니다. 오래전부터 발생해왔지만 추간판탈출증의 실체를 모르고 지내오다 과학과 의학이 발전하면서 1934년에 미국 의학자들이 처음으로 추간판탈출증이라는 질병을 알아냈다.

현재는 자기공명단층촬영으로 간단히 추간판탈출증을 진단할 수 있으나 영상학적 진단이 시작된 것은 X-선이 발견되면서이다. 인간의 생체 속을 들여다볼 수 있었던 것은 진단 방사선학의 아버지인 빌헬름 콘라트 뢴트겐Wilhelm Conrad Röntgen이 1895년 11월 8일 X-선 또는 뢴트겐선이라 불리는 파장이 짧은 전자기파를 발견했기 때문이다. 그 후 X-선을 이용한 단순방사선촬영으로 인체의 골격을 관찰할 수 있게 되었고, 여러 질병을 영상학적으로 진단하게 되었다.

그러나 X-선 단순방사선촬영으로는 추간판탈출증의 진단 또는 척수 신경 압박 등의 진단은 불가능했다. 1921년 시카드Sicard와 포레스티어Forestier는 척수강조영술myelography을 처음으로 시행하여 척수 신경 압박을 진단하려고 했다. 척수강조영술은 요추부 척추 부위를 천자한 다음 조영제를 척수강에 주입하여 촬영하는 영상 진단 방법이다. 척수강조영술은 침습적인invasive 진단 방법으로 척추 천자로 인해 환자에게 고통을 줄 수 있는 진단 행위이며, 주입된 조영제를 다시 제거해야 하는 과정에서도 환자에게 큰 고통을 주고 후유증과 합병증을 유발할 수 있다.

과학과 의학이 지속적으로 발전함에 따라 지용성lipid-soluble 조영제에서 수용성water-soluble 조영제로 바뀌게 되어 척수강조영술 후 조영제를 제거할 필요가 없게 되었으나, 검사에 따른 지주막염arachnoiditis 발생 등의 후유증과 합병증 발생은 피할 수 없었다. 후유증과 합병증 발생 가능성이 있는 침습적 진단 방법인 척수강조영술은 개발된 후 약 50년 이상 추간판탈출증 진단 시 유일한 진단 방법으로 사용되어 왔으나, 컴퓨터 단층촬영영상과 자기공명영상 장비가 개발되면서 이제는 거의 사용하지 않게 되었다.

1972년 전산화단층촬영 장비가 개발되고, 1977년 자기공명단층촬영 장비가 개발되면서 침습적 검사인 척수강조영술에서 비침습적 검사인 전산화단층촬영과 자기공명단층촬영으로 발전하여 추간판탈출증 진단이 간편해졌다. 통증 없이 손쉽게 자기공명영상으로 추간판(디스크) 내부의 상태를 자세하게 관찰할 수 있는 장점도 있으나, 오히려 증상 없는 상태의 추간판탈출과 퇴행성추간판 변화도 관찰할 수 있게 되어 과잉 진단과 과잉 치료를 불러오기도 했다.

전산화단층촬영 기계CT는 우리나라에 1977년 처음 도입되었고, 자기공명영상 촬영 기계가 도입된 것은 1988년으로 지금으로부터 불과 30여 년 전이다. 그 이후 자기공명영상으로 비침습적이고도 간편하게 추간판탈출증 진단이 가능해져 추간판탈출증 치료가 급격히 증가했다.

필자는 1994년 3월부터 2018년 8월까지 약 24년간 삼성서울병원 신경외과와 척추센터에 근무하면서 총 2,375례의 척추 질환 환자를 수술했다. 가장 많이 했던 수술은 요추부 추간판탈출증이었고, 그다음으로 척추관협착증과 척추 종양을 많이 수술하였다.

필자가 삼성서울병원에 근무하는 동안 1,069례의 요추부 추간판탈출증 환자를 수술하였으며, 요추부 추간판탈출증의 수술 환자 중에는 30대가 261명으로 가장 많았다. 이어 40대가 226명, 20대가 219명, 50대가 154명, 60대가 113명, 10대가 68명 그리고 70대가 24명이었다.

발생 부위로는 제4-5요추 간 추간판탈출증이 710례(66.7%)로 가장 많았으며, 이어 제5요추-제1천추 간 추간판탈출증이 347례 (32.6%), 제3-4요추 간 추간판탈출증이 107례(10.1%), 제2-3요추 간 추간판탈출증이 19례(1.8%), 제1-2요추 간 추간판탈출증이 7례 (0.7%)로 뒤를 이었다.

환자들이 호소하는 증상으로는 하지방사통sciatica(좌골신경통)이 91%로 가장 많았고, 요통이 85%, 이상감각 증상이 29% 그리고 하지 근력 약화가 22%이었다. 수술받은 환자들 중 98%(1,047/1,065) 환자에게서 증상이 호전되었고, 1%(15/1,065) 환자는 증상이 호전되지 않았으며, 증상이 악화된 환자는 없었다. 수술 후유증 또는 합병증 발생은 수술 부위 감염이 6건(0.6%), 척수경막 열상tearing이 6건 (0.6%), 신경 손상이 1건(0.1%), 수술 부위 출혈에 의한 혈종이 1건 (0.1%) 있었으며, 마미신경총 증후군cauda equina syndrome이 발생하였거나 사망한 사례는 없었다. 다행히도 필자가 추간판탈출증 환자들에게 비수술적 치료와 수술적 치료를 하면서 의료 과오 또는 의료 분쟁이 발생한 경우는 단 한 건도 없었다.

동일 부위 추간판탈출증 재발로 인해 추간판절제술의 재수술을
시행한 환자는 7명(0.7%, 7/1,067)이 있었으며, 1차 수술 후 8일 만에
재수술한 경우가 1례, 11일 후 재수술한 경우가 1례, 50일 후 재수

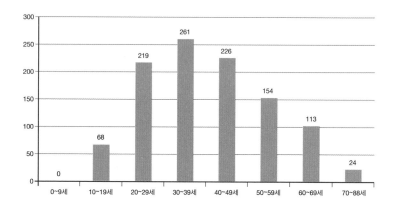

그림 1 　요추 추간판탈출증 수술 : 1,069례(1994.6~2018.2)

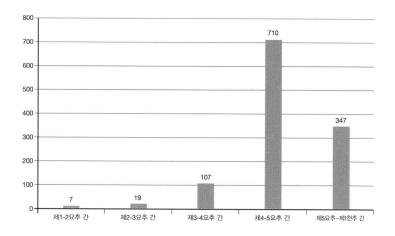

그림 2 　요추 추간판탈출증 부위별 수술 : 1,190부위(1994.6~2018.2)

술한 경우가 1례, 51일 후 재수술한 경우가 1례 있었다. 그리고 2년 후, 3년 8개월 후, 8년 후 추간판탈출증을 재수술한 경우가 각각 1례 있었다.

필자의 추간판탈출증에 대한 수술 성공률은 98%이다.(수술 6개월 이내 재수술은 4례, 수술 부위 감염은 6례, 척수경막 열상 6례, 신경 손상 1례, 혈종 1례, 증상 호전이 없었던 15례를 합하면 23례) 추간판탈출증이 재발하여 추간판절제술과 동시에 고정 수술 및 유합 수술을 병행한 경우가 7명(0.7%, 7/1,067) 있었으며, 1차 수술 1년 1개월 후, 1년 9개월 후, 2년 8개월 후, 2년 9개월 후, 4년 8개월 후, 9년 1개월 후, 10년 1개월 후 고정술을 시행한 경우가 각각 1례 있었다.

그리고 수술한 환자 수보다 훨씬 많은 환자들을 외래 진료를 통해 진료하였고, 이들 중 대부분은 수술을 시행하지 않아도 증상이 호전되었다.

평소 제한된 외래 진료 시간의 한계로 추간판탈출증에 대하여 환자들에게 충분히 설명하지 못했다. 이 책을 통해 추간판탈출증을 앓는 많은 이들이 이 질병을 올바로 이해하고, 그러한 지식을 바탕으로 막연한 두려움을 떨쳐내길 바란다. 특히, 수술하지 않고 치료된 환자와 수술한 환자들의 풍부한 실제 자료를 보고 올바른 치료 선택을 할 수 있기를 바란다.

필자가 경험하고 치료한 추간판탈출증의 많은 사례 중 일부를 소개하고, 우리 사회에 난무하고 있는 수많은 치료법들 가운데 각각의 치료법의 치료 원리를 간략하게 설명하고자 하였으며, 환자들이 자신의 상태를 정확하게 판단하고 가장 올바른 치료법을 선택하는 데 조금이라도 도움이 되기를 바라며 이 책을 펴낸다.

끝으로 자료 수집에 많은 도움을 주신 성균관대학교 김영주 교수님, 기꺼이 출판을 결정해주신 김영사의 김강유 회장님께 감사드린다.

2020년 5월
어환

1장

추간판탈출과
추간판탈출증

1. 추간판이란 무엇인가
2. 추간판의 구조
3. 추간판의 기능
4. 추간판탈출이란 무엇인가
5. 추간판탈출증은 어떤 병인가
6. 추간판탈출증 호발 부위
7. 추간판탈출증의 발견과 역사
8. 요통을 겪은 우리나라 선조들

1 추간판이란 무엇인가

디스크disc는 둥근 원형圓形의 조각 판板을 의미한다. 일반적으로 요통 환자들이나 일반인들은 디스크를 병명으로 이해하여, 추간판탈출증을 줄여서 간단히 '디스크'라고 부르고 있다. '디스크'라고 할 것이 아니라 '추간판탈출증'이라고 해야 올바른 표현이다.

디스크는 우리 몸의 척추뼈 사이에 있는 판, 즉 추간판椎間板의 영어 단어인 'intervertebral disc'를 줄인 단어다. 추간판을 '추간반椎間板'이라고도 하였으나 추간반이라는 표현은 판板의 일본식 발음인 '반'이 들어간 것으로 추간판이 올바른 표현이다. 또 추간판을 추간원판椎間円板, 추간원판椎間圓板이라고도 하나 일반적으로 사용되지 않는다. 일반적으로 '추간판'은 학문적으로 사용되고 있으며, '디스크'는 일반인들 사이에 보편적으로 통용되고 있다. 그리고 '디스크'를 추간판탈출증의 의미로도 사용하고 있으나, 디스크는 단순히 추간판을 의미하며, 디스크탈출증은 추간판탈출증과 같은 말로 혼용하여 사용되고 있다.

우리 몸의 추간판, 즉 디스크는 경추에 7개, 흉추에 12개, 요추에 5개 그리고 천추에 1개가 있다. 이중 흉추는 흉곽의 갈비뼈가 둘러싸고 있어 운동이 많지 않아 흉추부 디스크의 추간판탈출증은 드물게 발생하고, 천추도 움직이는 척추뼈가 아니므로 추간판탈출증이 잘 발생하지 않는다.

추간판탈출증은 우리 몸의 척추뼈 중에서 운동을 많이 하는 요추(허리)와 경추(목)에 주로 발생한다. 요추(허리) 추간판탈출증 중에서는 제4-5요추 간 추간판탈출증이 가장 많이 발생하고, 제5요추-제1천추 간 추간판탈출증이 그다음이며, 제3-4요추 간 추간판탈출증이 세 번째로 많이 발생한다. 제1-2요추 간과 제2-3요추 간 추간판탈출증은 드물게 발생한다. 경추부 추간판탈출증으로는 제5-6경추 간과 제6-7경추 간 추간판탈출증이 가장 많이 발생하고 그 다음으로 제4-5경추 간 추간판탈출증과 제3-4경추 간 추간판탈출증이 뒤를 잇는다.

추간판(디스크)은 우리 몸에서 성가시거나 병만 발생하는 불필요한 기관器官/organ이 아니고 매우 중요한 기능을 담당하는 기관이다. 사람의 몸 크기에 따라 추간판의 부피는 차이가 있지만, 일반 성인을 기준으로 요추부 하나의 추간판(디스크) 크기는 대략 15~17cc이다. 추간판은 70~90%가량이 수분으로 되어 있어 대략 15~17gm 정도다.

그림 3　우리 몸의 척추 구조

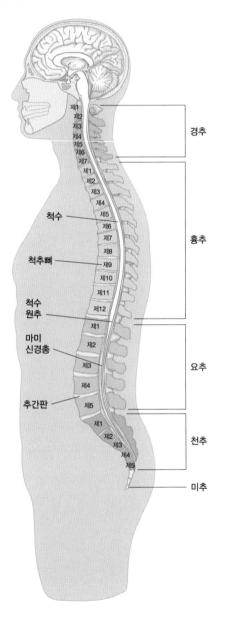

제1
제2
제3
제4
제5
제6
제7

경추

제1
제2
제3
제4
제5
제6
제7
제8
제9
제10
제11
제12

흉추

척수

척추뼈

척수
원추

마미
신경총

추간판

제1
제2
제3
제4
제5

요추

제1
제2
제3
제4
제5

천추

미추

2 추간판의 구조

추간판은 속이 비어 있는 공, 또는 자동차 타이어처럼 되어 있는 것
이 아니다. 속부터 바깥까지 섬세한 조직으로 꽉 차 있는 기관이다.
추간판은 중심 내부에 젤라틴 같은 탄성의 수핵髓核/nucleus pulposus이 있
으며 수핵을 둘러싸고 15겹에서 25겹의 섬유륜纖維輪/annulus fibrosus 조
직이 감싸고 있다. 마치 자동차 타이어가 한 겹으로 만들어져 있지
않고 여러 겹으로 만들어져 있듯 추간판도 여러 겹의 섬유륜으로 되
어 있다. 만약 자동차 타이어가 한 겹이면 한 번의 사고로 펑크 날

그림 4   추간판의 구조

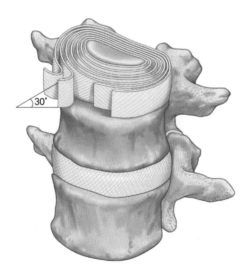

추간판은 척추뼈와 척추뼈 사이에 위치하고 있으며, 추간판 중앙에
수핵이 위치하고 수핵 밖으로 여러 겹의 섬유륜이 둘러싸고 있다.

수 있기 때문에 이를 방지하기 위해 여러 겹으로 만들어져 있듯, 추간판의 섬유륜도 한 번에 섬유륜이 찢어져도 수핵이 쉽게 탈출되지 않게 여러 겹으로 구성돼 있다. 그리고 수핵과 섬유륜 위와 아래에 연골 종판cartilage end plate이 있으며, 연골 종판이 척추뼈와 단단히 붙어 있다.

성인 요추부의 추간판은 대략 15~17cc가량의 조직으로 70~90%는 수분으로 구성되어 있다. 추간판의 수핵은 70~80%가 수분이며, 단백당proteoglycan 14% 그리고 콜라젠 4% 및 추간판 세포cell로 구성되었다. 단백당은 수분을 함유하는 성질이 있으며, 나이가 들면서 단백당이 줄어들고 수분 함량이 낮아지며, 수분이 줄어들면 추간판의 탄력성이 떨어져 작은 외부의 힘이나 충격에도 손상받기 쉬운 상태가 된다. 추간판의 수핵은 척추에 가해지는 힘을 완충하는 쿠션 역할을 한다.

즉, 추간판의 섬유륜은 약 70% 수분과 5% 단백당, 그리고 15% 콜라젠 및 추간판 세포로 구성되어 있다. 추간판의 섬유륜은 추간판 위와 아래의 척추뼈를 단단히 지지하고 고정하면서 여러 방향으로 관절 운동 기능을 하는 중요한 추간판 조직이다.

척추뼈의 종판 연골end plate cartilage은 추간판과 맞닿아 있는 척추뼈로서, 혈관 분포가 없는 추간판에 정상적으로 영양을 공급하는 통로가 된다.

3 추간판의 기능

요추부 추간판은 5개이며, 모양은 조금씩 다르다. 추간판의 주요 기능은 다음과 같다.

① 관절운동 기능이 있다. 사람이 허리를 전·후·좌·우로 굽히거나flexion 펴는extension 기능과, 좌·우로 몸통을 회전하는 기능을 한다. 따라서 허리의 척추뼈를 척추 나사못으로 고정하는 척추 고정술을 시행받은 환자들은 척추 운동이 제한될 수 있다.

② 척추에 가해지는 힘을 완충시키는 쿠션 기능이 있다. 추간판이 없으면 척추뼈와 척추뼈가 직접 맞닿게 되어 약간의 충격에도 척추뼈가 손상될 수 있다. 그리고 우리 몸에 가해지는 힘을 고르게 분산하여 척추뼈에 전달하므로 특정 부분에 힘이 집중되어 발생되는 손상을 방지한다.

③ 우리 몸을 반듯하게 세우는 기둥(지지支持/support) 기능을 한다. 우리 몸을 곧게 세우거나, 무거운 물건을 들어 올릴 때 추간판이 버텨주지 못하면 물건을 허리 위 또는 머리 위로 들어 올리는 행동은 불가능하다.

④ 척추뼈와 척추뼈가 이탈되지 않게 견고하게 붙잡아주는 고정 기능이 있다. 추간판의 고정 기능이 약해지면 척추뼈가 앞으로 전

위되는 척추전방전위증脊椎前方轉位症이 발생되기도 한다.

4 추간판탈출이란 무엇인가

추간판탈출이란 추간판이 제 위치에서 벗어나 밖으로 튀어나온 것을 말하며, 요추추간판(허리디스크)탈출증은 추간판탈출로 인해 발생되는 증상, 주로 하지방사통(좌골신경통), 요통, 하지 근력 감소, 하지 감각 저하 그리고 대소변 장애 등의 증상 발생을 말한다. 즉, 추간판탈출은 형태학적 또는 구조적, 해부학적으로 이상이 발생한 것을 말하며, 추간판탈출증은 추간판탈출에 의해 발생된 임상적 증상이 나타나는 것을 말한다.

과거에는 추간판탈출증을 수핵탈출증髓核脫出症/HNP/Herniated Nucleus Pulposus, 즉 수핵만이 탈출된 것으로 알았으나, ⓐ 수핵뿐 아니라 수핵을 둘러싸고 있는 ⓑ 섬유륜, ⓒ 종판 연골, ⓓ 골단골骨端骨/apophyseal bone이 단독 또는 함께 탈출되는 것이라고 정의되면서 수핵탈출증보다는 추간판탈출증Herniated Intervertebral Disc이 정확한 병명이 되었다.

1970년대 말 자기공명영상MRI 진단기기가 나오기 전까지는 척추관조영술, 또는 컴퓨터 단층촬영영상으로 일반인들이 추간판탈출을 이해하기 쉽지 않았다. 그러나 MRI가 도입된 이후 일반인들도 MRI 영상만 보아도 추간판탈출의 유무를 명확하게 알 수 있게 되었다.

그렇지만 추간판탈출과 추간판탈출이 아닌 것을 명확하게 구분할 수 있는 의료인도 많지 않은 실정이다. 2014년 북미척추학회North

American Spine Society, 미국척추방사선학회American Society of Spine Radiology와 미국신경방사선학회American Society of Neuroradiology에서는 공동 연구를 통해《요추추간판 용어Lumbar disc nomenclature》(제2판)을 발표하였다. 여기서 추간판탈출을 "추간판의 경계를 넘어서 추간판 물질disc material의 국소적localized or focal 이탈displacement"이라고 정의하고 있다.

탈출되는 추간판 물질은 추간판 물질인 ⓐ 추간판 수핵과 ⓑ 섬유륜이지만 추간판 이외의 척추 뼈의 일부분인 ⓒ 종판 연골 또는 ⓓ 골단골이 탈출할 수 있으며, 이상의 네 가지 물질 중 몇 개가 합쳐서 탈출할 수도 있다. 국소적 이탈이란, 추간판의 주변 25% 이내에서 이탈된 것을 말하며, 추간판이 이렇게 국소적으로 이탈된 것만을 추간판탈출이라고 하였다. 그리고 추간판 주변의 25% 이상에서 이탈된 것을 추간판팽윤膨潤/bulging이라고 하며, 추간판팽윤은 추간판탈출herniation이 아니라고 정의하였다. 많은 사람들이 추간판팽윤을 추간판탈출로 잘못 진단 받고(오진), 잘못된 치료를 받는 수가 있다.

그러나 과거 2001년 북미척추학회, 미국척추방사선학회와 미국신경방사선학회의《요추추간판질환 용어집Nomenclature and classification of lumbar disc pathology》(제1판)에서는 추간판의 주변 50% 이내에서 추간판이 이탈된 것을 모두 추간판탈출이라 정의했다. 즉, 추간판 주변의 25~50% 이탈을 "광범위한 추간판탈출broad-based herniation"이라고 하였고, 추간판 주변의 25% 이내 이탈을 "국소적 탈출focal herniation"이라고 했다. 그리고 추간판 주변의 50% 이상 이탈을 추간판팽윤이라고 하였다. 2014년《요추추간판 용어》(제2판)이 나오기 전까지 추간판탈출의 정의가 광범위했으나, 2014년부터는 추간판 주변

25~50% 이탈을 광범위한 탈출에서 추간판팽윤으로 개정하고, 추간판 주변 25% 이내의 이탈만을 추간판탈출로 정의하여 추간판탈출을 더 좁은 의미로 정의하였다.

MRI에서 추간판탈출 유무를 진단하기 위해서는 MRI 측면 영상sagittal view이 아니라 반드시 MRI 횡단면 영상axial view으로 진단해야 한다. MRI 측면 영상에서 추간판탈출된 것 같이 보여도, 실제로 횡단면 영상에서는 추간판팽윤으로 보일 수 있기 때문이다.

추간판탈출과 추간판팽윤의 치료는 전혀 다르다. 추간판팽윤을 추간판탈출이라고 하여 수술적 치료를 받으면 실패할 가능성이 매우 높다. 대체로 추간판탈출은 일부 환자에게서 수술적 치료로 호전되는 경우가 있으나, 추간판팽윤에서는 수술적 치료로 호전되는 경우가 드물다.

그림 5   추간판팽윤과 추간판탈출의 차이

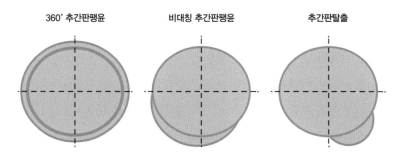

360° 추간판팽윤   비대칭 추간판팽윤   추간판탈출

추간판팽윤은 추간판 전체 360° 방향으로 고르게 튀어나올 수도 있으나(왼쪽 그림, 360° 추간판팽윤), 추간판의 90° 이상 범위에서 튀어나온 것을 모두 추간판팽윤(가운데 그림)이라 한다. 추간판탈출은 추간판의 90° 범위 이내에서 추간판이 튀어 나온 것을 말한다(오른쪽 그림).

5 추간판탈출증은 어떤 병인가

추간판탈출에 의해 증상이 발생된 경우를 추간판탈출증症이라고 한다. 추간판이 탈출되었다고 모두 추간판탈출증 증상을 일으키는 것은 아니다. 증상이 없는 무증상의 추간판탈출이 MRI에서 관찰되는 경우가 많고, 나이가 많을수록 무증상의 추간판탈출은 더욱 많이 관찰된다.

추간판탈출증의 대표적인 증상은 하지방사통이며, 하지방사통은 다리에 통증이 발생되는 것으로 좌골신경통이라고도 한다. 방사통이 있는 경우 80% 이상은 추간판 이상 때문에 발생된다. 추간판탈출증으로 요통이 발생되기는 하나, 요통은 추간판탈출증 이외의 원인으로 더 많이 발생한다. 요통의 원인 중 추간판탈출에 의한 요통 발생은 4% 정도뿐이다.

6 추간판탈출증 호발 부위

요추는 5개의 요추뼈와 5개의 추간판으로 구성되어 있다. 5개의 요추뼈의 모양은 조금씩 다르고, 추간판의 모양도 조금씩 다르다.

우리 몸에서 가장 많이 발생하는 추간판탈출은 제4-5요추 간 추간판탈출과 제5요추-제1천추 간 추간판탈출이다. 그 이유는 우리 몸의 허리에서 가장 움직임이 많은 곳이 제4-5요추 간과 제5요추-제1천추 간이기 때문이다.

필자에게 추간판탈출증으로 수술받은 환자의 60%가 제4-5요추 간에 추간판탈출증이 있었으며, 29%가 제5요추-1천추 간 추간판탈출증이었다. 그다음으로 제3-4요추 간, 제2-3요추 간, 제1-2요추 간 순이었다.

7 추간판탈출증의 발견과 역사

다리방사통에 대한 최초의 기록은 성경에서 볼 수 있다. 《창세기》 32장에 보면, 약 3,500년 전 야곱은 밤새도록 하느님과 씨름했다. 하느님이 야곱의 환도環刀뼈를 치매 환도뼈가 위골되게 했다(God touched the socket of Jacob's hip so that his hip was wrenched). 환도뼈, 즉 대퇴골이 탈구되면 좌골신경이 눌려 좌골신경통인 다리방사통이 발생하게 된다.

과거에는 다리로 뻗치는 통증(좌골신경통, 방사통)을 귀신이나 악마가 들어와 통증을 발생시켰다고 믿는 초자연적인 현상으로 이해했다. 그러다 그리스와 이집트 시대에 들어와서 다리 통증의 원인을 점차 초자연적인 현상이 아닌 자연 현상으로 생각했고, 다리 통증이 요추부 병변과 관계있을 것으로 짐작하게 되었다.

의학의 선구자 히포크라테스는 좌골신경통과 통증회피자세antalgic posture 및 절뚝거림跛行/claudication의 관계를 처음으로 관찰했다. 1857년 독일의 병리학자인 루돌프 피르호Rudolf Virchow는 추간판탈출을 피르호 종양Virchow's tumor이라고 이름 붙였고, 1864년 프랑스 의학자에르네스트 라세그Ernest Lasegue는 요통과 방사통이 밀접한 관계가 있다고 말했다.

1887년 영국의 윌리엄 맥웬William Macewen과 영국의 빅터 호슬리Victor Horsley는 처음으로 요추 후궁절제술(후궁절제술은 척추뼈 뒷부분인 척추후궁을 절제하는 수술로, 추간판을 절제하는 수술이 아님)을 시행했고, 1908년 독일의 신경외과 의사인 페도르 크라우제Fedor Krause가 베를린 병원에서 처음으로 추간판절제술을 시행하였다.

1908년 미국의 앨프리드 테일러Alfred Simpson Taylor는 처음으로 시신cadevar에서 편측의 후궁절제술을 시행하였다. 1800년대 후반과 1900년대 초반에 윌리엄 맥웬, 빅터 호슬리, 페도르 크라우제, 앨프리드 테일러, 월터 에드워드 댄디Walter Edward Dandy, 하비 쿠싱Havey Williams Cushing과 같은 의학자들은 인체의 요추부 연구를 지속했고, 요추부에서 신경을 누르고 있는 비정상적인 추간판탈출 조직을 뼈에 발생하는 종양의 일종인 내연골종內軟骨腫/enchondroma 또는 연골뼈가 관절 내로 들어가 염증을 일으키는 해리성골연골염解離性骨軟骨炎/osteochondritis dissecans으로 오진했다.

추간판이 탈출되어 신경을 누르면 좌골신경통이 발생된다는 병리해부학적 기전은 1934년 미국 하버드대학교의 신경외과 의사인 윌리엄 믹스터William Jason Mixter 교수와 정형외과 의사인 조셉 바Joseph S. Barr 교수에 의해 밝혀졌다. 이 둘은 1932년 처음으로 수술 전에 추간판탈출증을 진단하고 추간판절제술을 시행했다. 그리고 이들은 1934년 8월 2일 〈뉴 잉글랜드 의학 저널The New England Journal of Medicine〉 의학 학술지에 추간판탈출이 신경을 압박하여 하지방사통의 임상 증상을 발생시킨다고 발표했다.

즉, 지금으로부터 86년 전인 1934년이 되어서야 비로소 추간판탈출이 발생하면 추간판탈출증 증상인 좌골신경통이 발생한다는 사실을 알게 되었다. 초창기 추간판절제술 수술은 척수경막dura matter을 절개하고 수술하는 것이었다. 그러나 척수경막을 절개하고 수술하면 수술 후 합병증과 후유증이 많이 발생한다. 수술 후 합병증과 후유증을 줄이기 위해 미국 메이요클리닉Mayo Clinic의 신경외과 의사인 그래프톤 러브J. Grafton Love는 1939년 척추 후궁뼈를 적게 절제하면서 척수경막을 절개하지 않고 척수경막 밖으로 추간판탈출 부위까지 접근하는 "열쇠 구멍 척추후궁절제술key hole laminectomy"이라는 수술 방식을 발표하였다. 그 이후 수술 조명 기구의 발전, 수술 시야를 확대해서 볼 수 있는 수술현미경의 발전, 신경을 손상 없이 당길 수 있는 수술 기구의 발전 및 마취술의 발전으로 추간판절제술의 수술 결과가 좋아지게 되었다. 또한 1972년 전산화단층촬영과 1977년 자기공명단층촬영이 개발되어 이전 검사 방법인 척수강조영술을 대체하면서, 추간판탈출 진단이 간편해졌고, 진단이 편리해지면서 추간판탈출 수술이 급격하게 증가하게 되었다.

추간판탈출 수술이 발전하게 된 계기는 의학적으로 세 가지 중요한 발전이 있었기 때문이다. 첫째는 추간판탈출이 다리 통증을 일으키는 방사통의 원인이라고 밝힌 병리해부학pathoanatomy의 발전이고, 둘째는 수술 시 무균 소독 방법 및 항생제의 발전이며, 셋째는 방사통의 원인을 진단하는 영상 진단 방법(CT, MRI)의 발전이다.

현재까지는 수핵 탈출이라는 용어가 함께 사용되어왔으나, 탈출된 요소에 수핵뿐 아니라 섬유륜 등이 있을 수 있어 2001년 북미척추학회 미국척추방사선학회와 미국신경방사선학회에서 공동 발표한《요추추간판 질환 용어집》(제1판)에서는 수핵 탈출이라는 용어는 정확하지 않은 표현이므로 추간판탈출이라는 용어로 쓰기를 권고했다.

8 요통을 겪은 우리나라 선조들

요통은 오래전부터 우리 인간이 겪으며 살아온 질병이다. 우리나라 조선시대 이전의 기록은 확인할 수 없으나 전해 내려오는 조선시대 기록을 통해 과거 우리의 선조들도 요통을 앓고 지내온 것을 확인할 수 있다. 현대 의학적으로 요통의 발병 원인은 매우 다양하지만, 과거 요통을 앓고 지내온 우리 선조들 중에는 추간판탈출증도 있었고 척추관협착증 또는 척추의 압박 골절 등이 원인인 질병도 있었을 것으로 추론된다.

선조들은 요통에 대한 치료로, 불에 달군 기왓장으로 허리를 따뜻하게 찜질하거나 침 또는 성분을 알 수 없는 약으로 치료했다. 현대 의학적 판단에 의하면 모두 보존적 치료로 요통을 치료한 것이며 자연치유되기를 기다린 것이다. 우리 선조들에게 요통은 흔하게 발생한 질병이었으며, 관직을 사직하는 주요 질병이기도 하였으나, 요통으로 인해 사망했다는 기록은 없었다. 다음은 우리 선조들이 요통을 앓고 견디어 낸 주요 기록이다.

① 고려 후기 문신이며 학자이신 이색李穡 선생은 불돌 또는 뜨겁게 달군 기왓장으로 찜질하여 요통을 견디어내셨다.

깊은 밤에 요통으로 잠을 편히 못 자고	夜深腰痛睡難安
불돌로 허리 눌러 마음 약간 편해졌는데	瓦片熨來心稍寬
동창에 달 떠오르고 닭이 또 울어대자	月上東窓鷄又叫
생사의 관문을 벗어난 듯 상쾌해지누나	爽然如脫死生關

《목은시고牧隱詩藁》 제13권, 〈즉사卽事〉 중에서

새벽에는 팔과 허리가 아울러 아파서	臂酸腰痛曉來幷
불돌로 찜질하여 겨우 평온을 얻었네	瓦片新燒帖得平
일각도 너무 길어 고통 참기 어렵거니	一刻亦長難忍苦
백 년 장수 좋다지만 나는 하찮다마다	百年雖好視爲輕
시서에 맛이 생기자 사람은 늙어가는데	詩書有味人將老
천지는 사가 없어 만물이 절로 생장하네	天地無私物自生
푸른 산 아래 하얀 물결 강가의 길목이	靑嶂白波江上路
돌아갈 흥취 호연하여 안중에 환하구나	浩然歸興眼中明

《목은시고》 제21권, 〈스스로 읊다(自詠)〉 중에서

한밤중에 깬 뒤로는 다시 잠들기 어려워서	夜半夢斷難再續
눈을 감고 몽롱하게 오똑 앉아 있노라니	瞑目朦朧坐於獨
허리가 또 예전처럼 쑤셔오니 어떡하나	奈何腰痛又如前
어린 여종 급히 불러 기와를 굽게 하고	徑呼小婢燒古甎

무명에 싸서 아픈 곳에 찰싹 붙게 하니	帶以木緜貼之穩
사지가 안온해지고 기거하기도 편하도다	四支調適興居便
이 통증은 옛날부터 앓던 병의 여독이라	此是舊病之餘毒
언제나 말끔하게 이 고통에서 벗어날꼬	洒然脫去知何年
나는 이제 늙어서 마음도 마냥 피곤하니	我今老矣心兀兀
밝을 때 기다려서 시골에 돌아가려 하나	欲向明時乞骸骨
인생의 행로는 하늘에 달린 걸 어떡하나	人生行止在於天
앉아서 생각건대 구름은 높이 날아가고	坐想飛雲去超忽
꽃잎은 나풀나풀 진흙탕 속에 떨어지니	殘花片片粘在泥
각자 처한 상황은 똑같기가 어려운 법	物也勢也誠難齊
마음의 경지를 어떡하면 태허처럼 만들어서	何當心地如太虛
바다에 햇빛 일렁일 때 천계 소리 들어볼꼬	日色動海聞天鷄

《목은시고》 제29권, 〈허리가 시어서 지어 부른 노래(腰酸行)〉 중에서

쭈글쭈글한 얼굴이야 내가 어찌 상관할까	面皺吾何與
거울도 볼 생각 없어 먼지 속에 파묻혔네	塵埋鏡欲消
허리가 쑤시는 것은 절로 참기 어려워서	腰酸自難忍
기왓장 뜨겁게 달궈 자꾸만 지져댄다오	火烈瓦頻燒
일백 년은 지나갈 듯한 기나긴 하루요	百歲經長日
일천 산을 넘어가는 지루한 밤이로세	千山度永宵
만약 나라는 존재를 잊을 수만 있다면야	若爲忘有我
만물과 어울려 소요할 수도 있으련마는	與物共逍遙

《목은시고》 제31권, 〈요통腰痛〉 중에서

② 조선 전기 문신인 이승소李承召 선생은 허리에 찜질하여 요통을 치료하였다.

자근자근 쑥잎 씹어 버들 껍질 함께 섞어　　　　艾葉咬咀拌柳皮

불을 피워 열기 내어 허리에다 찜질하네　　　　爛蒸乘熱熨腰支

평생토록 몸 돌보는 지혜 아주 짧았거니　　　　平生苦乏周身智

곁의 사람 바보 같다 비웃거나 말거나네　　　　遮莫傍人笑大癡

끙끙 앓는 신음 소리 미칠 것만 같은데도　　　　叫痛時時欲發狂

이내 몸은 타향 땅서 이리저리 떠도누나　　　　此身漂泊在他鄕

외로운 등 적막하여 사람 아니 보이기에　　　　孤灯寂寞無人見

홀로 창가 기대 있자 눈물 절로 흐르누나　　　　獨倚窓櫺涕自滂

《삼탄집三灘集》 제4권, 〈요통으로 인해 찜질을 하다(腰痛)〉 2수 중에서

③ 조선 제4대 왕 세종은 37세 때 요통을 앓으신 기록이 있으며, 53세에 돌아가셨다.

아픈 관계로 세자로 하여금 천추 하례와 사신 전송 잔치를 대행하도록 하다

임금이 편찮아 세자로 하여금 백관을 거느리고 천추 하례千秋賀禮를 대행하게 하고, 또 세자로 하여금 사신을 전송하는 잔치를 대신 베풀도록 하였는데, 먼저 도승지 안숭선安崇善을 시켜 세 사신에게 가서 대신 전송하는 사유를 말하기를 "전별연은 중한 예절이니 의리가 와서 위로하는 것이 마땅하나, 전하께서 근간에 요통으로 앓으

시고, 또 어깨와 등에 종기가 나셨는데, 요통은 지금 조금 나으셨으나, 종기는 감세가 없어서, 구부렸다 펴셨다 하시기가 어려울 것 같습니다. 오늘 천추절 하례도 세자로 하여금 대행하게 하고, 또 세자로 하여금 대신 전송연을 베풀려 하는데 실례됨을 깊이 미안하게 생각합니다" 하였다.

《세종실록世宗實錄》 제66권, 세종 16년(1434) 11월 11일(갑신). 첫 번째 기사

④ 우의정 유관 선생은 79세에 허리와 무릎이 시리고 아파서 사직하기를 청하였으며, 87세에 돌아가셨다.

우의정 유관이 사직하기를 청하니 윤허하지 않다

우의정 유관이 사직하는 글을 올렸다. "신이 나이 늙고 기운이 쇠하여 일을 맡기가 난감합니다. (…) 더구나 관직은 1품이고, 나이는 팔순이니, 항상 앙화가 얽혀들까 두려운데 과연 질병이 덮쳐오고 있습니다. 허리와 무릎이 시고 아파서 걸음 걷기가 어렵삽고, 귀와 눈이 먹고 어두워서 보고 듣기가 어지럽습니다. 이 의정부가 어찌 병을 요양하는 곳이겠습니까."

임금이 허락지 아니하고 회답하기를,

"조정에서 존중하는 것은 작위와 덕망을 겸비한 사람이라. (…) 또 걸음 걷기가 곤란하고, 보고 듣는 것이 어지럽다는 것으로써 사양하나, 연기는 비록 높아도 기력은 오히려 건장하고 총명도 쇠하지 않았으며, (…) 아직 그 직위에 안심하여 나의 정치를 돕게 하라. 청한 바는 허락할 수 없다" 하고, 집현전 부제학 권도權蹈에게 명하여

유관의 집에 선물을 보내주었다.

《세종실록》 제29권, 세종 7년(1425) 7월 9일(병자), 세 번째 기사

⑤ 예조판서 이맹균李孟畇 선생은 55세에 걸음 걷기가 불편하여 사직하기를 청하였으며, 69세에 세상을 떠났다.

예조판서 이맹균이 사직을 청하니 이조에 회부하다

예조판서 이맹균이 글월을 올려 사직을 청하기를,

"신은 성품이 본디 게으르고 어리석으며, 또한 학식이 없는 몸으로 다행히 성상의 은혜를 입사와 예조를 더럽히기까지에 이르렀으며, 또한 빈객의 직까지 겸하였사오니, 이것은 모두 중대한 책임이므로 항상 감당하지 못할 것을 걱정하고 있었는데, 근년 이후로 여러가지 병이 거듭 생겨서, 몸이 수척하고 기운이 지쳤는 데다, 지금은 또 허리 밑이 부자유하여, 걸음을 걷기가 곤란하여 출근을 할 수가 없사와 직무를 오랫동안 비우게 되니, 마음으로 스스로 불안하오며, 침을 맞고 뜸질을 하며, 목욕을 하여 가면서 병을 고쳐 볼까 하오니, 신의 직무를 그만두게 하여주소서" 하니, 명하여 이조에 회부하였다.

《세종실록》 제31권, 세종 8년(1426) 2월 9일(계유), 두 번째 기사

⑥ 영의정 황희黃喜 선생은 70세에 허리 아프고 다리가 부자유하여 걸음을 걸으면 쓰러져 사직하기를 청하였고, 89세에 돌아가셨다.

황희가 고령을 이유로 사직하자 허락하지 않다

영의정 황희가 사직하여 말하기를,

"하고자 하는 바를 반드시 그대로 하는 것은 임금의 큰 법이오나, 할 수 없는 것을 그치게 하는 것은 미신微臣의 지극한 충정입니다. 감히 간절하고 진실한 정성을 바쳐 우러러 높고 밝으신 살피심을 욕되게 하나이다. (…) 귀는 멀고 눈도 또한 어두워서 듣고 살피는 일이 어려우며, 허리는 아프고 다리는 부자유하여 걸음을 걸으면 곧 쓰러집니다. 대체로 원기가 쇠약하여진 것이 원인이 되어 드디어 온갖 병이 침노하게 된 것입니다. 더군다나 신은 금년의 생일로 이미 만 70세가 됩니다. 늙으면 벼슬에서 물러나는 것은 나라에 떳떳한 규정에 있고, 병들어서 한가롭기를 바라는 것은 그 심정이 꾸민 것이 아닙니다. (…) 신은 마땅히 삼가 착하신 은택에 편안히 무자멱질하면서 남은 해의 생명을 조금 연장하며, 항상 성상의 장수를 송축하여 만물을 생성하는 '천지의' 큰 조화와 '같은 임금의 교화에' 보답하기를 바라겠습니다"고 하였으나, 윤허하지 아니하고 비답하기를,

"(…) 병도 치료할 수 없을 만큼 고결함에 이르지는 않았으니, 기운과 힘이 오히려 굳세어서 서정을 균평하게 하는 임무를 담당할 수 있겠노라. 만약 병이 일어난다면 마땅히 약을 써서 치료하면 될 것이요, '공의 사직하고자 함이' 비록 헛말을 꾸며서 물러가기를 청하는 것은 아니나 어찌 보통 일반의 규정에 구애되어 벼슬을 물러날 수야 있겠는가 (…). 사직하려고 하는 일은 당연히 윤허되지 않을 것이다" 하였다.

《세종실록》 제56권, 세종 14년(1432) 4월 20일(무신), 세 번째 기사

⑦ 안평대군은 35세에 요통을 앓고 그 해에 사사되었다.

내의에게 명하여 안평대군에게 약을 내려 보내다

평안도 관찰사 정이한鄭而漢이 승정원에 글을 보내어 아뢰기를,

"안평대군 이용李瑢이 이달 14일에 순안順安의 노상에서 말에서 떨어져 가마를 타고 본현에 돌아와서 약을 복용하며 조섭한 지 15일 만에 기체가 평상시와 같게 되어, 수양대군과 만났습니다. 그러나 마침 요통으로 인하여 수양대군과 함께 일시에 환경還京할 수 없었습니다" 하였다.

세조가 임영대군 등에게 치서하기를,

"안평대군은 다친 것이 아니라, 조정에서 뜬소문을 듣고 놀랄 것을 염려하여 감사監司가 계문한 것뿐이다. 나는 '나에게 대한' 지대支待로 인하여 폐단이 있기 때문에 머물러 있을 수가 없어, '이달' 25일에 먼저 입경하려고 한다" 하니, 주서注書에게 명하여 세 의정에게 보이었다. 세 의정이 모두 말하기를,

"마땅히 의춘군宜春君과 내의內醫를 보내서 조호調護하게 함이 옳습니다" 하니, 곧 안평대군 이용에게 이르기를,

"지금 관찰사의 글을 보고 말에서 떨어졌음을 알았다. 이에 의춘군과 내의 김지金智에게 명하여 약을 내려보내니, 안심하고 몸조리하여 기력이 회복되거든 돌아오도록 하라" 하였다. 이용이 평양으로 돌아가 병을 다스린다고 핑계하여 오래 머물면서 본부의 군기軍器를 모조리 검열하고, 관찰사 정이한과 더불어 풍월루에서 큰 연회를 베풀고, 배를 타고 누 아래 못에서 놀다가 배가 가라앉았으므로,

여러 사람들이 괴이하게 여겼다.

《단종실록端宗實錄》제5권, 단종 1년(1453) 2월 17일(갑진), 첫 번째 기사

⑧ 조선 전기 문신이며 사육신인 하위지河緯地는 41세에 허리와 팔이 아프고 마비되어 요양을 청하였으며, 44세에 거열형車裂刑을 당하였다.

하위지가 질병 요양을 허락하여주기를 청하다

전前 집의執義 하위지가 상소하기를,

"신이 가만히 생각하니, 신의 질병이 고질이 되어 오래도록 평복되지 못하였는데, 특별히 소환의 명령을 받고 달려갈 수 없으므로, 다만 대궐을 그리워하는 정이 절실할 뿐이었는데, 지금 10월 20일에 또 내강을 입어 좌사간左司諫의 직職을 초수超授하시고, 경시지의更始之意로써 효유曉諭하시어 병을 무릅쓰고 길에 오르게 하시니, 성훈聖訓이 통절하였습니다. (…) 요즈음 바람을 쏘인 허리 밑과 팔이 날로 더욱 마비되고 아프며, 여러 증세가 병발하여, 거의 열흘이 되었는데도 더하면 더했지 덜함이 없습니다. 비록 병을 무릅쓰려 하여도 일어날 수가 없사오니, 머리를 떨어뜨리고 신음하면서 대궐을 그리며 눈물을 흘릴 뿐입니다. (…) 엎드려 바라옵건대, 전하께서는 신의 작은 정성을 살피셔서 신으로 하여금 한가히 살며 질병을 요양하도록 허락하여주시면 성상의 재생의 은혜를 입어 다시금 이 목숨 다하여 보답할 것을 기약하겠나이다" 하였다.

《단종실록》제9권, 단종 1년(1453) 11월 4일(병진), 두 번째 기사

⑨ 조선 제9대 왕 성종은 28세 때 요통을 앓았고, 38세에 운명했다.

정희 왕후의 대상제를 몸소 거행하는 문제를 논의하다

전교하기를,

"내가 친히 대상제를 지내고자 하였으나, 요즈음 요통을 앓으므로, 대비께서 그만두라고 명하셨다. 내 생각으로는, 내 병이 더칠 수도 있겠으나 왕후의 대상은 다시 지낼 때가 없으니, 이제 친히 지내지 못하는 것은 마음에 그만둘 수 없다. 다만 오르내리고 절하고 잔을 올리는 등 예의가 매우 많은데, 병을 무릅쓰고 굳이 거행하면, 성경誠敬의 도리를 이즈러뜨릴까 염려된다" 하니, 승지들이 아뢰기를, "상제는 큰일이므로 진실로 친히 지내셔야 마땅하나, 편찮으신데 굳이 거행하시면 성상의 옥체가 더욱 피로하실 것이며, 또 불안한 데도 애써 거행하시면 성경도 혹 극진하지 못하실 것입니다. 대상 뒤에도 삭망제朔望祭와 상식 담제上食禫祭가 있으니, 지금 굳이 거행하실 필요가 없겠습니다" 하였다. 전교하기를,

"오늘 저녁의 증후를 보아서 거행하겠다" 하고, 이윽고 전교하기를, "내가 반드시 친히 지내고자 하였으나, 양전兩殿께서 여러 번 사람을 시켜 그만두게 하시므로, 내가 다시 아뢰어 청하였더니, 양전께서 또 사람을 시켜 분부하시기를, '일신의 관계되는 바가 지극히 중하니, 병을 무릅쓰고 거행하여서는 안 됩니다' 하셨다. 내가 분부를 받고 돌이켜 생각하건대, 제사는 효도로 어버이에게 바치는 것인데, 이제 어버이의 명을 어기고 굳이 지내는 것은 옳지 않으므로, 멈춘다" 하고, 이어서 어서御書를 내려 이르기를,

"소상을 병 때문에 거행하지 못하고, 이번에도 허리의 병 때문에 또 멈추니, 박복한 나에게 죄가 있다. 어찌 이루 말하겠으며, 승정원에서는 나를 어떻게 생각하겠는가? 눈물만 흘릴 뿐이다."

하니, 승지들이 아뢰기를,

"성상의 마음을 어찌 헤아릴 수 있겠습니까? 그러나 마침 편찮으시니 애써 거행하셔서는 안 됩니다" 하였다.

《성종실록成宗實錄》제176권, 성종 16년(1485) 3월 28일(기유), 첫 번째 기사

정창손·윤필상·홍응·이극배·노사신·이파·유지가 문안하다

봉원 부원군 정창손鄭昌孫·영의정 윤필상尹弼商·좌의정 홍응洪應·우의정 이극배李克培·영중추부사 노사신盧思慎·좌참찬 이파李坡·예조판서 유지柳輕가 문안하니, 전교하기를,

"내(성종 자신을 가리킴) 증후는 다른 것이 아니라 풍기風氣로 허리가 아픈 것이다. 전일에 수릉관의 병이 위독하다는 말에 놀라 한밤에 일어나서 의원을 시켜 치료하게 하였는데, 그때 풍기에 상하여 이렇게 되었을 것이다. 대상大祥은 큰일이므로 여느 제사의 유례가 아니고 뒤에 다시 할 수 없는데, 친히 지낼 마음을 평소에 정하였다가 뜻밖에 이렇게 되니, 마음이 아프다" 하고, 또 전교하기를,

"내가 이 병을 앓은 지 오래되었으나, 참으로 병을 무릅쓰고 친히 지내고자 하여 양전께 다시 청하려 하는데, 어떠한가?" 하였는데, 정창손 등이 아뢰기를,

"몸에 병이 있으면 그 성경誠敬을 극진히 할 수 없으므로, 옛사람도 '거행할 수 없다' 하였습니다. 이번에 친히 지내지 못하시는 것은 참

으로 성상의 옥체가 편찮으셔서 그런 것입니다. 또 성궁聖躬은 관계되는 바가 지극히 중한데, 춘기春氣가 아직도 추우니, 이를 무릅쓰고 거행하실 수 없습니다. 뒤에 담제禪祭가 있으니, 그때에 친히 지내시는 것이 어떠하겠습니까?" 하니, 전교하기를,

"여러 의논이 이러하니, 내가 마땅히 멈추겠다" 하였다.

《성종실록》 제176권, 성종 16년(1485) 3월 29일(경술), 두 번째 기사

⑩ 조선 10대 왕 연산군은 19세 때 요통과 하지 동통을 앓았으며, 30세에 역병으로 숨을 거두었다.

이의·김율 등이 경연을 열기를 청하고, 유제·소세안에 대해 관직을 갈기를 아뢰다

전교하기를, "내(연산군을 가리킴)가 허리 아래에 병이 있고 발도 역시 시고 아프니, 지금 중국 사신이 오게 되었는데 만약 치료하지 아니하면 행보가 반드시 어려울 것이므로, 이 때문에 경연에 나가지 못한다. 유제·소세안의 일은 아뢴 대로 하라" 하였다.

《연산군일기燕山君日記》 제4권, 1년(1495) 4월 22일(을해), 두 번째 기사

⑪ 좌의정 어세겸魚世謙은 67세에 허리와 다리 병을 앓아 사직을 청하였고, 70세에 세상을 떴다.

좌의정 어세겸이 사직장을 올렸으나 허락하지 않다

좌의정 어세겸이 사직장을 올리기를,

"신은 기질이 용렬하고 재식才識이 천단淺短하여 모든 하는 일이 사람 수에 들지 못하였는데 마침 기회를 잘 만나 열성列聖의 지우를 받았으며, (…) 신이 마침 허리와 다리의 병을 앓고 있어 걸을 수가 없으므로, 대궐 뜰에 친히 나가지 못하고 머뭇거리면서 며칠을 보냈습니다. 그러나 염치를 무릅쓰고 욕됨을 참으면서 조정 반열을 더럽힐 수는 없으니, 엎드려 바라건대, 성상께서는 신의 관직을 갈도록 명하시어, 국론 공도公道를 쾌하게 하여주시면 매우 다행하겠습니다" 하였는데, "윤허하지 않는다"고 비답하였다.

《연산군일기》 제21권, 연산 3년(1497) 2월 19일(신묘), 두 번째 기사

⑫ 좌의정 유관柳灌은 61세에 허리 통증이 재발하였으며, 그 해에 사사賜死되었다.

좌의정 유관이 사직을 청하다

좌의정 유관이 병 때문에 사직하여 아뢰기를,

"신臣은 본디 그릇도 작고 자질도 천박한 데다가 학식도 없고 재주도 모자라는데, 한갓 문장만을 일삼아 요행히 급제하여 중종의 특별한 대우를 지나치게 받아 요직을 두루 지내고 드디어 숭반에 올랐습니다. (…) 지난해 10월부터 전에 앓던 배·옆구리·허리·등의 통증이 다시 일어나 아침에는 덜하다가 저녁에는 더쳐서 어려움이 따라다니며, 본증이 덧나서 앉고 눕기가 어렵고 조금만 움직이면 기침이 나서 숨이 막히는 데다가 배 속이 거북하고 구토까지 납니다. (…) 또 중국 사신이 오는 것이 조석 사이로 다가와 이처럼 국가

에 일이 있는데, 신의 병은 한 달로 효험을 얻을 수 없고 정부는 병을 요양하는 곳이 아니니 관직을 해면하여 조리에만 마음 쓰게 하여주소서" 하니, 답하기를

"이제 서장의 사연을 보니 매우 우려된다. 병증이 있더라도 조리하여 행공行公하면 될 것인데 사직까지 하니 더욱이 미안하다. 사직하지 말고 안심하고 조리하도록 하라" 하고, 이어서 사관을 보내어 사직을 허가하지 않는 뜻을 이르게 하고, 내의원의 관원에게 명하여 병을 진찰하고 적절한 약을 쓰게 하였다.

《인종실록仁宗實錄》 제2권, 인종 1년(1545) 4월 1일(계사), 두 번째 기사

⑬ 조선 13대 왕 명종은 31세 때 요통과 다리 통증을 앓았으며, 33세에 돌아가셨다.

문덕전의 우제에서의 권례에 관하여 전교하다

대신 등에게 전교하기를,

"내(명종을 가리킴)가 약질로 억지로 힘써 대례를 행하였다. 오늘 아헌亞獻·종헌終獻의 예를 행할 때에 그다지 오래지 않았으나 허리와 다리가 아픈 듯하여 바로 서 있을 수 없어서 간신히 예를 행하였다. 또 내가 평시에 매양 의논하려 하였으나 근년에는 태묘에 친히 제향祭享하는 예심연원이 없었으므로 아직까지 말을 꺼내지 못하였다. 지금 문덕전에도 우제虞祭가 있으니, 서서 행하면 아마도 버티기 어려울 듯하다. 모든 친향親享 때에 내가 오랫동안 서 있기 어려우니 심상으로 답답하고 염려된다. 만약 권례權禮를 따라 꿇어앉아서

행하면 어떻겠는가. 편의에 따라 행하는 것이 미안한 듯하다. 그러나 심신이 편치 않으면 성경도 반드시 미진할 것이므로 부득이하여 의논하는 것이다" 하였다. 대신 등이 회계하기를,

"중국에서는 서는 것을 예로 삼으나, 우리 나라에서는 서서 행하는 예가 없는데, 제사 때에는 서서 행합니다. 태묘太廟로 말씀드리면 실수室數가 너무 많아서 신료들이라도 오히려 견딜 수 없는데, 더구나 지존至尊은 깊은 궁중에서 생장하여 일찍이 입례立禮를 익히신 적이 없으니, 어떻게 견딜 수 있겠습니까. 신들이 늘 미안한 의사를 품고 있었는데, 지금 성상의 하교를 받드니 지당합니다. 예관으로 하여금 뒤따라 마련하게 하여 아뢰겠습니다" 하니, 알았다고 전교하였다.

《명종실록明宗實錄》 제31권, 명종 20년(1565) 7월 15일(기유), 세 번째 기사

⑭ 영의정 심연원沈連源은 67세에 허리와 다리가 마비되어 사직을 청하였고, 그해 운명했다.

영의정 심연원이 올린 사직을 청하는 상소문

영의정 심연원이 상소하기를,

"생각하건대, 신의 병세가 매우 중하여 회복될 기약이 없으므로 사퇴를 간청하는 뜻을 전에 면류冕旒 앞에 다 아뢰어 윤허하신 분부를 받았습니다. (…) 그리고 신의 병도 전에다 비할 바가 아니어서 옛병이 채 낫지 않았는데 새 병이 겹쳤습니다. 그리하여 높은 열이 위로 치올라 심신이 맑지 못하며 낯빛이 창백하고 눈동자가 흐리며 소변도 어렵고 허리·다리도 마비되어 날로 더 깊은 병이 되어 더하기는

하여도 줄지는 않으니 일어날 수 없을 것입니다. 지금처럼 큰 예가 있을 때에 신이 말미를 받아 출사하지 않으면서 벼슬을 지키다가 일이 없을 때가 되어 뻔뻔스레 출사한다면, 스스로의 처신에 있어서는 어떠하겠으며 공의公議에 있어서는 어떠하겠습니까. (…) 바라옵건대, 성명께서는 가엾게 여겨주소서" 하니, 어찰御札로 하유하기를, "경의 소의 사연을 보니, 뜻이 간절함을 알 만하다. 벼슬을 떠나서 병을 조리하는 것이 몸을 보존하는 방도에는 절실하다 하겠으나 대신을 가볍게 움직이는 것이 어찌 신뢰하는 방도에 합당하겠는가. 전번에 사면을 윤허한 것은 내 잘못이다. 좌상이 아뢴 데에 무슨 다른 뜻이 있겠는가. 경은 사직할 것 없다" 하였다.

《명종실록》제24권, 명종 13년(1558) 3월 7일(을묘), 두 번째 기사

⑮ 영의정 이준경李浚慶은 64세와 67세에 다리가 뻣뻣하고 걸음을 걷지 못하여 체직을 청하였으며, 73세에 생을 마쳤다.

좌의정 이준경이 신병으로 체직을 청하다

좌의정 이준경이 아뢰기를,

"소신은 두 다리가 뻣뻣하여 갑자기 걸음을 걷지 못하게 되어 휴가를 받아 조리한 지 벌써 4개월이 되었습니다. 내려주신 약제를 정성껏 복용하였으나 그래도 차도가 없어 집에 물러나와 있으면서 언제나 미안한 마음을 품고 있었습니다. 허리와 다리는 쓸 수 없으나 아직도 먹고 숨쉬는 것은 여전한데 물러와 앉아서 장계로 사직을 하는 것은 더욱 마음이 편치 못한 일이기에 궐하에 나와 직접

신병의 증상을 아뢰고 싶어서 지금 들어와 숙배를 드립니다. 들어올 때만 해도 남의 부축을 받아 동쪽으로 넘어지고 서쪽으로 쓰러지면서 열 걸음마다 한 번씩 쉬어가며 겨우 들어와 넘어지면서 배계拜稽하였습니다. 소신이 늙어서 이런 병을 얻었지만 조금씩 나아지겠거니 했는데 지금 이 지경이 된 것을 보면 이는 종신병으로 다시는 완쾌될 날이 없을 것만 같습니다. 형세로 보아 직에 있기가 어려우니 바라건대 은혜롭게 체직하시어 쇠잔한 여생을 보존토록 해주소서" 하니, 답하기를,

"근래에 오랫동안 출사하지 않아서 내가 경의 뜻을 미처 살피지 못했는데 이제야 경의 뜻을 알겠다. 다리 병이 그렇다 해도 조리를 잘 하도록 하라. 대신의 진퇴는 가벼운 것이 아니니 이런 일로 체직할 수 없다. 사직하지 말고 마음 편히 조리하라" 하였다.

《명종실록》 제29권, 18년(1563) 12월 26일(경오), 첫 번째 기사

영의정 이준경이 사임하다

영의정 이준경이 아뢰기를,

"소신이 지난해 8월에 본직에 임명되었으나 스스로 감당하지 못할 것을 알았습니다. (…) 연제練祭는 참여하지 않을 수 없기 때문에 힘을 다하여 들어가 참여하긴 하였으나 줄을 지어 늘어선 지 얼마 되지 않아 땀이 흘러 온몸이 젖었는가 하면 두 다리가 떨려 겨우 부지하고 경과하였습니다. 또 의논할 일 때문에 자주 궐정에 들어갔으므로 그 뒤로부터 허리와 다리에 전혀 기력이 없어, 뼈마디가 아프고 몸에 열이 나서 하루의 낮과 밤 사이에 마시는 냉수가 거의 수십

주발에 이릅니다. 곤혹스럽고 고통스러움에 기식氣息이 쇠잔하여 거의 일을 살피지 못하기 때문에 (…) 상께서 가엾게 여기시어 신의 관직을 파면하라 명하소서" 하니, 답하기를,

"예부터 늙고 병이 든 대신이 어찌 공회마다 모두 나아가 참여하였겠는가. 사직하지 말라" 하였다. 다시 사직하였으나 윤허하지 않았다.

《명종실록》 제32권, 명종 21년(1566) 4월 27일(무자), 첫 번째 기사

⑯ 조선 제14대 왕 선조는 46세 때 허리 통증과 하지 근력 약화를 앓고, 56세에 눈을 감았다.

약방 관원이 왕의 병에 대한 처방을 아뢰다

약방 도제조 이원익과 제조 홍진, 부제조 서성이 아뢰기를,

"신들이 의관에게 성상(선조를 가리킴)의 증세에 대해 들으니 '심맥心脈은 중간을 잡아보면 미微하고 삭數하며, 간맥肝脈은 장長하면서도 활하며, 신맥腎脈은 침沈하고 활滑하며, 폐맥肺脈·비맥脾脈·명문맥命門脈은 중간을 잡아보면 완緩하고 활하다. 허리 아래쪽의 찌르는 듯한 통증은 조금 나아졌으나 근골이 몹시 무거운 듯하고 다리 힘이 약해져 똑바로 설 수가 없다.' 이에 오약순기산烏藥順氣散을 드시게 하였으나 '효험이 없다'고 하였습니다. 신들이 의관과 상의해본 결과, 추울 때 피로가 쌓여 근골이 상했는데 봄기운이 피어오르자 한습한 기운이 간과 신의 경락에 동하는 것으로, 독활獨活을 제거하고 진봉藁芃과 계심桂心을 모과와 속단續斷으로 대용하고 황백黃栢 3푼을 가입하여 하루 다섯 번 진어進御하는 것이 마땅할 듯합니다. 그러

나 오랫동안 탕약을 드시는 것은 폐와 위를 상할까 염려되니 역시 마땅치 않습니다. 연년익수불로단延年益壽不老丹에 두충杜沖·강즙薑汁과 볶은 모과와 오미자를 첨가하여 드시는 것이 마땅합니다. 이 약을 조제하여 들이게 하는 것이 어떻겠습니까? 오가피주는 맛이 맵고 독하기는 하나 숙수熟水를 조금 타서 바람 불고 추우며 비 오는 날에 드시는 것이 역시 마땅합니다. 침을 놓는 일에 대해서는 성상의 증상을 살펴 의계하게 하는 것이 어떻겠습니까?" 하니, 답하기를,

"약은 짓지 말라. 날씨가 따스해지기를 기다려 침을 맞는 것이 좋겠으며 이 밖에는 달리 할 만한 일이 없다. 불로단은 서툰 의원이 자기 마음대로 첨가해 넣어서는 안 된다. 오가피주에 대해서는 알았다" 하고, 서성에게 이르기를,

"맥도脈度에 대해서는 번거롭게 서계할 것이 없다" 하였다.

《선조실록宣祖實錄》 제98권, 선조 31년(1598) 3월 12일(정유), 네 번째 기사

⑰ 영의정 이산해李山海는 57세에 허리병으로 해임을 청하였고, 70세에 운명했다.

영돈녕 이산해가 병을 이유로 양부 겸임의 문형에서 해임되기를 상소하다

신이 앓고 있는 병은 그 병근이 이미 깊어져서 순월旬月 사이에 나을 수 있는 증세가 아닙니다. 봄이 된 이후부터 날씨가 고르지 않아 차고 음산합니다. 날씨가 차면 기담氣痰이 뭉치고 음산하면 사지가 쑤시고 아픕니다. 기담이 뭉칠 때면 호흡이 막히고 사지가 쑤실 때는 정신을 차릴 수 없습니다. 그 밖에도 눈병과 허리병의 실상은 형언

하기 어렵습니다. 그리하여 식욕이 점점 감퇴되고 잠을 이루지 못하여 기맥이 떨어지며 점점 말라 시들어갑니다.

《선조실록》 제73권, 선조 29년(1596) 3월 10일(정축), 세 번째 기사

⑱ 영의정 유성룡柳成龍은 56세에 허리와 다리에 힘이 없음을 대죄하였고, 65세에 숨을 거두었다.

영의정 유성룡이 병으로 직책을 제대로 수행하지 못했다고 대죄하다

신은 오랫동안 손상된 것이 이미 중하여 날로 병이 깊어가는데, 지난번에 엄명을 어기기 어려워 간신히 출사하여 한두 차례 궐정闕庭에 나오고 비변사에 왕래하자 병세가 더욱 악화되었습니다. 여러 가지 병 중에서 심질心疾이 더욱 심하여 하루 종일 술에 취한 것 같으며 여러 사람 앞에 나서면 정신을 잃을 것 같아 두렵고 떨리어 몸을 지탱하지 못하는데, 이것은 모든 사람들이 다 알고 있는 바입니다. 거기에다가 신은 지난겨울 경주에 있을 때에 차가운 곳에 거처하면서 10여 일 동안이나 한습寒濕에 촉감되어 7~8월부터 허리 아래가 한습해져 다리와 무릎에 힘이 없으므로 방 안에서도 지팡이를 짚고 기거하고 있습니다. 이 때문에 더욱더 궐정과 공아公衙에 출입하는 데 불편하니 사세가 몹시 민망합니다.

《선조실록》 제98권, 31년(1598) 3월 7일(임진), 세 번째 기사

⑲ 좌의정 김명원金命元은 68세에 다리와 무릎에 힘이 없어 면직을 청하였으며, 그해 운명을 달리했다.

좌의정 김명원이 병의 증세를 들어 면직을 청하다

좌의정 김명원이 아뢰기를,

"소신이 지난달 병이 들어 증세가 위중하여 극도로 쇠로한 몸이 다시 살아날 가망이 없었는데, 천은이 미치신 덕택으로 다행히 약의 효험을 보았습니다. 그런데 마침 3일 대혼의 예를 만나 병을 무릅쓰고 출사하여 마침내 하반賀班에 참석하였는데, 오랜 시간 풍한을 쐬어 전일의 증세가 다시 일어나려 하였으나 감히 다시 수유受由를 청하지 못하고 신음하며 출입하였더니, 손상되는 바가 날로 더해지고 하부가 더욱 허약하여져 다리와 무릎에 힘이 없고 머리와 눈이 더욱 어두워져서 눈물이 줄줄 흐르는 데다가 허리·어깨가 걸리고 저린 증세가 수시로 발작합니다. 어제 교외에서 면복冕服을 영접하는 예식에 견디기 어려움을 스스로 알면서도 물러나 있을 수 없어 죽음을 무릅쓰고 참여하였더니, 숨결이 급하고 가슴이 답답하여 오래도록 서 있을 수 없었으며, 심할 때에는 기절할 것만 같았습니다. 그래서 부득이 자리를 비워놓고 나와 장시간 쉬었으며 행례行禮할 때도 절도에 맞지 않았습니다. (…) 성자聖慈께서는 신의 위태로운 정상을 헤아리셔서 속히 면직하여주소서" 하니, 답하기를,

"경의 병환이 이러한데도 전혀 몰랐다. 안심하고 오래오래 조리하기를 간절히 바란다. 조반朝班에 입참하는 등의 일에 있어서는 이것이 무슨 상관인가. 비록 사신이 올 때에라도 신상에 불편한 기운이 있으면 억지로 입참할 것이 없으니 절대로 혐의하지 말라. 정승의 자리를 어찌 가벼이 사직할 수 있겠는가. 사직하지 말라" 하였다.

《선조실록》 제146권, 선조 35년(1602) 2월 9일(임신), 여섯 번째 기사

⑳ 성혼成渾 선생은 62세에 요통을 앓고, 63세에 세상을 떠났다.

8, 9월에 나라의 형세가 매우 위급하니, 나는 나라가 반드시 망할 것이라고 생각되어 살고 싶지 않았으므로 잠자고 밥 먹는 것을 모두 줄였더니 이로 인해 병을 얻었습니다. 그리하여 지금까지 여러 가지 병이 서로 생겨서 근일에는 가슴이 아픈 지 한 달이 넘었고 요통과 골절통이 모두 생겼습니다. 노쇠한 형상이 지난봄에 비하면 십 년은 더 늙은 듯하니, 죽을 날이 머지않았음을 알 수 있습니다.

《우계집》 제5권, 정사조 鄭士朝에게 답한 편지, 정유년(1597)

나는 지난해 8, 9월부터 요통을 얻어 지금은 허리와 척추가 매우 아프고 온몸의 뼈마디가 다 쑤시고 아프더니 몸 전체에 전이되어 굴신하고 움직일 적마다 고통을 호소한 지가 벌써 한 달이 넘었습니다. 이 때문에 노쇠한 사람의 기력이 거의 쇠진하고 말았습니다.
이제야 비로소 의원에게 물어서 찜질을 하고 약을 먹으려 하지만, 약재를 구비하지 못하여 미처 약을 먹지도 못하고 있습니다. 만일 병이 낫지 않는다면 이는 생을 마치게 하는 병이 될 것입니다. 하루 저녁 묵어가는 여관旅館 같은 인간 세상을 하직하고 진짜 집으로 돌아간다면 어찌 좋지 않겠습니까.

《우계집》 제4권, 이의중 李宜仲 의건 義健에게 답한 편지, 무술년(1598) 3월

㉑ 영의정 기자헌奇自獻은 요통이 심하였다.

영상의 병세를 살펴 알성하는 날을 잡도록 전교하다

"영상(당시의 영의정 기자헌을 말함)의 요통이 아직 다 낫지 않은 듯한데, 10일 알성謁聖하는 예식에 들어와 참여할 수 있겠는가? 영상에게 물어서 날짜를 물리거나 할 일을 예조에 말하라" 하였다.

《광해군일기[중초본]光海君日記》 제37권, 광해군 8년(1616), 8월 4일(壬寅), 네 번째 기사

예조가 요통이 심하지만 알성에 참여하겠다는 기자헌의 의지를 전하다

예조가 아뢰기를,

"상께서 '영상의 요통이 아직 낫지 않은 듯한데, 10일 알성하는 예식에 들어와 참여할 수 있겠는지를 영상에게 물어서 날짜를 물리거나 할 일을 정하라고 예관에게 말하라'고 전교하셨습니다.

영의정 기자헌에게 물었더니, '신의 요통 증세가 아직 낫지 않아 민망함을 이기지 못하겠습니다만, 일관日官과 예관禮官이 말하기를, '10일을 넘기게 되면 앞으로의 대례大禮와 거동 날짜를 부득이 점점 물려야 하므로 매우 안타깝다'고 하니, 신은 죽음을 무릅쓰고 나와서 참여하지 않을 수 없겠습니다'라고 하였습니다" 하니, 알았다고 전교하였다.

《광해군일기[중초본]》 제37권, 광해군 8년(1616), 8월 7일(을사), 세 번째 기사

대신의 의논에 따라 무과 별시 초시 합격자에게 전시를 보이게 하다

병조가 아뢰기를,

"비망기에, '무과 별시 초시 입격자를 모두 직부시킬 일을 대신에게 의논하여 아뢰라'고 전교하셨습니다. 대신에게 의논하였더니, 영의

정 기자헌은, '낙상을 한 뒤로 허리의 통증이 매우 심하여, 알성을 하던 날에, 출입하기가 매우 민망하다는 뜻으로 정원에 통지하여 입계하게 하였더니, '대신은 참여하지 않아서는 안 되니 병을 참고 힘써 참여하도록 하라'고 전교하셨습니다. 그래서 신이 죽음을 참고 들어와 참여하였습니다. 뜰에 들어갈 때와 내려올 때에 별감別監 두 사람이 와서 부축을 하였고 당에 오르고 내릴 때에는 내시 두 사람이 나와 부축을 하였습니다. 성상의 은혜가 이토록 지극하시니 감격하고 황공하여 몸둘 곳을 몰랐습니다. (…) 대신의 뜻은 이와 같습니다. 감히 아룁니다" 하니, 전교하기를,

"알았다. 대신의 뜻이 이와 같으니 전례대로 전시殿試를 보이도록 하라" 하였다.

《광해군일기[중초본]》제37권, 광해군 8년(1616), 8월 20일(무오), 세 번째 기사

㉒ 조선 제18대 왕 현종은 32세 때 요통을 앓았고, 33세에 운명했다.

상이 요통을 앓아 뜸을 떴다.

《현종개수실록顯宗改修實錄》제27권, 현종14년(1673) 8월 14일(신해), 두 번째 기사

명기의 중함·양안의 작성·어영군의 훈련·영릉의 천릉 때 송시열의 무함 등에 관해 논의하다

윤휴尹鑴가 편찬한 선왕의 행장에서 '선왕께서 장차 계릉할 때에 친림親臨하고자 하였으나, 김수흥金壽興·장선징張善澂이 힘써 이를 정지시켰다'고 하는데, 어찌 심히 놀랄 일이 아니겠습니까? 신이 구

릉舊陵으로 나갈 적에 선왕께서 인견引見하시고 하교하시기를, '계
릉하는 날 거둥擧動하고자 한다'고 하셨으나, 계릉할 때가 된 후에
선왕(숙종의 아버지인 현종을 가리킴)께서 신에게 하교하기를, '갑작스
레 요통을 얻어서 친림親臨할 수가 없으므로 애통하기 그지없다. 직
접 의논할 일이 있거든 성빈成殯한 뒤에 경卿이 즉시 들어오도록 하
라'고 하셨는데, 하유下諭하신 중에 이른바 '직접 의논하라'고 한 것
은 재궁 안에 이지러진 것이 있을까 염려하여 뚜껑을 열어서 검사하
여 보고자 한 것입니다.

《숙종실록 肅宗實錄》 제10권, 숙종 6년(1680) 8월 3일(기미), 첫 번째 기사

㉓ 조선 중기의 문신인 김상헌金尙憲 선생은 저서 《청음집 淸陰集》에
서 요통으로 인해 오랫동안 앉아 있을 수 없었다고 하였다.

신은 약한 자질을 타고나 일찍 쇠한 탓에 한 몸에 온갖 질병을 앓고
있는 바, 각질 脚疾로 인해 오랫동안 서 있을 수 없고, 요통으로 인해
오랫동안 앉아 있을 수 없으며, 눈은 어두워 사물을 분별할 수 없고,
마음은 혼미하여 일에 대해 생각할 수 없습니다. 또한 찬바람이 불
거나 음습한 비가 내릴 적이면 몸의 반쪽을 움직일 수 없는데 이러
한 형편으로는 출사 出仕를 감당해낼 수 없습니다.

《청음집》 제19권, 다시 올린 상소, 같은 달(辭都憲疏[再疏] 癸酉十二月) 중에서

㉔ 조선 중기의 문신 학자인 구봉령具鳳齡 선생은 저서 《백담집栢潭集》
에서 한 달 이상 요통을 앓았다고 하였다.

당신이 발탁되어 서울로 올라간다는 것을 늦게 들었습니다. 요즈음 바람이 매우 차가운데 먼 길을 가는 행차에 특별히 잘 보중하십시오. 이것이 병든 이 사람의 바람입니다. 저는 지난달부터 요통을 앓았는 데 때때로 숨을 제대로 쉬지 못한 것이 지금 이미 한 달이 넘었습니다.

《백담집》 제8권, 조사경에게 답한 편지

㉕ 집현전 직제학 조어趙峿는 허리와 등이 시리고 아프다 하여 사 직을 청하였다.

집현전 직제학 조어가 병을 이유로 상서하여 사직하다

집현전 직제학 조어가 상서上書하여 사직하기를, "신이 허리와 등이 시리고 아픈 것이 매년 가을과 겨울에 발작하여 6, 7일 혹은 10여 일을 지나야 낫는데, 지금은 연로하여 아무리 침구와 복약을 하여 도 전혀 몸을 움직이지 못하니, 빌건대, 신을 면직하소서."

하니, 조어는 성품이 청렴하고 강개慷慨하여 영리榮利를 힘쓰지 아 니하고, 권귀權貴를 섬기지 아니하였다. 상주판관尙州判官이 되어, 청렴하게 몸을 닦고 절개를 굳게 지킴으로써 소문이 있었다. 문종 이 즉위하자 벼슬의 차례를 밟지 아니하고 서용敍用하였는데, 얼마 안 되어 문종이 승하하였다. 임금이 어리고 국가가 위태로워 정형政刑 이 침체하여 예전 같지 못하니, 남쪽 고향으로 돌아갈 뜻이 있어서 허 리와 다리가 연급攣急하다고 칭탁하여 사직하기를 청하였는데, 승정 원에서 의정부에 내려서 의논하려고 하니, 노산군魯山君이 말하기를, "이미 전례가 있으니, 의논을 기다릴 것이 없이, 병이 나을 때까지

한하여 휴가를 주라" 하였다.

는 《단종실록》 제7권, 1년(1453) 8월 15일(기해), 두 번째 기사

㉖ 조선 중기 문신인 정언신鄭彦信은 62세에 요통을 심하게 앓았고, 64세에 세상과 작별했다.

정승인 입부立夫 정언신은 나이가 나보다 열일곱 살이나 많은데도 교분이 몹시 두터워 서로 왕래하고 지냈다.

기축년(1589, 선조 22)에 나는 상주에 있고, 입부는 처음에 충주忠州로 귀양을 갔다가 남해로 옮겨져 상주를 지나게 되었는데, 요통이 심해서 말을 타지 못하기에 내가 침대를 만들어 소에 태워 보냈다. 처음에는 말에 태워 보내려고 했더니, 입부는 말타기가 거북하다 하면서 듣지 않았다. 그런 지 얼마 안 되어 또 왕옥王獄에 잡혀 갑산甲山으로 귀양 가서 드디어 세상을 떠났다. 그때 행로는 금산으로 잡았으므로 다시는 만나보지 못했다. 그 성심으로 봉직하여 끝내 게을리하지 않은 것은 우리들 중에서 볼 수 없는 일이었다.

윤국형尹國馨, 《문소만록聞韶漫錄》, 《대동야승大東野乘》

㉗ 조선 중기 정경세鄭經世 선생(1563~1633)은 요통으로 고생하였다.

우복愚伏 정경세 선생이 요통으로 고생하였다.

송준길宋浚吉(1606~1672), 《동춘당집 별집同春堂集 別集》 제7권, 〈우복선생 연보〉

㉘ 조선 후기 실학자 이덕무李德懋는 어머니의 요통을 염려하였다.

저녁에 어머님의 현훈증은 조금 나았으나 요통증이 극심하다가 밤
중에 조금 나아졌다. 이대로 완쾌될지 모르겠다. 집 안에 한 섬 곡식
도 없어 모친의 의식衣食과 약이藥餌를 성의껏 해드릴 수 없으니 가
슴이 아프다.

《청장관전서青莊館全書》 제6권, 〈관독일기觀讀日記〉, 9월 16일(을축)

㉙ 조선 중기 중종 시대의 문신이자 유학자 이언적李彦迪은 모친의
요통을 염려하였다.

지금 모친은 74세로 이미 노쇠하고 병세가 위중한 상태입니다. 평
소 풍현風眩과 요통을 앓아 수시로 증세가 발작하는데, 더구나 700
리 밖의 궁벽한 시골에서 지내고 있으며 옆에서 봉양하는 사람마저
없으니, 멀리 떨어져 벼슬살이하는 것이 자식의 마음에 차마 하지
못할 일입니다.

《회재집晦齋集》 제9권, 임인년(1542, 중종 37) 4월,
재차 정세를 진달하고 모친을 봉양하게 해주기를 청하는 글

다만 노모가 먼 남쪽 고향에 있으므로 휴가를 받아 귀성하였는데, 금
년 봄·여름 사이에 노모가 수십 일 동안이나 요통을 앓는 바람에 음
식을 거의 먹지 못해 기력이 뚝 떨어졌습니다. 게다가 근래에 또 풍
현風眩이 발병하여 정신이 혼미하고 몸이 날로 쇠약해졌습니다. 그리
하여 기식氣息이 엄엄하여 당장 무슨 일이 생길지를 알 수 없으니, 자

식 된 정리에 차마 멀리 떠날 수가 없습니다.

《회재집》 제13권, 임인년(1542, 중종37) 9월에 올린 정사
(이때 대사헌으로 휴가를 받아 고향에 있었다)

㉚ 조선 후기의 실학자 홍만선洪萬選은 대변을 힘주어 누면 요통이 생긴다고 하였다.

소변을 힘주어 누지 말아야 한다. 오래도록 힘주어 누면 양쪽 무릎에 냉통冷痛이 생긴다. 대변을 힘주어 누지 말아야한다. 오래도록 힘주어 누면 요통腰痛이 생기고 눈이 어둡게 된다. 그러니 모두 자연히 나오는 대로 내버려 두어야 한다.

홍만선이 《수양총서》를 인용, 《산림경제山林經濟》 제1권, 〈섭생攝生〉

㉛ 조선 후기 문신인 김경선金景善은 요통의 치료에 대하여 기록하였다.

중국 의무려산醫巫閭山 아래 북진묘北鎭廟가 있다. (…) 그 아래에 동굴 하나가 열려 있는데 세상에서 전하기를, '요통 있는 자가 구부리고 그 속을 지나오면 효험이 있다' 한다.

《연원직지燕轅直指》 제5권, 〈회정록回程錄〉

㉜ 조선 인조 13년(1635) 양예수楊禮壽가 13권 13책으로 편찬하여 출판한 《의림촬요醫林撮要》 제7권, 〈요통문〉 46에는 요통의 병론이

기록되어 있다.

요통이 비록 육경六經에 나타나는 증후가 달라서, 삐거나, 신腎이 허약하거나, 어혈瘀血이거나, 담음痰飮이거나, 습열濕熱이거나 등으로 종류마다 한결같지는 않지만, 말미암아 생기는 바를 거슬러 올라가 보면 모두 성생활性生活을 지나치게 하거나 무거운 짐을 지거나 지나치게 일해서 생긴다. 치료법은, 허약한 경우는 보補해주는 데 두충杜冲, 황백黃柏〔黃栢〕, 오미자五味子, 맥문동麥門冬, 지황地黃 등을 쓴다. 풍사風邪로 인한 경우는 발산發散시키는 데 강활羌活, 방풍防風을 쓴다. 한사寒邪로 인한 경우는 덥혀주는 데 육계肉桂, 건강乾薑, 부자附子를 쓴다. 삔 경우는 기혈을 풀어주는 데 당귀當歸, 소목蘇木, 몰약沒藥, 유향乳香, 홍화紅花, 도인桃仁을 쓴다. 어혈이 있는 경우는 어혈을 몰아내야 하는 데 대황大黃, 견우자牽牛子, 도인桃仁, 맹충蝱蟲을 쓴다. 습담濕痰으로 인한 경우는 소도消導시키는 데 창출蒼朮, 향부자香附子, 백지白芷, 지실枳實, 진피陳皮, 반하半夏, 복령茯苓을 쓴다.

《의림촬요醫林撮要》 제7권, 〈요통문〉 46

2장

추간판탈출증의 증상

1. 통증이란 무엇인가
2. 방사통
3. 요통과 요통의 원인
4. 저림증
5. 근력 저하
6. 근육 위축
7. 배뇨 배변 장애
8. 감각 저하
9. 연관통

추간판탈출에 의해 증상이 발생한 경우를 추간판탈출증이라고 한다. 추간판탈출증의 가장 특징적인 증상은 방사통이다.

1 통증이란 무엇인가

국제통증연구학회International Association for the Study of Pain는 1979년 통증을 "실제적 또는 잠재적 조직 손상에 대한 불유쾌한 감각과 감정unpleasant sensory and emotional experience associated with actual or potential tissue damage"이라고 정의했다. 통증은 침해수용성 통증nociceptive pain과 신경병증성 통증neuropathic pain이 있다.

　침해수용성 통증은 감각 신경 말단에 있는 침해수용기nociceptor (Aδ-nociceptor/C-nociceptor)가 유해한 자극noxious stimuli(손상, 질병, 염증 등)을 받아 통증을 느끼는 것이다. 침해수용성 통증에는 다음과 같이 3가지가 있다. ⓐ피부 또는 점막에서 발생하는 표재성 체성통증superficial somatic pain, ⓑ근육, 인대, 관절, 뼈와 같이 신체 심부에서 발생하는 심부 체성 통증deep somatic pain, ⓒ복부 내장 등에서 발생하는 내장 통증visceral pain이 그것이다.

신경병증성 통증은 신경 조직에 손상 또는 질병이 발생하는 통증이다. 신경 조직의 고유한 기능은 외부 자극을 뇌에 전달하고 뇌의 명령을 신체 기관에 전달하는 것이다. 그러나 신경 조직에 손상이나 질병이 발생하면 전기적 자극을 전달하는 신경의 고유 기능 이외 신경 조직에서 자체적으로 통증이 발생된다. 신경병증성 통증neuropathic pain은 곧 병적 통증pathologic pain이며, 신경조직에 손상을 일으켜 신경병증성 통증을 일으키는 원인으로는 ⓐ외상, ⓑ염증, ⓒ당뇨병 같은 대사성 질병, ⓓ대상포진 같이 신경을 침범하는 감염, ⓔ종양, ⓕ독소, ⓖ신경조직에 발생하는 질환 등이 있다.

추간판탈출증에 의한 통증은 침해수용성 통증과 신경병증성 통증이 모두 발생한다. 그리고 통증은 통증 형태에 따라 ⓐ급성 통증acute pain, ⓑ만성 통증chronic pain, ⓒ암성 통증cancer pain, ⓓ만성 비암성통증CNCP/chronic non-cancer pain, ⓔ만성 통증 증후군CPS/chronic pain syndrome으로 구분한다.

2 방사통

방사통sciatica의 원인 중 90%는 추간판탈출증에 의한 것이다. 방사통은 추간판탈출증의 가장 대표적이며 특징적인 증상이다. 방사통은 엉덩이부터 시작하여 대퇴 후면을 따라 무릎 아래까지 내려가 발목까지 또는 발바닥까지 통증이 전기 오듯이 뻗친다. 의자에 앉아 있으면 통증이 심해져 서서 있는 것이 편할 수 있다. 의자에 앉아 있을 때 통증이 심한 원인은 의자에 앉는 자세에서 추간판의 수핵이 후방으로 이동하여 신경을 더욱 압박하기 때문이다.

추간판탈출증의 방사통 발생 원인은 ⓐ추간판탈출의 기계적 압박mechanical compression, ⓑ탈출된 추간판의 염증 반응inflammatory process, ⓒ신경근에 대한 면역 반응immunological reaction 등이 있으며, 이 요인들이 복합적으로 작용하여 방사통이 발생한다. 추간판탈출증의 방사통은 탈출된 추간판이 신경근nerve root 또는 후근신경절dorsal root ganglion을 압박하고, 탈출된 추간판이 여러 염증 물질을 분비하여 발생한다. 염증 반응 없이 단순히 신경근을 압박하는 것만으로는 통증이 발생되지 않고 염증 반응이 동반되어야 통증이 발생한다.

탈출된 추간판이 분비하는 염증 물질에는 포스폴리페이스phospholipase A2(염증반응 과정의 중요 효소)와 여러 종류의 사이토카인cytokine이 있다. 포스폴리페이스는 세포막에 작용하여 류코트리엔leukotrienes과 트롬복산thromboxanes을 분비시키고, 이러한 물질이 신경근을 탈수초화demyelination시켜 통증을 유발시킨다. 또 사이토카인 중 TNF-a Tumor Necrosis Factor-alpha는 산화질소NO/Nitric Oxide 생성을 증가시키고, 산화질소가 신경근의 부종edema을 일으켜 신경전도를 떨어뜨리는 것으로 알려져 있다.

당스핑고지질glycosphingolipid은 말초 또한 중추신경세포에 많이 존재한다. 정상적으로 당스펑고지질에 대한 항체antibody 수치는 낮게 측정되나, 길랑바레 증후군Guillan-Barre syndrome과 같은 자기면역질환에서는 상승한다. 급성기 또는 만성기 방사통 환자 및 추간판 탈출로 수술받은 환자도 당스펑고지질에 대한 항체가 증가하여, 면역반응이 방사통 발생기 전에 관여함을 알게 되었다.

> **사이토카인:** 면역 세포가 분비하는 단백질을 통틀어 일컫는 말이다. 사이토카인은 세포로부터 분비된 후 다른 세포나 분비한 세포 자신에게 영향을 줄 수 있다. 대식세포의 증식을 유도하거나 분비 세포 자신의 분화를 촉진하기도 한다.

3 요통과 요통의 원인

2016년 12월 26일 발표된 한국인의 질병부담diseases burden(질병으로 인한 삶의 부담을 뜻한다. 질병으로 기대 여명보다 일찍 사망해 입은 손해와, 질병으로 장애가 생기거나 활동성 감소로 남은 생을 살아가면서 입게 되는 손해 등을 합한 값) 순위 결과를 한 번 보자. 1위 당뇨, 2위 요통, 3위 만성 폐쇄성 폐질환, 4위 심근경색증, 5위 뇌경색, 6위 간경화증, 7위 낙상, 8위 퇴행성 관절염, 9위 자동차 사고, 10위 자해로 발표되었다. 암은 오히려 완치되면 장애 없이 살아가기에 질병부담 값은 대체로 낮은 것으로 알려졌다. 2002년 순위에 있었던 위궤양, 류머티스성 관절염, 간암, 위암 등은 순위가 밀리고, 인구 고령화에 따른 척추 질환으로, 요통이 한국인의 일상을 힘들게 하는 것으로 알려졌다.

최근 새롭게 질병부담 순위가 발표되었다. 2019년 5월 4일 〈조선일보〉에 우리나라 사람의 삶을 고달프게 하는 질병 20가지가 보도되었는데, 이 중 한국인을 가장 괴롭히는 질병 1위가 디스크, 협착증 등의 척추 질환으로 인한 요통이며, 2위는 당뇨병이었다.

이번에 발표된 질병부담 보고는 고려대, 울산대, 이화여대 그리고 경희대 예방의학 공동 연구팀이 2010년부터 2015년까지 800여 억 건의 국민건강보험 전 국민 의료이용 통계를 분석해 연구한 결과다. 연구팀은 한국인이 흔히 걸리는 288개 질병을 대상으로 순위를 매겼으며, 척추 질환 등으로 인한 요통과 당뇨병이 압도적인 점수로 1, 2위를 차지하였다.

나이대별로는 10대부터 40대까지 삶에 부담이 큰 질병으로 요통이 1위를 차지하였고, 50대와 60대에서는 당뇨병이 1위이고 요통이 2위였다. 따라서 우리나라 국민 10대부터 60대까지 공통적으로 요통이 질병부담이 가장 높은 질병 1, 2위를 차지하고 있는 것이다.

즉, 2016년에 발표된 질병부담 순위에서 2위였던 요통이 2019년에 발표된 질병부담 순위에서는 1위가 되었다. 우리나라 국민은 당뇨병보다 오히려 요통을 가장 부담스러운 질병으로 여기는 것으로 밝혀졌다.

그러나 요통은 추간판탈출증의 특징적인 증상은 아니다. 요통의 원인은 매우 다양하여 2001년 연구 논문에서는 요통의 가장 흔한 원인으로 ⓐ요추부 근육과 인대 손상인 스트레인strain(잡아당김)과 염좌sprain(삠, 인대가 늘어나는 부상)가 70%를 차지했다. 이어 ⓑ퇴행성 추간판 10%, ⓒ추간판탈출 4%, ⓓ척추관협착 3%, ⓔ골다공증성 압박골절 4%, ⓕ척추전방전위증이 2%를 차지했다. 즉, 요통의 원인 중 추간판탈출이 차지하는 비중은 낮아, 추간판탈출증 이외의 원인으로 요통이 발생할 가능성이 훨씬 높다.

추간판탈출에 의한 요통은 탈출된 추간판에 의해 신경근을 감싼 경막이 압박되어 발생한다. 탈출된 추간판이 신경근 주변의 경막에 있는 통각 수용기nociceptors를 자극하여 요통이 발생하는 것이다. 또한 혈관 조직 압박에 의한 허혈ischemia, 염증inflammation 그리고 이차적으로 발생되는 부종이 요통 발생과 관련이 있다.

근육 또는 인대 손상인 경우, 요통은 손상된 부위에 존재하는 통각 수용기가 자극되어 발생한다. 퇴행성추간판 병변에서 발생되는 요통은 추간판 자체에서 발생되는 요통이며, 이를 추간판성 요통discogenic low back pain이라 한다. 추간판성 요통은 척추체 후면과 추간판 후면에 거미줄처럼 퍼져 있는 동척추신경sinuvertebral nerve과 교감신경을 통해 제2요추 신경근으로 전달되어 뇌에서 통증을 지각하게 된다.

요통이 3개월 이상 지속되는 만성요통chronic low back pain의 원인으로는 ⓐ디스크성 요통discogenic back pain 30~60%, ⓑ후관절 관절병증facet joint 10~40%, ⓒ엉치관절 관절병증 7~23%이 있다.

4 저림증

저림증은 'numbness' 또는 'tingling sensation'이라고 하는 감

각이상paresthesia이다. 그리고 화끈거림burning sensation이나 시린 감각chilling sensation도 감각이상이다. 어떤 환자는 다리가 시려 더운 여름에도 양말을 신고 있다고 말하기도 한다.

추간판탈출증의 주요 증상 중 하나가 다리 저림증이며, 주로 저림증이 다리를 타고 내려가 발까지 저리게 되는 방사 저림증radiating paresthesia이 나타난다. 이는 탈출된 추간판이 신경근을 장기간 압박하여, 신경근이 변성되어 나타나는 증상이다. 즉, 추간판탈출이 장기간 지속되어 신경근을 압박하고 있는 경우 저림증이 발생한다. 수술을 해서 신경근을 압박하는 탈출된 추간판 조각을 제거하여도 저림증 증상이 즉시 호전되지 않고, 상당 기간 지속되는 경우가 흔하다. 그 이유는, 탈출된 추간판이 제거되어도 변성된 신경근이 즉시 정상적으로 회복되지 않고, 신경근 회복까지 오랜 기간이 걸리기 때문이다.

팔 다리 저림증은 일시적 저림증transient paresthesia과 만성적 저림증chronic paresthesia/intermittent paresthesia의 두 형태가 있다. 일시적 저림증의 대표적인 예로는 다리를 꼬고 장시간 앉아 있는 경우를 떠올리면 된다. 이 경우 다리를 풀어주면 다리의 저림증이 서서히 호전된다. 만성적 저림증은 장기간 지속되는 저림증으로 신경이 손상되어 발생한다. 뇌졸중 같은 중추 신경계 이상이 발생한 경우 만성적 저림증이 발생하지만 추간판탈출증 같은 말초신경계 이상에서도 발생한다.

5 근력 저하

추간판탈출증의 주요 증상으로 근력 저하weakness가 발생할 수 있다. 요추부 추간판탈출증에서 주로 볼 수 있는 근력 저하는 발목이나 엄지발가락을 발등 쪽으로 젖히는dorsiflexion 힘이 떨어지거나, 심한 경우 발목 하수下垂/foot drop가 발생할 수 있다. 또 제1천추 신경근이 압박되면 발가락을 발바닥 쪽으로 굽히는 힘이 떨어져 발가락 끝으로까지 발 서기가 안 되는 증상이 나타나기도 한다.

대부분의 근력 저하(엄지발가락을 발등 쪽으로 젖히는 힘 또는 발바닥 쪽으로 굽히는 힘)는 자연 회복된다. 그러나 발목 하수는 발생 후 24시간 이내 수술하지 않으면 회복되지 않는 경우가 흔하다. 발목 하수가 발생하면 일상 생활이 불편해진다. 발목이 끌려 돌 뿌리 같은 것에 걸려 쉽게 넘어지거나 계단 오를 때 발끝이 계단에 걸리기도 한다. 또한 걸음걸이가 발을 높이 들었다 내려놓는, 터벅터벅 걷는 걸음이 될 수 있다. 발목 하수가 있는 경우 재활 치료로써 발목을 90도 고정시키는 보조기를 착용하면 걸음걸이가 크게 호전되어 눈에 뜨이지 않는 정도로 교정이 가능하기도 하다. 일부 환자는 다리 근력이 떨어졌을 때 즉시 수술을 받지 않으면 마비될 수도 있어 즉시 수술을 권유받기도 한다.

그러나 발목이나 엄지발가락의 근력이 저하되었다 하더라도 다리 전체를 사용하지 못하게 마비되지는 않는다. 마비는 일반적으로 팔, 다리 같은 운동 기관이 굴곡, 신전, 회전운동 등이 불가능한 상태를 말하며, 어느 운동 능력이 조금 저하된 상태를 마비라고 하지는 않

는다. 마비의 전형적인 예는 뇌졸중(뇌출혈이나 뇌허혈)으로 한쪽 편마
비hemiplegia가 발생한 경우 또는 척수 손상에 의한 사지마비 또는 하
반신마비가 발생한 경우들이다. 그러나 추간판탈출증에서는 팔이나
다리를 못 쓰게 되는 마비는 발생하지 않는다. 고작해야 발목 하수
가 제일 심한 마비라 할 수 있다.

> **부분마비**paresis : 부전마비. 어떤 기관의 기능이 완전히 상실되지는 않고 약간 또는
> 부분적으로 약화된 상태의 마비

6 근육 위축

추간판탈출증으로 근육이 위축되는 경우(근육이 빠진다, 근육이 곯았다)
가 생길 수 있다. 대부분 장기간 추간판탈출증이 진행되는 경우 근
육위축muscle atrophy이 발생한다. 종아리 근육이 빠져 좌우 종아리 굵
기가 다르게 되기도 하며, 대퇴부 근육이 줄기도 하고, 엉덩이 살이
줄어들기도 한다. 여성의 경우 한쪽 종아리 근육이 위축되면 육안으
로도 확인되어 치마 입는 것을 기피하기도 한다. 조기에 수술하여
예방할 수도 있으나, 일단 종아리 근육이 위축된 상태에서는 수술
후에도 잘 호전되지 않는다.

7 배뇨·배변 장애

추간판탈출증에서 응급으로 수술을 시행해야하는 경우는 추간판 탈출에 의한 대소변 장애가 발생한 경우이다. 이를 마미증후군cauda equina syndrome이라 하며 가능한 한 빨리 수술해야 배변 배뇨 장애를 피할 수 있다. 증상 발생 후 24시간 이내 수술받으면 87% 환자가 정상으로 기능을 회복하지만, 24시간 이후 수술받으면 43% 환자만이 기능이 회복된다는 연구 보고가 있다. 즉, 추간판탈출증으로 배변 배뇨 장애가 발생하였다면 가능한 한 조기에 수술을 받아야 배변 배뇨 장애가 회복될 수 있다. 여러 연구 결과들을 종합하면, 불완전 마미증후군인 경우 조기에 수술해야 배뇨 장애가 회복될 수 있으나, 이미 배뇨 불능 마미증후군(완전 마미증후군)인 경우는 수술 시기에 관계없이 회복될 가능성이 적다.

추간판탈출증에서 발생되는 대소변 장애 중 배변 장애는 변비 증상으로 나타나 조기에 증상을 인지하기가 어렵고, 성기능 장애도 초기에 인지하지 못할 수 있다. 그러므로 조기에 인지될 수 있는 증상은 배뇨 장애다. 완전 마미증후군인 경우 배뇨를 할 수 없어 소변이 방광에서 배출되지 못하고 방광에 고이게 되어 방광이 늘어나는 한계에 도달하게 되면, 소변이 저절로 넘쳐 흘러나오게 된다. 그러나 불완전 마미증후군incomplete cauda equina syndrome인 경우는 배변 감각이 감소하거나 소변을 보고 싶은 요의가 줄어들거나 소변 줄기가 약해지는 증상으로 나타난다.

8 감각 저하

추간판탈출로 인해 신경근이 압박되면 신경근이 지배하는 피부절의 감각이 줄어들 수 있다. 감각이 저하된 부분을 해부학적으로 진찰하면 추간판탈출에 의해 압박된 신경근을 진단할 수 있다. 수술 후 대부분의 감각 저하 증상은 서서히 호전된다.

9 연관통

하지 동통은 추간판탈출에 의해 신경근이 자극되어 발생하는 것만은 아니다. 추간판의 변성 또는 내장증이 있는 경우 신경근이 압박되지 않아도 다리 통증이 발생될 수 있으며 이를 연관통 referred pain 이라고 한다. 추간판의 통증을 다리 통증으로 인식하는 현상이다.

3장

추간판탈출증의 진단

1. 신경학적 검사
2. 영상학적 검사
3. 추간판탈출의 여러 형태
4. 추간판팽윤
5. 추간판내장증
6. 퇴행성추간판증

추간판탈출증 진단은 특징적인 증상과 신경학적 검사로 가능하다. 추간판탈출증 진단을 위해 자기공명영상 검사가 반드시 필요하지는 않다. 오히려 자기공명영상 검사를 받고 나서 증상을 일으키지 않는 무증상의 추간판탈출이 관찰되어 불필요한 수술로 이어질 가능성이 있으므로 주의가 필요하다.

1 신경학적 검사

추간판탈출증의 진단은 증상과 신경학적 검사를 통해 가능하다. 추간판탈출증의 특징적 증상은 하지로 뻗치는 방사통이며, 신경학적 검사로 ⓐ하지 직거상 검사SLR/Straight Leg Rasing Test, ⓑ하지 근력 검사Motor power Test, ⓒ하지 감각 검사Sensory change Test, ⓓ심부건반사Deep Tendon Reflex를 시행하면 임상적으로 얼마든지 진단이 가능하다.

진단이 애매하거나, 추간판탈출증 이외의 종양 또는 염증 등의 질병이 의심되는 소견이 있다면 자기공명영상 검사로 확인할 수 있다. 그러나 추간판탈출증 초기(대체로 4주 이내)에 자기공명영상 검사를 하는 것은 과잉 검사일 수 있다.

2 영상학적 검사

인체 내부를 해부하지 않고 사진으로 볼 수 있게 된 것은 1895년 11월 8일 빌헬름 콘라트 뢴트겐Wilhelm Conrad Röntgen이 X-선 또는 뢴트겐선이라 불리는 파장이 짧은 전자기파를 발견하면서부터다. X-선을 이용한 척추촬영은 단지 척추뼈의 상태를 관찰할 수는 있으나, 척추뼈주변의 연부 조직인 추간판 또는 척추신경 및 종양 등의 관찰은 불가능했다.

그 후 1921년 시카드Sicard와 포레스티어Forestier는 리피오돌lipiodol이라는 조영제를 척수강 내에 주입하여 척수강조영술을 처음으로 시행했고, 척수강조영술은 추간판탈출증 진단의 유일한 방법으로 시행되어왔다.

척수강 내에 주입하는 조영제 리피오돌은 지용성 액체로 요추부 또는 경추부 척수강 내로 조영제를 주입하고 척수강조영 영상을 촬영한 다음 다시 조영제를 제거해야 한다. 따라서 조영제를 척수강 내로 주입하여 척수강조영술을 검사한 후에 조영제를 다시 제거하는 과정이 환자에게 심한 통증뿐 아니라 지주막염 또는 알레르기 반응과 같은 후유증과 합병증을 발생시킬 수 있었다.

1941년에는 판토파크Pantopaque라는 조영제가 개발되어 척수강 내의 조영제 제거가 쉬워졌으나, 여전히 척수강 내의 조영제를 완전히 제거할 수 없었다.

그 후 조영제에 대한 연구가 발전하면서 척수강조영술 후 조영제를 제거하지 않아도 되는 수용성水溶性/water-soluble 조영제가 개발되었다. 1971년 수용성 조영제인 메글루민meglumine iocarmate(Dimer X)을 사용한 척수강조영술이 처음 시행되었고, 또 다른 수용성 조영제인 메글루민meglumine iothalamate(Conray 280)과 메트리자마이드metrizamide(Amipaque)도 개발되었다. 그리고 1983년에 개발된 수용성 조영제인 이오헥솔Iohexol(Omnipaque)이 수십 년 동안 주로 사용되었다.

조영제를 사용한 척수강조영술은 추간판탈출증의 진단뿐 아니라 척추 종양의 진단 또는 척추신경근 압박 등의 진단에 유일한 방법이었다. 조영제를 사용하는 척수강조영술은 1980년대까지 척추 질환을 진단하는 주된 검사 방법이었으나, CT와 MRI 검사가 개발되면서 1990년대부터는 척수강조영술의 검사 방법은 급격히 감소하게 되었다.

1950~1959년 사이 척수강조영술과 관련된 논문이 202편 발표되었으며 그 이후 꾸준히 증가되어 1960~1969년 사이 1051편, 1970~1979년 사이 2183편, 1980~1989년 사이 3226편 발표되었으나 1990년부터는 척수강조영술 관련 논문이 감소하여 1990~1999년 사이에는 1902편, 2000~2009년 사이에는 987편으로 급격히 감소하게 되었다. 즉, 척수강조영술은 1980년대 가장 많이 시행되었

으며 그 이후 CT와 MRI 검사가 진단에 이용되면서 척수강조영술이 급격하게 줄어든 것으로 판단된다.

한편 전산화단층촬영CT/Computed Tomography은 1972년 처음 개발되었다. 앨런 맥러드 코맥Allan MacLeod Cormack과 고드프리 뉴볼드 하운스필드Godfrey Newbold Hounsfield가 1972년 두부 전용 전산화단층촬영 장비를 처음으로 개발하였고, 1974년 전신용 CT 장비도 개발하면서, 전산화단층촬영이 추간판탈출증 진단에 이용되기 시작하였다. 척수강조영술과 컴퓨터단층촬영을 합친 척수강조영 전산화단층촬영은 1976년 디 치로Di Chiro와 셸링거Schellinger가 처음으로 시행하였다.

그리고 자기공명영상MRI/Magnetic Resonance Imaging은 1971년 개발되기 시작했으나 의학에 진단 검사 방법으로 도입된 것은 1980년대부터다. 폴 라우터버Paul C. Lauterbur는 1971년 자기공명영상의 원리를 발견하여, 1973년 처음으로 자기공명영상을 발표했으며, 1974년에는 살아있는 쥐의 단층 사진cross sectional image을 발표했다. 그리고 피터 맨스필드Peter Mansfield는 1970년대 후반 폴 라우터버가 개발한 MRI 검사보다 빠르게 검사하면서 더욱 선명한 MRI 영상으로 발전시켰다. 자기공명영상을 개발한 공로로 일리노이 대학의 폴 라우터버와 노팅엄 대학의 피터 맨스필드는 2003년 노벨 생리의학상을 수상했다.

1977년 미국의 레이몬드 다메이디언Raymond Vahan Damadian과 래리 민코프Larry Minkoff 그리고 마이클 골드스미스Michael Goldsmith는 처음으로 인체의 자기공명영상을 촬영하여 보고했고, 1980년에 자기공명영상으로 환자의 종양을 처음으로 진단하게 되었다. 그 후 상업적으로 자기공명영상 진단 장비가 전 세계적으로 보급되어 척추 질환 진단에도 이용되기 시작했다. 자기공명영상 검사는 인체의 종양 진단을 위해 연구 개발되었으며, 1983년부터 척추 질환에 자기공명영상이 사용되었다.

우리나라는 1977년 9월 경희대학교병원에 미국 EMI 회사의 CT 검사 장비가 처음으로 설치되었고, MRI는 1988년 9월 서울대학교병원에 최초로 도입되었다. 한 연구 보고에 의하면, 우리나라에 CT와 MRI가 많이 보급되어 다른 OECD 국가에 비해 인구 대비 상대적으로 많은 CT와 MRI 검사 장비를 보유하고 있다. 특히 의원급 의료기관과 병원급 의료기관에 많이 보급된 상황이라고 보고되었다. 2016년 기준으로 OECD 국가의 MRI 평균 보유 대수는 인구 100만 명당 16.8대인 반면, 우리나라 MRI 보유는 인구 100만 명당 27.8대다(일본 51.7대, 미국 36.7대, 독일 34.5대). 건강보험심사평가원 보고에 의하면, 2018년 우리나라 MRI 장비는 1,485대이며, 이중 성능이 낮은 1.5테슬라 미만의 MRI는 151대로 10.3%를 차지하고, 대부분 병원과 의원에서 보유하는 것으로 보고됐다.

경제학에 "공급은 스스로 수요를 창출한다Supply creates its own demand"는 세이의 법칙Say's law이 있다. 즉, 고가의 MRI 기계가 많이 도입되면supply 고가의 MRI 검사demand가 많이 늘어난다고 해석될 수 있다. 우리나라는 일본, 미국, 독일에 비해서는 적지만, OECD 국가의 MRI 평균 보유 대수보다 MRI 기계를 많이 보유하고 있다. 즉 우리나라에서도 고가의 MRI 검사 장비가 많이 늘어 불필요한 고가의 MRI 검사가 많이 늘어나게 되었다.

미국 전미 내과학위원회ABIM/American Board of Internal Medicine는 2012년

"미국 의료비의 30%가 불필요하거나 반복적인 의료행위에 허비된다. 환자의 건강에 전혀 도움이 되지 않을 뿐 아니라 오히려 해를 끼칠 수 있는 검사나 시술을 시행하기 전에 환자에게 선택할 기회를 줘야 한다"고 했다 그리고 "허리 통증 발생 후 6주 안에 찍는 CT나 MRI는 낭비이며, 심각한 신경학적 증상이 없다면, 그 기간에는 치료 경과만 봐도 된다"고 하였다.

2013년 미국 의학학회지JAMA/Journal of American Medical Association에 자기공명영상MRI 검사가 과잉으로 시행되고 있다는 연구가 보고되었다. 급성 요통(6주 이내 요통)의 경우 23% 환자에게 MRI 검사가 적절하게 시행되었으나 62% 환자에게는 부적절하게 시행되었으며, 15% 환자는 적절성 여부가 불확실다고 보고하였다. 그리고 만성요통(6주 이상) 환자인 경우 16% 환자에게만 적절하게 MRI 검사가 시행되었고, 47% 환자가 부적절하게 MRI 검사를 받았으며 37% 환자는 적절성 여부가 불확실하였다고 보고하였다. 또한 방사통을 호소하는 경우 24% 환자에게만 MRI 검사가 적절하게 시행되었고, 35% 환자에게는 부적절하게 시행되었으며, 41% 환자는 적절성 여부가 불확실하다고 보고했다.

미국 컨슈머 리포트Consumer Reports는 2015년 10월 "의사들은 요통 환자에게 아직도 너무 많은 검사를 지시하고 있다"고 보도했으며, 특히 요통 환자에게 자기공명영상MRI 검사, 전산화단층영상CT 검사 및 단순 방사선X-ray 검사를 과잉으로 시행하고 있다고 지적했다.

우리나라도 자기공명영상 검사, 전산화단층영상 검사 그리고 단순방사선촬영 검사가 미국처럼 과잉 시행되는 경향이 있으므로 주의가 필요하다.

3 추간판탈출의 여러 형태

추간판탈출의 진단은 과거보다 더욱 엄격해졌다. 과거에 추간판탈출이라고 했던 것도 최근에는 경우에 따라 추간판탈출이 아니라 추간판팽윤으로 정의한다. 즉, 추간판 주변의 25~50% 이탈을 과거에는 광범위한 추간판탈출broad-based herniation이라고 했으나 이제는 이것도 추간판팽윤으로 정의하고, 다만 추간판 주변의 25% 이내에서 이탈한 것만을 추간판탈출herniation이라고 정의하고 있다. 그리고 추간판 주변의 25% 이상에서 이탈한 것을 모두 추간판팽윤이라고 하고 있다.

추간판탈출은 탈출된 형태에 따라 ⓐ추간판탈출의 돌출형突出形/protrusion, ⓑ추간판탈출의 유출형流出形(탈출脫出, 압출壓出/extrusion), ⓒ추간판탈출의 유리형遊離形/sequestration으로 나뉜다. 추간판탈출의 형태학적 분류에서 'protrusion'의 우리나라 용어는 일반적으로 '돌출'이라고 통일되고 있어 혼란이 없다. 그러나 'extrusion'이라는 용어는 아직 적절하게 통일된 우리나라 용어가 없다. 'extrusion'을 '탈출'이라고 해석하는 것이 일반적이기는 하나 'herniation'을 '탈출'이라고 이미 해석하여 일반적으로 사용하고 있으므로 'extrusion'도 '탈출'이라고 동일하게 해석하여 사용하면 'herniation'과 구별되지 않아 혼란스럽게 된다. 그러므로 'extrusion'을 '유출'이라고 번역하는 것이 혼란을 막고 'herniation'과 구분할 수 있어 필자는 추간판의 'extrusion'은 '유출형'이라고 부른다.

추간판탈출 소견을 자기공명영상으로 이해하기 위해서는 먼저 정상 요추의 자기공명영상의 이해가 필요하다. 다음은 추간판탈출이 없는 정상인의 요추부 자기공명영상의 시상면(우리 몸의 정중앙 측면) 영상과 각 부위별 추간판의 횡단면 영상이다.

추간판탈출이 없는 정상 척추의 MRI

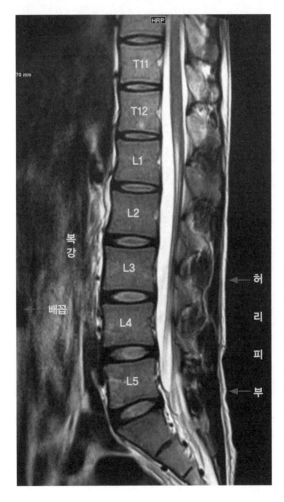

31세 남자의 요추부 자기공명영상 시상면sagittal view(우리 몸의 정중앙 측면) 사진으로 L1은 제1요추, L2는 제2요추, L3는 제3요추, L4는 제4요추, L5는 제5요추이며, T11은 제11흉추, T12는 제12흉추이다. 척추 사이에 추간판(디스크)이 관찰된다. 척추뼈 뒤로는 위에서 아래로 길게 척추관spinal canal(신경관)이 관찰되고, 척추관 안에 척수 신경과 신경근이 검게 보인다. 척추관 안의 하얀white signal 공간은 뇌척수액CSF/cerebro spinal fluid이다.

그림 7   추간판탈출이 없는 정상 척추의 횡단면 MRI

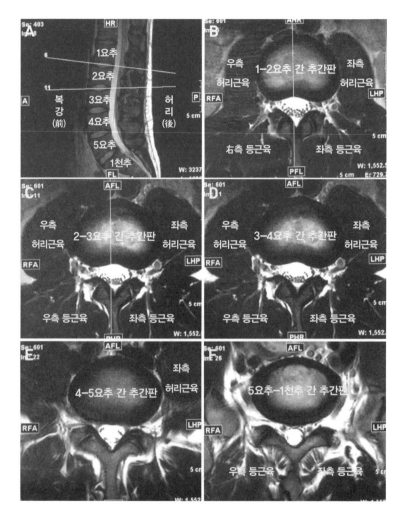

24세 남자의 요추부 자기공명영상 시상면 sagittal view(우리 몸의 정중앙 측면) 사진과 부위별 요추부 추간판의 횡단면 사진으로 사진 A는 요추부 MRI 시상면 사진이며 추간판이 모두 하얗게 white 관찰되고 제1-2요추 간 추간판과 제2-3요추 간 추간판에 흰선으로 표시한 것이 관찰된다. 제1-2요추 간, 제2-3요추 간, 제3-4요추 간의 추간판은 하트 모양으로 관찰되고(사진 B ,C, D), 제4-5요추 간 추간판(사진 E)은 타원형 그리고 제5요추-1천추 간 추간판(사진 F)은 원형으로 관찰된다.

(1) 추간판탈출의 돌출형 突出形/protrusion (그림 12~14)

추간판 둘레의 25%(90°) 이내 범위에서 탈출된 추간판을 일컬으며, 탈출된 추간판의 높이가 탈출된 추간판의 폭보다 작은 형태의 추간판탈출을 말한다.

그림 8

돌출형 추간판탈출의 형태

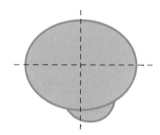

그림 9

돌출형 추간판탈출

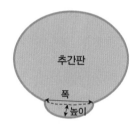

탈출된 추간판의 높이가 탈출된 추간판의 폭보다 작은 형태다

그림 10

돌출형 추간판탈출의 횡단면 모식도

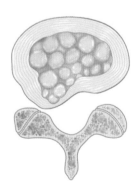

그림 11

돌출형 추간판탈출의 시상면(측면) 모식도

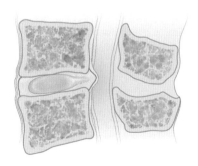

그림 12 제4-5요추 간 돌출형 추간판탈출의 MRI

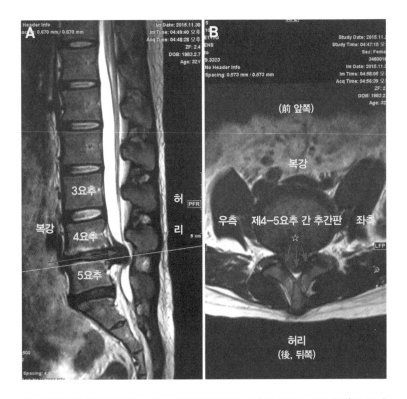

32세 여자의 제4-5요추 간 돌출형 추간판탈출의 자기공명영상 시상면 영상과 횡단면 영상(제4-5요추 간 추간판 위치에서 횡단면 영상)으로, 사진 A(MRI 시상면 영상)에서 제4-5요추 간 추간판이 둥글게 후방으로 탈출된 것이 관찰된다(화살표). 사진 B는 제4-5요추 간 추간판의 횡단면 영상으로 환자의 후방으로 추간판이 탈출된 것이 관찰된다(화살표). 그림 7의 A와 E는 추간판탈출이 없는 제4-5요추 간 추간판의 정상 소견이므로 서로 비교하면 확실하게 구별할 수 있다.

그림 13 제4-5요추 간 돌출형 추간판탈출의 MRI

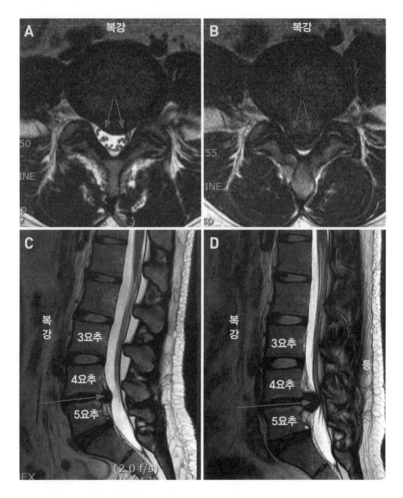

26세 여자의 제4-5요추 간 돌출형 추간판탈출의 MRI로, 사진 A(4-5요추 간 추간판 위치에서 MRI 횡단면 영상)와 C(MRI 시상면 영상)에서 제4-5요추 간 추간판이 후방으로 탈출된 것이 관찰된다(사진 A, C 화살표). 사진 B와 D는 약 1년 경과 후 다시 검사한 자기공명영상으로 제4-5요추 간 추간판 탈출이 더욱 심해져 풍선같이 둥굴게 탈출된 것이 관찰된다(사진 B, D 화살표).

그림14   제11-12흉추 간 돌출형 추간판탈출의 MRI

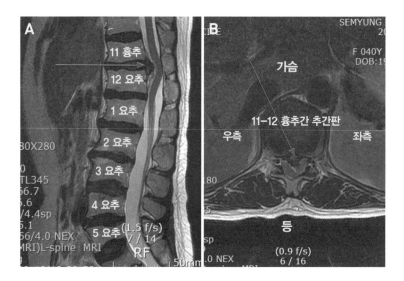

40세 여자의 제11-12흉추 간 돌출형 추간판탈출의 자기공명영상으로 사진 A(MRI 시상면 영상)에서 제
11-12흉추 간 추간판이 후방으로 돌출된 것이 관찰된다(화살표). 사진B는 제11-12흉추 간 추간판의 횡
단면 영상으로 추간판이 좌측 후방으로 돌출되어 척수spinal cord를 압박하고 있다(화살표).

(2) 추간판탈출의 유출형流出形(탈출脫出, 압출壓出/extrusion)

추간판 둘레의 25%(90°) 이내 범
위에서 탈출된 추간판을 일컬으
며, 탈출된 추간판의 높이가 탈출
된 추간판의 폭보다 더 큰 형태의
추간판탈출이다. 탈출된 추간판의
허리가 잘록한 형태다.

그림15   유출형 추간판탈출의 형태

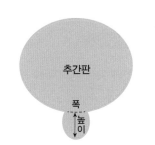

그림 16

유출형 추간판탈출의 횡단면 모식도

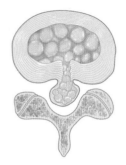

그림 17

유출형 추간판탈출의 시상면(측면) 모식도

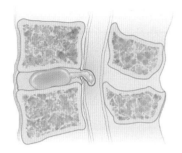

그림 18 유출형 추간판탈출의 MRI

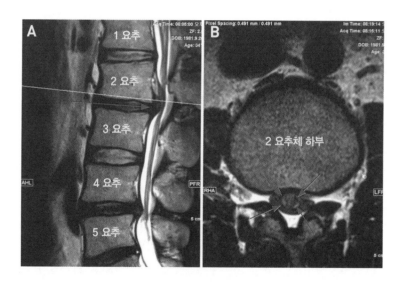

35세 남자의 제2-3요추 간 유출형 추간판탈출의 자기공명영상으로 사진 A(MRI 시상면 영상)에서 제 2-3요추 간 추간판이 후방으로 탈출된 것이 관찰된다(사진 A 화살표). 사진 B(제2요추체 하부 위치에서 MRI 횡단면 영상)에서 제2-3요추 간 추간판이 탈출되어 상방으로 제2요추체 하부까지 이동된 추간판 탈출이 관찰되고(사진 B 화살표), 탈출된 추간판(사진 B 화살표)이 척수강을 압박하고 있다.

(3) 추간판탈출의 유리형遊離形/sequestration

탈출된 추간판이 척추뼈 사이에 있는 추간판의 원래 조직으로부터
완전히 분리되어 떨어져 나온 형태의 추간판탈출이다. 유리형의 탈
출된 추간판은 추간판 위치보다 상방으로 또는 하방으로 전위upward
migration/downward migration되기도 한다.

그림 19

유리형 추간판탈출의 횡단면 모식도

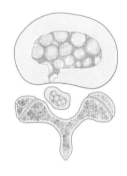

그림 20

유리형 추간판탈출의 시상면(측면) 모식도

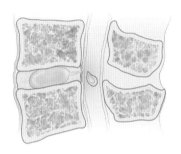

　　2014년 북미척추학회North American Spine Society, 미국척추방사선학
회American Society of Spine Radiology와 미국신경방사선학회American Society of
Neuroradiology에서는 소위 디스크가 "터졌다"라고 할 때 사용되고 있
는 용어인 "추간판 파열rupture"이란 말을 의학계에서 사용하지 않도
록 권고하고 있다. 그 이유는 파열rupture이라는 용어가 외상으로 오
해될 수 있기 때문이다. 일부 환자들은 디스크가 터졌냐고 질문하는
경우가 종종 있다. 아마도 디스크가 터졌으면 반드시 수술을 해야

하는 것으로 알고 있는 듯하다. 그러나 "터졌다" 또는 "파열됐다"라는 용어는 환자에게 공포감을 줄 수 있는 용어이며 의학적으로 응급치료가 필요한 것도 아니고 치료 방침을 결정하는 데 중요한 영향을 미치지도 않으므로 사용하지 말도록 권고하고 있다.

4 추간판팽윤

추간판팽윤은 추간판 전체를 360도의 원으로 가정하였을 때 90도 이상에서 추간판이 돌출된 것을 말한다. 추간판팽윤은 병적인 상태가 아니며 추간판탈출이 아니다. 추간판팽윤은 추간판이 퇴행성 변화로 인해 탄력이 떨어져 발생하며 수술로 치료되지는 않는다. 추간판팽윤을 추간판탈출이라고 오진하여 추간판절제술과 같은 수술을 받아서는 안 된다.

그림 21

360° 균일하게 대칭적으로 팽윤된 추간판팽윤의 형태

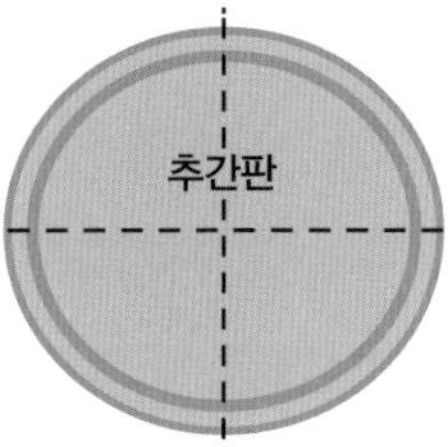

추간판

그림 22

270°에서 비대칭적으로 팽윤된 추간판팽윤

추간판

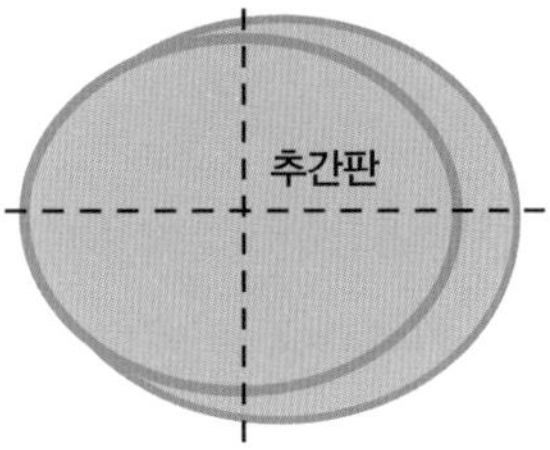

그림 23　제4-5요추 간 추간판팽윤의 MRI

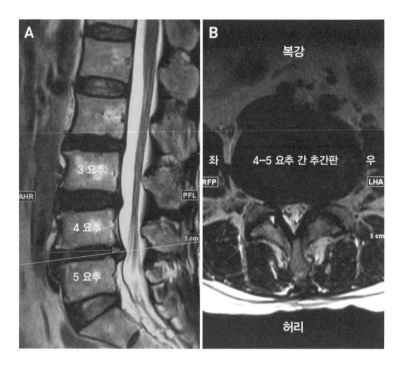

57세 여자의 제4-5요추 간 추간판팽윤의 자기공명영상으로 사진 A(MRI 시상면 영상)에서 제4-5요추 간 추간판탈출으로 판독할 수 있으나(사진 A 화살표) 사진 B에서 제4-5요추 간 추간판의 횡단면 영상을 보면 추간판탈출이 아니고 추간판팽윤이 관찰된다.

5　추간판내장증(그림 25~27)

추간판내장증(디스크내장증IDD/Internal Disc Disruption)은 자기공명영상에서 추간판탈출 소견이 관찰되지 않으면서 만성요통을 일으키는 주요 원인 중 하나이며 주로 20~50대의 젊은 층에서 발생한다.

섬유륜파열radial tear of annulus fibrosus 또는 흑색 추간판질환painful dark disc disease이라고도 하며, 해부학적으로 추간판의 외형이 변형되지 않거나 최소한의 변형만 발생하고 요통과 연관통을 유발하는 추간판의 병적 상태를 말한다. 즉, 추간판 자체의 이상으로 요통과 연관통이 나타난다.

통증이 발생하는 기전은 동척추신경sinuvertebral nerve과 교감신경이 추간판의 섬유륜 외벽이나 추체종판에 분포되어 있어, 손상된 퇴행성 추간판에서 나온 생화학적 물질이나 추간판의 응력stress의 변화가 유해 자극으로 작용하면서 통증이 유발되어 동척추신경과 교감신경을 통해 통증이 전달되는 것으로 알려져 있다. 통증은 주로 앉아 있거나 앞으로 숙이는 자세 혹은 측면 굽힘lateral bend 시 악화되는 소견을 보이며, 바로 눕거나 옆으로 돌아누우면 완화되는 양상을 보인다. 자기공명영상에서 추간판내장증 소견은 추간판의 퇴행성 변화의 초기 단계로 관찰된다.

그림 24 추간판내장증의 형태

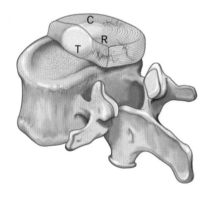

추간판 내 균열fissure이 동심성C/concentric, 방사상R/radial, 횡단성T/transverse으로 발생한다.

그림 25　제5요추−제1천추 간 추간판내장증의 MRI

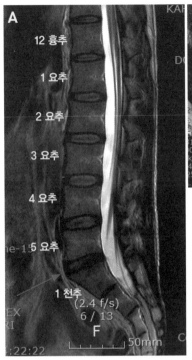
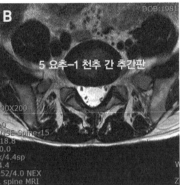

37세 남자가 약 2년간 지속된 요통으로 내원했다. 앉으면 요통이 심해지고 다리 허벅지 뒤까지 통증이 지속되는 증상을 호소했다. 사진 A(시상면 자기공명영상)에서 제5요추−1천추 간 추간판(화살표)이 탈출된 소견은 관찰되지 않으나 추간판이 검게 관찰되고 추간격의 높이는 정상적으로 유지되고 있다. 사진 B(제5요추−1천추 간 추간판 위치에서 MRI 횡단면)에서 제5요추−1천추 간 추간판탈출 소견은 관찰되지 않고 추간판이 수핵과 섬유륜의 경계가 없어지고 검게 변한 소견만 관찰되고 있다.

그림 26 제4-5요추 간 추간판내장증의 MRI

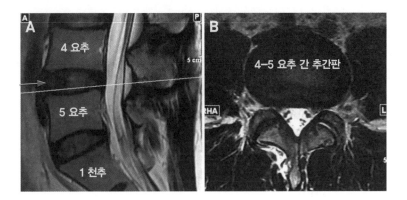

43세 남자 환자로서 요통을 주로 호소하며 내원했다. 사진 A(시상면 자기공명영상)에서 제4-5요추 간 추간판탈출 소견은 없으며 다만 추간판이 검게 변한 것과 추간격의 높이가 정상적으로 유지되어 있는 것이 관찰된다(사진 A 화살표). 사진 B(제4-5요추 간 추간판 위치에서 MRI 횡단면)에서 제4-5요추 간 추간판탈출 소견은 없으며 추간판의 수핵과 섬유륜 경계가 없어지고 검게 변해 있는 것이 관찰된다.

그림 27 제4-5요추 간과 제5요추-1천추 간 추간판내장증의 MRI

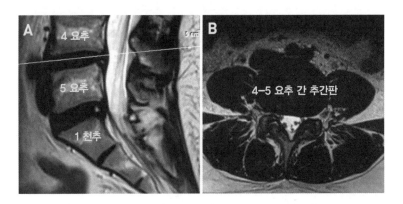

30세 여자의 제4-5요추 간과 제5요추-1천추 간 추간판내장증의 자기공명영상으로 사진 A(MRI 시상면 영상)에서 제4-5요추 간과 제5요추-1천추 간의 추간판탈출은 없으며 추간판이 퇴행성 변화로 검게 변화되고black disc 추간격 높이가 경미하게 줄어들었다. 사진 B(제4-5요추 간 추간판 위치에서 횡단면)에서 추간판탈출은 없으며 추간판의 수핵과 섬유륜의 경계가 없어지고 추간판이 검게 변화되어 관찰된다.

6 퇴행성추간판증

퇴행성추간판증(퇴행성추간판질환DDD/Degnenerative Disc Disease)은 추간판내장증과 비슷하게 추간판탈출 소견이 없으면서 추간판인성 요통discogenic back pain을 일으키는 주요 원인 중 하나다. 퇴행성추간판증은 주로 50대 이상에서 발생하며 추간판의 높이 감소, 종판의 경화, 골극 형성 및 추간판 내부의 가스 형성vacuum sign 소견이 관찰된다. 퇴행성추간판증 환자들은 하부 요추 중앙 부분에 점차 심해지는 통증이 발생한다.

그림 28　　제4−5요추 간과 제5요추−1천추 간 퇴행성추간판증의 MRI

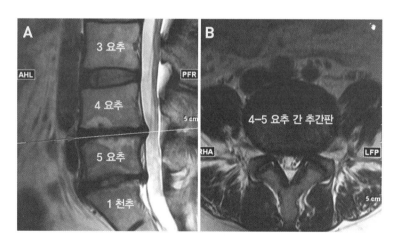

45세 여자 환자의 자기공명영상의 시상면 사진(사진 A)과 제4−5요추 간 추간판 부위의 횡단면 사진(사진 B)으로 사진 A(MRI 시상면 영상)에서 제4−5요추 간 추간판(화살표)이 검게 변해 있고 제4요추와 제5요추의 종판이 경화sclerosis된 소견이 관찰되며 추간격이 좁아져 있다. 사진 B(제4−5요추 간 추간판 위치에서 MRI 횡단면)에서 제4−5요추 간 추간판이 탈출된 소견은 관찰되지 않고 검게 관찰되며 경미하게 추간판이 팽윤된 소견이 관찰된다.

4장

추간판탈출의
원인

추간판탈출은 추간판의 퇴행성 변화로 인해 발생한다. 퇴행성 변화란, 노화의 의학적 용어다. 일부 젊은 나이의 환자들은 나이가 어린데 무슨 노화 때문이냐고 반문하기도 한다. 우리 몸은 성장과 노화가 함께 발생한다. 한편으로는 성장하면서 다른 한편으로는 노화가 진행되는 것이다. 따라서 10대에서도 추간판탈출증이 발생할 수 있다. 필자가 담당한 환자들의 경우, 30대에서 추간판탈출증이 가장 많이 발생하였고, 그다음으로 40대, 20대, 50대, 60대, 10대, 70대 순으로 호발하였다.

30대와 40대에서 추간판탈출증이 가장 많이 발생하는 이유는, 신체적 성장이 끝나고 노화가 진행되면서 사회적으로는 육체적 활동이 많은 시기이기 때문인 것으로 판단된다. 추간판이 노화되면 추간판 내 세포가 점차 사멸하여 줄어들고, 추간판 내 세포가 줄어들면 단백당proteoglycan 생성이 줄어든다. 단백당이 줄어들면 추간판 내 수분 함유가 줄어들고, 추간판의 수분 함유가 줄어들면 추간판의 탄력이 줄어들어 추간판이 쉽게 손상이 된다.

추간판 밖을 싸고 있는 15겹 내지 25겹의 섬유륜이 일시에 끊어져 한번에 추간판탈출이 발생되는 경우는 드물고, 섬유륜이 상당 기간 동안 반복적으로 찢어지면서 서서히 추간판의 수핵 또는 섬유륜이 탈출하게 된다.

지구 중력에 의해 추간판이 압력을 받아 탈출되므로 추간판탈출은 네 발로 다니는 동물에는 발생하지 않고 오직 두 발로 서서 다니는 인간에게만 발생하는 것으로 알려져 있었다. 그러나 개나 고양이에서도 추간판탈출증이 발생하는 걸 보면, 그 원인이 반드시 지구 중력 때문만이 아니라, 추간판의 퇴행성 변화 때문임을 알 수 있다.

외상성 추간판탈출은 사고로 인해 추간판이 탈출된 것을 말한다. 교통사고 또는 산업재해 사고 후, 추간판탈출증이 발생되었다고 주장하는 피해자와 보험사 간에 다툼이 흔하다. 의학적으로 주변 조직에 아무런 외상 소견 없이 추간판만 탈출하는 경우는 거의 가능하지 않다. 외상으로 추간판이 탈출되면 추간판과 주변 조직에 손상이 발생하여 출혈 또는 부종이 발생되고, 추간판이 탈출된 주변의 척추뼈 골절과 같은 외상 소견이 동반된다. 추간판에 외상이 가해지면 추간판이 탈출되기보다 추간판이 찢어지는 것tearing이 일반적이다.

그리고 외상성 추간판탈출증으로 진단하려면 추간판탈출증의 임상 증상이 확인되어야 한다. 요통만 호소하는 경우 자기공명영상 검사에서 추간판탈출이 관찰되었다고 하더라도 영상학적 소견을 근거로 하여 외상성 추간판탈출로 진단하지는 않는다. 요통의 원인은 매우 다양하므로 요통만으로 추간판탈출증이라고 진단할 수 없고, 자기공명영상에서 무증상의 추간판탈출이 많이 관찰되기 때문이다.

또한 외상의 기전이 외상성 추간판탈출증 발생 여부를 판단하는 데 중요하다. 즉, 추간판탈출증 발생 부위에 어느 정도의 힘이 어떤 방향으로 전달되었는지 판단이 필요하다.

외상성 추간판탈출증의 진단을 위해서는 ⓐ추간판탈출증의 임상적 증상과 징후sign가 명확하고, ⓑ추간판탈출 주변 조직에 외상의 객관적 소견(골절, 탈구, 혈종, 부종 등)이 동반되어 관찰되고, ⓒ진구성old 병변이 아닌 신선fresh/acute/new 추간판탈출이 확인되고, ⓓ추간판탈출 부위로 외상의 힘 전달이 명확해야 한다.

추간판탈출이 외상에 의해 드물게 발생하기도 하나, 추간판탈출의 가장 중요한 발생 원인은 추간판의 퇴행성 변화(노화)다.

5장

추간판탈출증의
치료법

1. 자연치유
2. 비수술적 치료
3. 수술적 치료

추간판탈출증 치료로는 자연치유, 비수술적 치료법, 수술적 치료법, 이렇게 크게 세 가지가 있다. 그중에서 가장 좋은 치료법은 당연히 자연 치유이다.

일반인들은 국민건강보험 적용이 되는 치료는 마치 질이 낮은 저급한 치료법이고 보험이 되지 않는 치료가 최신의 고급 치료법이라고 오해하고 있는 경우가 많다. 그러나 실제는 정반대다. 오랜 기간에 걸쳐 의학적 근거가 확실한 치료법은 국민건강보험이 적용되어 상대적으로 치료 비용이 낮은 반면에, 의학적 근거가 부족한 치료법은 대부분 국민건강보험 대상이 되지 못하여 치료 비용이 높다.

현재 우리나라에서는 추간판탈출증에 너무 많은 치료법이 시행되고 있다. 심지어 근본적으로 같은 치료법임에도 불구하고 수술하는 병원이나 의사들이 각기 다르게 부르고 있어 일반인들은 혼란스러워한다. 그리고 일시적으로 유행하였다가 사라진 치료법도 많고, 의학적 근거가 확인되지 않은 치료법이 마치 최신 치료법인 것처럼 선전되는 경우들도 많다. 또한 미국뿐만 아니라 우리나라에서도 추간판탈출증 치료에 있어서 과잉 진단과 과잉 수술이 사회적으로까지 문제를 일으키고 있어 환자 스스로 최적의 치료법을 선택하기 위해서는 각 치료법을 잘 이해할 필요가 있다.

일반 환자들이 가장 올바른 치료법을 선택하도록 돕기 위해 여러 치료법에 등급을 매긴 사례는 아직 의료계에서 없었다. 그러나 너무 많은 치료법이 난무하고 있는 데 반해, 환자들이 일일이 치료법을 이해할 기회가 없었기에 필자는 환자들이 가장 적절한 치료법을 선택하는 데 도움을 주기 위해 치료법에 등급을 매겨 소개하고자 한다.

추간판탈출증 치료법의 등급은 호텔의 등급 또는 맛집의 미슐랭 가이드 등급과 유사하게 각각의 치료법을 5등급으로 구분하여 별표로 표시하였다. 다만 호텔이나 미슐랭 가이드 등급은 서비스를 제공하는 장소를 등급으로 선정하였으나, 추간판탈출증은 치료하는 장소(병원)에 따라 등급을 결정하지 않고 각각의 치료법을 등급으로 결정했다.

추간판탈출증 치료 등급은 다음의 기준을 따랐다. ⓐ북미척추학회NASS/North American Spine Society의 추간판탈출증 진단과 치료의 근거 중심 가이드라인(2012)의 추천 등급Grades of Recommendations, ⓑ치료 기전의 과학적 타당성, ⓒ장기적 치료 결과, ⓓ후유증 또는 합병증 발생 가능성, ⓔ상업성 여부다.

별점 5점★★★★★은 적극 추천하는 치료법이고, 별점 4점★★★★☆은 필요한 경우 추천하는 치료법이며, 별점 3점★★★☆☆은 잘 선택된 환자에게 차선의 치료로 고려할 수 있는 치료법이다. 별점 2점

★★☆☆☆은 단기적 치료 효과 목적으로 고려할 수 있는 치료법이며, 별점 1점★☆☆☆☆은 근거가 부족한 치료 또는 고비용의 불필요한 중복 치료로서 주의를 요하는 치료법이며, 그리고 별점 0점☆☆☆☆☆은 과거 일시적으로 사용되었으나 현재는 사용되지 않는 치료법 또는 오히려 건강에 손실이 있을 수 있는 추천할 수 없는 치료법이다.

★★★★★
1 자연치유Natural healing

"탈출된 추간판을 외과적으로 제거하지 않으면 신경을 누르는 상태로 추간판이 탈출된 상태로 계속 남아 있는 건가요? 아니면 탈출된 추간판이 추간판 사이로 다시 들어가나요?" 이처럼 수술을 하지 않으면 탈출된 추간판이 어떻게 되는 것인지 탈출된 추간판의 운명에 대하여 궁금해하는 환자들이 많다. 우리 몸은 질병이 발생하면 인체의 방어 기능이 있어 질병 발생 이전의 상태, 즉 건강한 상태로 회복하려는 자연 회복 능력이 있다. 때문에 대부분의 탈출된 추간판은 시간이 경과하면서 자연스럽게 줄어드는 것으로 알려져 있다.

일반적으로 추간판탈출증의 80% 이상은 자연 회복된다. 물론 자연 회복된다고 하여 탈출된 추간판이 원래 위치로 다시 들어가는 것은 아니고 탈출된 추간판이 분해되고 흡수되어 시간이 경과함에 따라 그 크기가 줄어드는 것이다.

탈출된 추간판의 크기가 시간이 경과하면서 줄어듦에 따라 눌린 신경근이 덜 눌리게 되어 다리 통증이나 허리 통증과 같은 추간판탈출중 증상이 서서히 호전된다. 따라서 추간판탈출은 자연 회복되는 경우가 많으므로 증상이 나타난 초기에 수술하는 것은 성급한 판단일 수 있다.

필자는 많은 환자에게서 탈출된 추간판이 자연적으로 줄어드는 것을 경험했다. 일반적으로 추간판탈출증이 발생하면 탈출된 추간판이 얼마나 줄어드는지 확인하기 위해 고가의 자기공명영상을 주기적으로 검사하지는 않는다. 증상의 변화로 호전 여부를 판단할 수 있기 때문이다. 다만 여러 다른 이유로 해서 자기공명영상의 추적검사를 시행한 환자들의 사례를 종합하여 관찰하면 빠르게는 1개월이 경과하면서 탈출된 추간판의 크기가 줄어드는 것을 알 수 있다.

왜 자연치유를 먼저 시도해야 하는지, 또는 처음부터 수술적 치료를 선택하지 않는 이유는 무엇인지 궁금해질 수 있다. 그 이유는 다음과 같다.

① 수술로 추간판탈출증의 재발을 막을 수 없다

수술을 선택하는 환자들은 현재 진행되는 통증을 못 견뎌 수술을 받는 경우도 있지만, 미래에 이와 같은 통증이 또 재발할지도 모른다는 불안과 두려움 때문에 수술받는 경우가 대부분이다. 맹장염(충수염)과 같이 맹장을 수술적으로 떼어내면 남은 여생 동안 맹장염은 재발하지 않으나, 불행하게도 추간판탈출증은 수술을 받는다 해도 재발할 수 있다. 충수염과 같이 병이 발생하는 기관을 완전히 제거해버리면 재발하지 않지만, 추간판탈출증 수술은 추간판을 완전히 제거하는 수술이 아니고 일종의 수리하는 수술이기 때문이다.

따라서 추간판탈출증에서 수술적 치료의 가치는 미래에 재발 방지가 아니고 현재 발생하고 있는 통증을 줄이는 것뿐이다. 현재 발생되는 통증에 대한 치료는 수술로만 가능한 것이 아니다. 간편한 방법으로 진통제 복용이나 주사 치료를 하여 통증이 완화될 수 있다. 이러한 진통제 복용은 약간의 부작용이 있을 수 있으나 수술의 부작용에 비하면 경미한 수준이다. 의학적으로 추간판절제술 후 추간판탈출이 재발할 가능성은 2~25%로 알려져 있다.

② 수술이 통증 치료에 실패할 가능성이 높다

수술을 통해 완치가 되어 다시는 추간판탈출이 발생하지 않아 여생 동안 요통 또는 방사통 없이 편한 삶을 살 수 있으면 수술적 치료가 가장 먼저 시도되어야 하는 최선의 치료법일 수 있다. 하지만 추간판탈출증은 수술로 완치될 수 있는 것은 아니다. 수술 후 요통이 치료되지 않거나 일시적으로 치료되었다 하더라도 통증 재발 가능성이 많다.

의학적으로 수술 후 통증이 지속되거나 통증이 재발한 경우를 척추수술후증후군(척추수술실패증후군FBSS/Failed Back Surgery Syndrome)이라고 부른다. 수술 후 척추수술후증후군이 발생할 가능성은, 보고자에 따라 차이가 있지만 대부분 20%가 넘는 것으로 보고되고 있다(10%~40%).

추간판탈출증에서 수술적 치료는 재발 발생 없이 그리고 증상을 완전하게 치료할 수 있는 완치 수술이 아니다.

③ 수술은 반복될수록 결과는 나빠진다

통증이 발생할 때마다 수술을 받으면, 수술이 반복되어 결국에는 척추유합-고정술로 발전할 수 있으며 반복된 수술 결과는 대체로 나빠진다. 일반적으로 대부분 외과 질환과 같이 척추 질환도 수술이 반복될수록 수술 결과는 점점 나빠진다. 그러나 첫 수술first operation 은 그 결과가 대부분 좋아 환자의 90% 이상은 증상이 호전된다. 물론 수술은 수술자operator의 지식과 숙련도 및 기술에 따라 수술 결과에 차이가 있으나, 첫 수술은 다소 부족하게 시행된 수술이라 하더라도 결과는 대부분 좋아서 약 90% 이상의 환자가 호전될 수 있는 것이다. 그러나 두 번째 재수술인 경우는 수술의 결과가 급격하게 나빠진다. 재수술도 수술자의 수술 술기surgical skill에 따라 결과가 크게 차이가 나며 수술이 잘 되어도 첫 수술 결과보다 나빠져 약 70~80% 환자만이 증상이 호전된다. 세 번째 재수술의 결과는 더욱 나빠 증상이 호전되어 환자가 만족할 가능성은 불과 50% 전후다.

그러므로 척추 질환은 첫 수술이 가장 중요하다. 완치할 수 있는 기회는 첫 수술의 한 번뿐이다. 또한 수술은 통증이 있을 때마다 반복해서 받을 수 있는 치료법이 아니다. 반복적으로 척추 수술을 하는 경우, 수술 부위에 염증과 유착이 발생하고 신경병증성 통증neuropathic pain 또는 지주막염arachnoiditis이 발생하여 어떠한 치료법으로도 조절이 안 되는 심한 통증으로 고생할 수도 있다. 또 반복 수술은 척추 주변의 인대와 근육을 약화시켜 척추가 약해지고 만성적 요통이 발생할 수 있다. 수술은 딱 한 번 치료될 수 있는 기회이므로 매우 신중하게 받아야 한다.

④ 수술은 아무리 작은 수술이라도 후유증 sequelae과 합병증 complication이 발생할 수 있다

내시경을 이용한 경피적 추간판절제술을 포함한 미세 수술적 추간판절제술 후 합병증 발생율은 10~13%이며, 발생할 수 있는 합병증으로는 다음과 같은 아홉 가지가 있다. 합병증으로는 ⓐ신경근 손상, ⓑ새로운 신경 이상 발생 또는 신경 증상의 악화, ⓒ내과적 합병증(심근경색, 폐색전증, 심부정맥 혈전증, 요로 감염, 급성 신장부전, 급성 폐부전, 호흡 곤란), ⓓ외과적 합병증(수술 부위 오류, 고정기구 파쇄 등), ⓔ경막 열상, 뇌척수액 누출, ⓕ혈종 발생, ⓖ수술 부위 감염, 척추-추간판염, ⓗ불충분한 추간판제거 또는 추간판탈출의 재발, ⓘ재수술 등이 있다. 따라서 아무리 간단하게 보이고 상처가 작은 수술이라도 수술 적응증에 따라 신중하게 수술받아야, 예상치 못하였던 합병증과 후유증을 피할 수 있고, 수술이 반복되는 것을 막을 수 있다.

⑤ 심한 통증이라도 치료하지 않으면 평생 지속되는 것은 아니다

추간판탈출증에 의한 통증은 암 환자가 겪는 암성 통증cancer pain과 다르기 때문에 치료하지 않더라도 통증이 평생 동안 지속되지 않는다. 대부분의 환자들은 추간판탈출증이 발생하여 통증이 심한 초기

에는 마치 당장 치료하지 않으면 더 큰 병으로 발전하여 마비가 되거나 더 심한 상태로 진행되는 게 아닌가 불안해하고 통증이 빨리 가라앉지 않을까 두려워한다.

추간판탈출증에 의한 통증은 양성良性/benign으로 치료하지 않더라도 대부분 스스로 호전된다. 다만 호전되기까지 시간이 걸릴 뿐이다. 시간이 걸려 호전되면 수술하여 증상이 호전되는 것보다 의학적 측면에서 훨씬 유리하다. 추간판탈출증에 의한 통증은 대부분 서서히, 그리고 호전되었다 악화되었다를 반복하면서 좋아지므로 조급하게 마음먹지 말고 느긋이 허리 근력 강화 운동과 스트레칭 운동을 하면서 통증이 호전되기를 기다려야 한다.

⑥ 치료 1년 이후에는 수술한 경우의 치료 결과와 수술하지 않은 경우의 치료 결과가 차이가 없다

수술로 치료한 그룹과 수술하지 않고 치료한 그룹을 비교하여 발표한 연구 논문들이 있다. 이러한 연구 결과 수술 후 초기에는 수술로 치료한 그룹에서 증상 완화가 빨랐으나 1년 내지 4년 경과하면 수술로 치료한 그룹과 수술하지 않고 치료한 그룹 간에 치료 결과의 차이는 없었다.

1983년 척추 의학 학술지 〈스파인Spine〉에 126명의 환자를 대상으로 수술한 환자와 수술하지 않고 보존적 치료를 시행한 환자를 10년 동안 비교한 연구 결과가 발표되었다. 이 연구 결과에 의하면, 치료 후 1년이 경과되었을 때 수술한 환자들의 92%가 증상 호전을 보였고, 수술하지 않고 보존적 치료를 시행한 환자들의 60%가 증상

호전을 보였으며, 4년 이후에서는 수술받은 환자 층에서 약간 더 나은 결과를 보였으나, 통계학적으로 두 그룹 간에 차이는 없었다.

또 2006년 연구 결과에서는 치료 후 2년이 경과하면 수술한 환자 또는 수술하지 않고 보존적 치료를 한 환자 모두 증상이 호전된다는 보고가 있었으며, 2008년 영국의학 학술지에는 조기 수술early surgery 을 받은 환자(141명)에게서 방사통이 빨리 회복되었으나, 1년 경과하면 보존적 치료 받은 환자(142명)의 결과와 비슷하다고 관찰 보고되었다.

(1) 자연치유 기전

탈출된 추간판은 어떻게 자연치유되는가. 추간판이 탈출된 후 탈출된 추간판이 자연히 줄어들어 회복되는 기전은 아직까지 명확하게 알려져 있지 않지만, 의학적 가설들에 의하면 탈출된 추간판이 자연치유된다고 알려져 있다.

① 첫 번째 가설로는 탈출된 추간판이 탈수되어 쪼그라진다는 기전dehydration & shrinkage이 있다. 마치 싱싱한 과일을 오래 두면 수분이 증발하여 쭈글거려지듯이, 탈출된 추간판도 시간 경과에 따라 수분 함량이 줄어들어 그 크기가 작아지게 된다.

② 두 번째 가설로는 탈출된 추간판 주변에 염증반응에 의해 분해 효소가 분비되고, 이 효소에 의해 탈출된 추간판이 분해된다는 기전이 있다.

③ 세 번째 가설로는 포식세포phagocyte에 의해 추간판이 없어진다는 기전이 있다. 우리 몸에는 외부 침입에 대한 방어 기능으로 면역작용immune response이 있다. 즉, 탈출된 추간판도 이러한 면역작용에 의한 방어 기능으로 포식세포가 탈출된 추간판을 잡아먹는다는 가설이 있다.

④ 네 번째 가설로는 공기압空氣壓 또는 유압油壓 실린더hydraulic cylinder와 같이 물리적 또는 기계적 힘으로 추간판 안의 내부압력이 줄어들어 탈출된 추간판이 추간판 사이로 다시 들어간다는 기전이 있다. 그러나 이와 같이 물리적으로 탈출된 추간판이 다시 추간판 사이로 들어간다는 가설은 추간판이 실린더와 같이 외부가 단단한 구조물로 되어 있지 않기 때문에 가능성은 떨어진다.

⑤ 다섯 번째 가설로는 탈출된 추간판 세포가 자연히 세포사멸apoptosis되어 탈출된 추간판이 줄어들거나 없어진다는 기전이 있다.

⑥ 여섯 번째 가설로 영양 공급의 차단으로 탈출된 추간판이 괴사necrosis되어 탈출된 추간판이 줄어들어 자연치유된다는 기전이 알려져 있다.

추간판탈출 중에서 탈출된 추간판의 크기가 크거나 소위 터졌다고 불리는 추간판 파열rupture인 경우 오히려 자연 회복이 잘되는 것으로 알려져 있다. 따라서 디스크가 터져 빨리 수술해야 한다는 일부 주장은 옳지 않으며, 터져 나온 디스크(추간판)는 오히려 잘 흡수되어 자연치유가 잘된다.

그러므로 앞에서 설명한 여러 기전 등으로 시간이 경과하면 탈출된 추간판이 줄어들기 때문에 외과적으로 탈출된 추간판을 제거하지 않아도 대부분의 추간판탈출은 호전될 수 있다.

일반적으로 추간판의 수핵髓核/nucleus pulposus이 탈출된 경우는 잘 흡수되어 그 크기가 자연히 줄어드는 경향이 있으나, 수핵 아니고 섬유륜纖維輪/annulus fibrosus이 탈출되었거나, 연골종판cartilage end plate 또는 윤상 골단apophyseal bone이 탈출된 경우는 시간이 지나도 잘 흡수되지 않는다.

또한 영상학적으로 탈출된 추간판의 크기가 줄어들지 않고, 비슷한 크기의 탈출된 추간판이 관찰되어도 증상이 호전되는 경우를 종종 볼 수 있다. 그 이유는 탈출된 추간판의 크기가 줄어들지 않았더라도 탈출된 추간판의 내부압력이 감소되었기 때문에 증상이 호전되는 것으로 판단된다.

(2) 자연치유를 돕기 위한 생활 습관

추간판탈출증을 치료하지 않는다고 증상이 영구히 지속되는 것은 아니다. 대부분의 추간판탈출증은 좋지 않은 생활 습관과 운동부족으로 발생하기 때문에 잘못된 생활 습관을 바꾸고 지속적으로 유산소 운동과 유연성 운동을 한다면 비교적 빨리 회복할 수 있다.

추간판탈출증의 자연치유를 위해 다음과 같이 의학적 상식과 생활습관을 소개한다.

① 첫째, 추간판탈출증의 증상을 회복하기 위해서는 어느 정도 시간이 필요하다. 자연치유를 위한 첫 번째 처방은 시간이다. 대부분의 추간판탈출증 환자들은 통증 때문에 불편해하지만, 일부 환자들은 통증 자체보다도 조기에 치료하지 않으면 다리가 마비되거나 큰병으로 발전하는 것이 아닐까 하는 불안감이 더 큰 것 같다. 따라서 빨리 치료받고 나으려고 치료를 서두르거나 조바심을 내기도 한다. 그러나 빨리 치료하여 증상이 좋아졌다고 하더라도 증상이 다시 나타나지 않는 것은 아니다. 즉, 한 번의 치료로 완치가 되는 치료법은 없다.

충수염의 경우 맹장을 떼어내는 수술을 받으면 여생 동안 충수염은 다시 발생하지 않는다. 또 위암인 경우 위를 절제하면 평생 위암의 문제는 발생하지 않는다. 그러나 추간판탈출증은 수술적 치료를 한다고 해도 완치되는 것이 아니다. 추간판을 완전히 제거해버리면 추간판탈출증이 다시는 생기지 않겠지만, 추간판을 완전히 제거해버리면 척추뼈와 척추뼈가 맞닿게 되어 더 큰 문제가 발생하고 더욱 심한 통증이 발생한다. 우스갯 소리로 "디스크가 없다면, 통증도 없다No disc, no pain"는 말도 있는데, 추간판이 없다고 요통과 하지 동통이 발생하지 않는 것은 절대 아니다.

자연 회복되는 시간을 기다리지 못해 조기에 수술하는 경우 추간판탈출증이 수술 이후에 다시 재발하지 않고 완치 된다면 조기 수술이 반드시 필요할 수 있겠으나, 어떠한 수술도 수술 이후에 다시 추간판탈출증이 발생하지 않는 완치 수술은 없다. 가장 성공적인 치료라고 하더라도 현재의 통증을 줄일 뿐이지, 앞으로 추간판탈출증이 다시는 발생하지 않게 치료하는 것은 아니다. 그러므로 지금 당장의 통증을 줄이고 증상을 호전시키는 목적으로 치료를 서두를 필요는 없다. 통증을 견디기 힘들다면 자신에게 맞는 적정한 진통제의 도움으로 통증을 충분히 이겨낼 수도 있다.

또 추간판은 허리 부분에만 5개 있고, 하나의 추간판에서도 왼쪽으로 탈출될 수도 있고, 오른쪽, 중앙, 위, 아래 등으로 탈출될 수 있다. 아무리 잘 치료하고 수술해도 추간판탈출증이 다시 재발하지 않는 것은 아니다. 마치 32개 치아 중에서 한 곳의 충치를 완벽하게 잘 치료해도 다른 치아에서 충치는 다시 발생할 수 있는 것처럼 추간판 탈출증은 한 번의 치료로 완치될 수 없고 치료 후 계속해서 관리하는 것이 중요하다.

추간판이 탈출된 경우 호전되는 기전들은 모두 시간이 걸린다. 자연치유를 위해 미세혈관이 탈출된 추간판 사이로 자라서 들어가기 위해서는 시간이 소요된다. 포식세포phagocyte가 탈출된 추간판을 제거하는 식세포작용phagocytosis도 빨리 진행되는 과정이 아니고, 시간이 걸리면서 천천히 진행되는 과정이다. 염증에 의한 부종이 가라앉기 위해서도 시간이 걸리고, 우리 몸 안의 효소에 의해 탈출된 추간판 조각이 분해되는 일도 금방 일어나는 것이 아니고 시간이 걸린다. 또 탈출된 추간판이 자연 세포사멸apoptosis되거나 괴사necrosis가 발생하기 위해서도 시간이 걸린다.

따라서 탈출된 추간판이 없어지거나 줄어들기 위해서는 시간이 소요되므로 시간이 약이란 말이 있듯이 인내심을 갖고 느긋하게 자연 회복되기를 기다리는 것이 중요하다. 특히 치료하지 않고 그냥 내버려두면 마비되거나 더 큰 병으로 발전하는 것이 아닌가 하는 막연한 불안과 두려움 등으로 무서워할 필요가 없다. 추간판탈출증이 큰 병으로 발전하는 경우는 거의 없다. 허리 추간판탈출증에서 최악으로 임상 증상이 나쁜 경우가 대소변 장애 또는 발목 근력 약화 정도다. 물론 생명을 위협하는 일은 절대 없다. 다만 드물게 발생하는 하지의 근력 저하가 진행성으로 점점 나빠지거나 대소변 장애가 발생하는 경우는 시간을 두고 회복되기를 기다리지 말고 조기에 수술해야 하지만 이러한 경우는 그리 흔하지 않다.

추간판탈출증은 의학적으로 악성惡性/malignant이 아닌 양성良性/benign의 성질을 갖는 질환이다. 의학적으로 양성 질환이라 함은, 아무런 치료를 하지 않더라도 예후가 양호한 질환을 말한다. 추간판탈출증은 양성 질환이므로 무엇인가 치료받지 않으면 안 될 것 같은 막연한 조기 치료에 대한 조바심과 통증이 지속된다고 불안해하거나 두려운 마음을 가질 필요가 없다. 오히려 조급한 수술이 건강을 해칠 수 있다. 한 번의 수술도 매우 신중하게 받아야 하고 시술이라고 하는 치료도 수술의 일종이므로 수술받기 전에는 수술의 필요성을 반드시 꼼꼼하게 따져보고 받아야 한다.

② 둘째, 걷기 운동을 규칙적으로 하기를 권고한다. 과거에는 가만히 누워 있는 것을 권하였으나, 장기간 누워 있으면 척추 근육(코어 근육core muscle)이 위축되기 때문에 오히려 척추에 충격이 적은 유산소 운동을 지속하기를 권고한다. 다만 급성 통증이 발생한 직후는 1~2일 안정이 필요하다. 급성 통증이 발생한 경우 일부 환자들은 심한 통증으로 응급실을 내원하기도 하지만, 이러한 급성 통증은 대부분

1~2일 경과되면 급격하게 증상이 줄어든다.

장기간 누워 있으면 운동 부족으로 인해 척추 근육이 위축될 수 있기 때문에 바르게 서서 걷는 운동이 추간판 내부압력을 크게 높이지 않아 증상을 악화시킬 가능성이 적고 척추 근육이 위축되지 않게 도움을 줄 수 있다. 또한 척추 근육 운동을 통해 혈액 순환이 좋아지고 미세혈관이 증식되면서 탈출된 추간판의 분해가 촉진되어 줄어들게 되므로 증상 호전에 효과가 있다.

걷기 운동은 하루 한 시간 정도가 적당하나, 통증 정도나 체력에 따라 운동 시간을 줄여서 걷기 운동을 하여도 무방하다. 10~20분 정도 걸은 후 통증이 있다면 약 5분 정도 쉬었다 다시 걷기 운동을 해도 효과를 얻을 수 있다. 걷는 속도는 빠른 걸음이 좋다. 시속 5km쯤 걸으면 적당하다. 오전과 오후 30~40분씩 걷는 것도 좋다. 그러나 많이 걷는다고 회복이 빠른 것은 아니기 때문에 걷기 운동을 너무 길게 하는 것은 오히려 해로울 수 있다. 걷기 운동 전후에 5~10분 정도 준비 운동과 마감 운동을 하면 더욱 효과적이다.

③ 셋째, 일반인들은 보통 팔 또는 다리 근육 운동을 많이 하는 경향이 있으나 건강한 척추를 유지하기 위해서는 척추를 감싸고 있는 코어 근육을 강화시키고 스트레칭하여 우리 몸의 척추 관절을 튼튼하고 유연하게 해야 한다. 코어 근육 강화 운동 방법은 인터넷 등에 이미 많이 소개되어 있으며 여러가지 변형 운동도 많다.

요통 치료에 도움이 되고, 우리 몸통을 지탱하는 코어 근육 강화core muscle training를 위한 대표적 코어 운동으로는 ⓐ허리 굴곡 근육

을 강화시키는 윌리엄스 굴곡 운동-Williams exercise, ⓑ등근육(기립 근육)
을 강화시키는 맥켄지 신전 운동-Mckenzie exercise, ⓒ브릿지 운동-bridge
exercise, ⓓ플랭크 운동-plank exercise, ⓔ런지 운동-lunge exercise ⓕ버드 독
운동-bird dog exercise, ⓖ슈퍼맨 운동-superman exercise, ⓗ팔 굽혀 펴기 운
동-push-up exercise 등이 있다. 운동 중 부상을 줄이기 위해서는 자신의
체력에 맞게 쉬운 운동부터 시작해야 하며, 천천히 하면서 서서히
운동량을 늘려가는 것이 좋다. 그러나 윗몸 일으키기 운동, 줄넘기
운동은 추간판 내 압력을 상승시켜 추간판탈출증을 악화시킬 수 있
으므로 권하지 않는다.

스트레칭과 코어 근육 강화 운동은 매일 하는 것이 좋으나 처음
시작할 때는 강도를 줄여서 시작해야 부상을 피할 수 있다.

④ 넷째, 반신 목욕은 허리의 혈액 순환을 향상시키고, 코어 근육을
이완시켜 통증을 줄일 수 있다. 일반 가정에 있는 욕조는 깊이가 깊
지 않아 욕조 바닥에 앉는 것이 불편할 수 있다. 일반 공중 목욕탕은
욕조가 크고 앉을 수 있어 허리까지 온수에 담그고 약 10~15분 정
도 있는 반신 목욕을 권장한다. 주의해야 할 점은 땀이 많이 배출되
기 때문에 어지러울 수 있어 수분 보충을 충분히 해야 하며, 매일 반
신 목욕이 힘든 경우는 일주일에 3~4회 하기를 권장한다. 반신 목욕
의 효과로 혈액 순환이 증진되고, 탈출된 추간판 내로 혈관이 발달
하여neovascularization 염증에 의한 부종을 줄이고, 식세포작용-phagocytosis
이 증가하여 증상을 호전시킨다.

⑤ 다섯째, 의자에 앉아도 지속적으로 한 시간 이상 앉는 것은 피해야 한다. 의자에 앉을 때는 등받이에 등을 기대고 앉아야 하며, 등받이에 등을 기대지 않고 앉는 자세는 추간판 내부압력을 높혀 증상이 악화될 수 있으므로 조심해야 한다. 특히 바닥에 양반다리하고 앉는 자세sitting cross legged on the ground는 추간판 내부압력을 많이 높일 수 있어 절대 삼가야 한다. 등받이 의자에 앉더라도 한 시간 이상 지속적으로 앉는 것은 피해야 하고 한 시간 앉았으면 약 5분 정도는 의자에서 일어나 스트레칭 또는 제자리걸음 등으로 장시간 굽어져 있던 허리를 신전시켜야 한다.

의학적으로 자세에 따라 추간판 내부압력을 측정한 연구가 있었다. 바르게 서 있는 자세에서 추간판의 내부압력을 기준(100%)으로 하였을 때, 바르게 누워 있는 자세에서 추간판의 내부압력(25%)은 75% 감소되고, 옆으로 누워 있는 자세에서는 추간판 내부압력(75%)은 25%로 감소된다. 그리고 등받이 있는 의자에 등을 대고 앉아 있는 자세의 추간판 내부압력(140%)은 40% 상승하고, 의자에 앉아 앞으로 허리를 숙인 자세의 추간판 내부압력(185%)은 85% 증가하며, 의자에 앉아 물건을 들어 올리는 자세의 추간판 내부압력(275%)은 약 3배 가까이 증가한다. 또 서 있는 자세에서 허리를 앞으로 굽히면 추간판 내부압력(150%)이 50% 상승하며, 서 있는 자세에서 물건을 들어 올리는 자세의 추간판 내부압력(220%)은 2배 이상 상승한다.

동양권에서 많이 앉는 자세인 바닥에 양반다리하고 앉기sitting cross legged on the ground 자세의 추간판 내부압력을 측정한 연구는 없었으나, 가장 높은 압력일 것으로 판단된다. 이러한 추간판 내부의 압력은 추간판이 건강한 상태일 때는 문제가 발생하지 않지만, 퇴행성 변화가 발생한 상태에서는 추간판 내부압력이 상승하면 추간판이 탈출될 가능성이 높다.

⑥ 여섯째, 적정한 체중을 유지하는 것이 증상을 완화시키고, 증상이 재발되는 것을 줄일 수 있다. 체중이 증가할수록 요통 발생률이 높다는 의학적 근거는 아직까지 명확하게 입증되지 않았으나, 대체로 많은 의학자들이 체중이 증가할수록 요통 발생률이 높다는 것에 동의하고 있다. 체중이 증가하면 추간판 내부압력은 높아져 요통 발생이 증가하고, 체중이 증가된 원인이 대체로 운동 부족이기 때문에 운동 부족에 의해 요통이 발생하기도 한다. 고도비만(신체질량지수인 BMI Body Mass Index 36 이상)인 경우 요통 발생이 4배 이상 증가한다는 보고가 있으며, 요통이 발생된 경우 평소 체중에서 약 4~5kg을 감량하면 증상 호전에 도움이 된다는 보고도 있다. 또 지방 조직에서 아디포카인adipokines이라는 염증 전구 물질을 다량 분비하여 요통이 발생한다는 주장도 있다.

일반적으로 추간판탈출증이 발생하면 통증으로 인한 운동 부족으로 오히려 체중이 증가되고, 체중이 증가되어 통증이 더 심해지면 운동을 못하는 악순환이 발생한다. 이러한 악순환의 고리를 끊기 위해서는 약간의 통증을 감수하고 운동을 조금씩이라도 지속적으로 하는 것이 좋다.

⑦ 일곱째, 추간판탈출증 치료와 예방을 위해서는 반드시 금연을 해

야 한다. 흡연은 추간판 주변의 혈액 순환을 저하시켜 추간판을 영양실조malnutrition 상태로 만들어, 추간판 퇴행성 변화의 원인이 된다. 그리고 흡연은 추간판에서 염증 사이토카인의 생성과 분비를 증가시키며, 추간판의 상처 치유과정healing process을 방해한다. 방사통이 있는 흡연자는 비흡연자보다 상처 치유가 더디고, 회복도 늦으며, 비흡연자에 비해 흡연자는 추간판탈출증의 재발률도 높다. 과거 흡연자past smokers는 전혀 흡연하지 않았던 사람never smokers보다 방사통의 발생 위험성이 약간 높으나, 금연은 방사통 발생의 위험성을 어느 정도 줄이는 것으로 알려져 있다. 쥐를 이용한 동물 실험에서 흡연을 중단하면 추간판 퇴행성 변화의 진행이 멈추고, 부분적으로 추간판의 퇴행성 변화를 회복시키는 것으로 밝혀졌다.

흡연은 호흡기 질환과 암 발생 가능성도 증가시키지만, 근골격계 질환 발생도 증가시키고 퇴행성추간판, 또는 상처 회복도 방해하는 것으로 알려져 있어 추간판탈출증 환자는 반드시 금연을 해야 한다.

⑧ 여덟째, 허리를 숙이고 장시간 일하는 것을 삼가야 한다. 서 있거나 앉아 있을 때 허리를 앞으로 숙이면 추간판 내부압력이 증가되어 추간판탈출증 증상을 악화시킬 수 있다. 바닥에 있는 물건을 잡기 위해서는 무릎을 펴고 허리를 숙이는 것보다, 허리를 펴고 무릎을 굽혀 바닥에 있는 물건을 잡아야 한다.

우리나라 농촌 생활은 대부분 허리를 숙여 하는 일이 많다. 나이가 젊었을 때는 추간판의 퇴행성 변화가 심하지 않아 장시간 허리 숙여 일을 해도 잘 견딜 수 있지만 나이가 들어 추간판의 퇴행성 변화가 진행되면 추간판이 외상에 약하게 된다. 약한 힘에도 추간판이 찢어지고 추간판이 탈출되어 심한 통증이 발생하거나 기왕의 통증이 악화될 수 있으므로 나이가 들수록 허리를 숙여 일하는 시간을 줄여야 한다.

⑨ 아홉째, 무거운 물건을 한 번에 드는 것을 삼가야 한다. 특히 안전한 자세에서 물건을 드는 행동은 덜 위험할 수도 있지만 몸을 회전하여 비튼 자세에서 허리를 숙여 물건을 드는 행동은 조심해야 한다. 그리고 양손에 나누어 비슷한 무게로 들어야 하고 가능하다면 바퀴가 있는 기구를 이용하여 물건을 이동하는 것이 안전하다.

⑩ 열째, 재채기같이 복압이 상승하는 행동을 갑자기 하였을 때 추간판탈출이 자주 발생하므로 지나치게 복압이 상승되지 않게 조심해야 한다. 필자도 가끔 재채기를 심하게 한 후 추간판탈출증이 발생하여 내원하는 환자를 종종 경험할 수 있었다.

* 추간판탈출이 자연흡수되어 호전된 사례(그림 29∼68)

그림 29   제4-5요추 간 추간판탈출이 1개월 5일 만에 현저히 줄어들었다

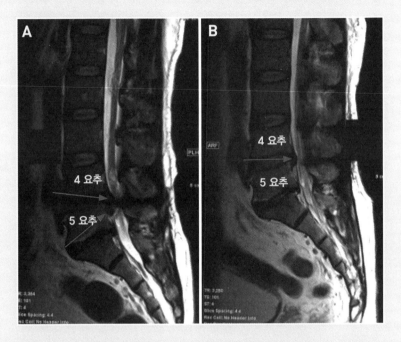

53세 남자의 제4-5요추 간 추간판탈출의 1개월 5일 전후 자기공명영상으로, 사진 A(MRI 시상면 영상)에서 제4-5요추 간 추간판이 탈출되어 하방으로 이동한 것이 관찰된다(사진 A 화살표). 사진 B(MRI 시상면 영상)는 1개월 5일 경과 후 자기공명영상으로 이전에 관찰되었던 추간판탈출이 흡수되어 추간판탈출이 현저하게 줄어든 것이 관찰된다(사진 B 화살표).

그림 30 제3-4요추 간 추간판탈출이 1개월 10일 만에 완전히 자연흡수되었다

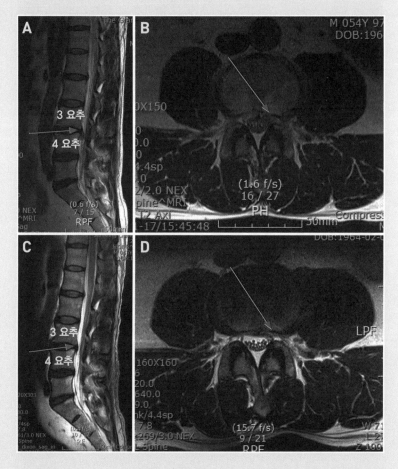

54세 남자의 제3-4요추 간 추간판탈출의 1개월 10일 전후 자기공명영상으로, 사진 A(MRI 시상면)와 B(MRI 횡단면)에서 제3-4요추 간 추간판이 좌측으로 탈출하여 하방으로 이동된 것이 관찰된다(사진 A, B 화살표). 사진 C와 D는 1개월 10일 후 다시 검사한 자기공명영상으로 이전에 하방으로 탈출되었던 추간판이 완전히 흡수되어 관찰되지 않는다.

그림 31　　제5요추-1천추 간 추간판탈출이 3개월 만에 부분적으로 줄어들었다

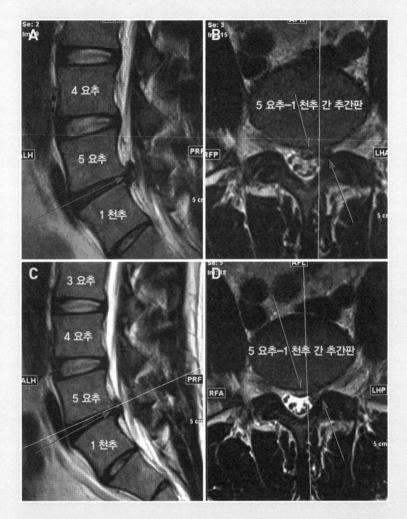

28세 남자의 제5요추-1천추 간 추간판탈출의 3개월 전후 자기공명영상으로, 사진 A(MRI 시상면 영상)와 B(제5요추-1천추 간 추간판 부위에서 MRI 횡단면 영상)에서 제5요추-1천추 간 추간판탈출이 관찰된다(사진 A, B 화살표). 사진 C와 D는 3개월 경과 후 다시 검사한 자기공명영상으로 제5요추-1천추 간 추간판탈출이 많이 줄어든 것을 관찰할 수 있다(사진 C, D 화살표).

그림 32   제4-5요추 간 추간판탈출이 4개월 만에 현저히 줄어들었다

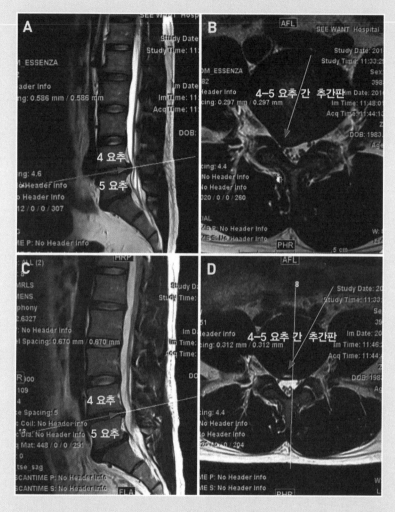

33세 남자의 제4-5요추 간 추간판탈출의 4개월 전후 자기공명영상으로, 사진 A(MRI 시상면 영상)와 B(제4-5요추 간 추간판 부위에서 MRI 횡단면 영상)에서 제4-5요추 간 추간판이 후방으로 탈출된 것이 관찰된다(사진 A, B 화살표). 사진 C와 D는 약 4개월 경과 후 자기공명영상으로 추간판탈출이 현저하게 줄어든 것이 관찰된다(사진 C, D 화살표).

그림 33   제4-5요추 간 추간판탈출이 5개월 만에 현저하게 줄어들었다

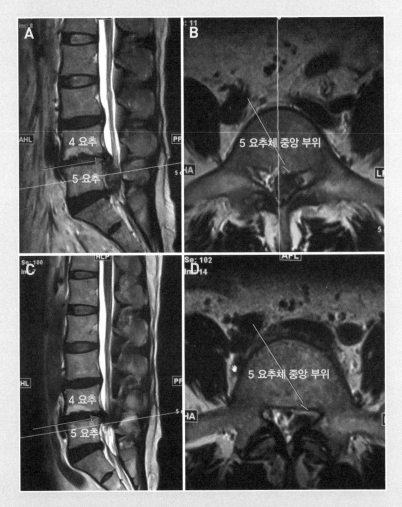

58세 남자의 제4-5요추 간 추간판탈출의 5개월 전후 자기공명영상으로, 사진 A(MRI 시상면 영상)와 B(제5요추체 중앙 부위에서 MRI 횡단면 영상)에서 제4-5요추 간 추간판이 탈출되어 제5요추체 하부까지 좌측 하방으로 이동한 소견이 관찰된다(사진 A, B 화살표). 사진 C, D에서는 5개월 경과 후 자기공명영상으로 크게 탈출되었던 추간판탈출이 현저하게 줄어든 소견이 관찰된다(사진 C, D 화살표).

그림 34 제4-5요추 간 추간판탈출이 5개월 경과 후 탈출된 추간판의 크기는 변함없으나 내부압력이 저하되어 증상이 호전되었다

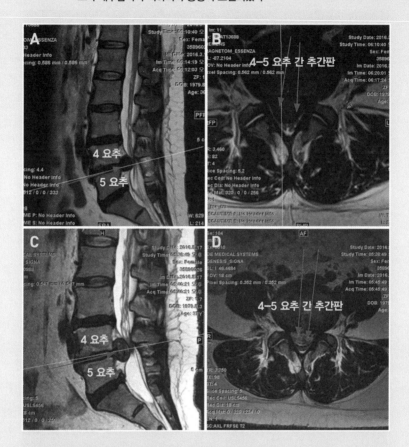

37세 여자의 제4-5요추 간 추간판탈출의 5개월 전후 자기공명영상으로, 사진 A(MRI 시상면 영상)와 B(제4-5요추 간 추간판 부위에서 MRI 횡단면 영상)에서 제4-5요추 간의 심한 추간판탈출이 관찰된다(사진 A, B 화살표). 사진 C와 D는 5개월 경과 후 다시 검사한 자기공명영상으로 5개월 전에 보이던 제4-5요추 간의 심한 추간판탈출의 크기는 줄어들지 않았으나 자기공명영상의 신호강도intensity가 검은색에서 회색으로 변화된 것이 관찰된다(사진 C, D 화살표). 탈출된 추간판이 자연흡수되면서 탈출된 추간판의 내부압력이 감소되어 증상이 호전된 것으로 판단된다.

그림 35   제5요추–1천추 간 추간판탈출이 6개월 만에 부분적으로 줄어들었다

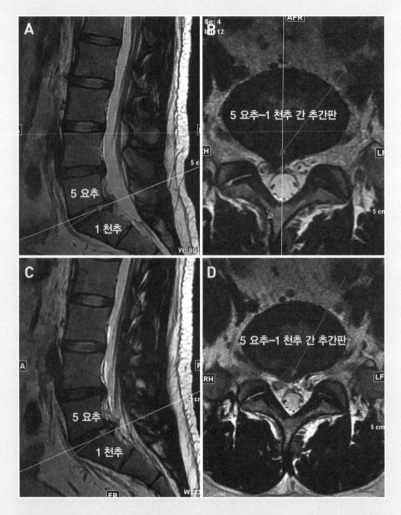

23세 남자의 제5요추–1천추 간 추간판탈출의 6개월 전후 자기공명영상으로, 사진 A(MRI 시상면 영상)와 B(제5요추–1천추 간 추간판 부위에서 MRI 횡단면 영상)에서 제5요추–1천추 간 추간판이 중앙에서 우측 후방으로 탈출된 것이 관찰된다(사진 A, B 화살표). 사진 C와 D는 6개월 경과 후 다시 검사한 자기공명영상이며 제5요추–1천추 간 추간판탈출의 크기가 부분적으로 줄어든 것이 관찰된다(사진 C, D 화살표). 탈출된 추간판의 크기가 조금만 줄어도 증상이 호전된다.

그림 36　제4-5요추 간 추간판탈출이 6개월 후 부분적으로 줄어들었다

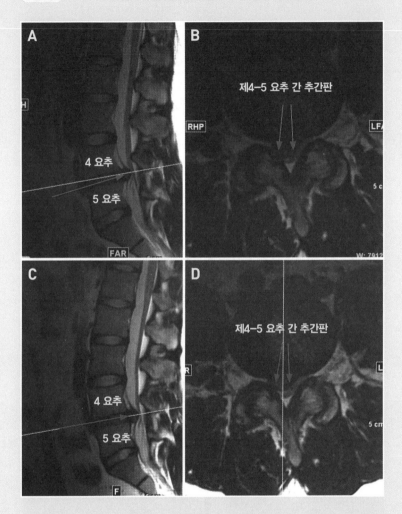

26세 남자의 제4-5요추 간 추간판탈출의 6개월 전후 자기공명영상으로, 사진 A(MRI 시상면 영상)와 B(제4-5요추 간 추간판 부위에서 MRI 횡단면 영상)에서 제4-5요추 간 추간판이 심하게 후방으로 탈출된 것이 관찰된다(사진 A, B 화살표). 사진 C와 D는 6개월 경과 후 다시 검사한 자기공명영상이며 제4-5요추 간의 탈출된 추간판의 크기가 부분적으로 줄어들었고 탈출된 추간판의 자기공명영상의 신호강도intensity가 검은색에서 회색으로 변화된 것이 관찰된다(사진 C, D 화살표). 탈출된 추간판이 부분적으로 자연흡수되면서 탈출된 추간판의 내부압력이 감소되어 증상이 호전된 것으로 판단된다.

그림 37   제5요추-1천추 간 추간판탈출이 7개월 지나 거의 대부분 자연흡수되었다

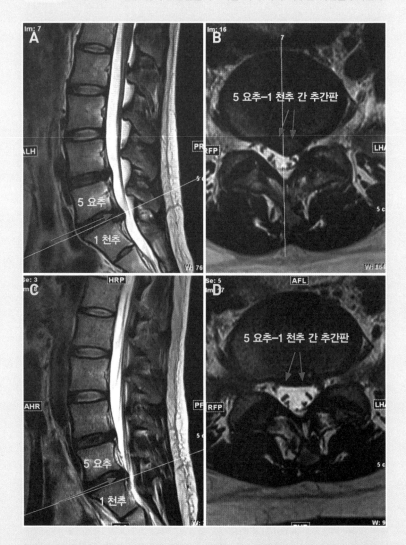

25세 여자의 제5요추-1천추 간 추간판탈출의 7개월 전후 자기공명영상으로, 사진 A(MRI 시상면 영상)
와 B(제5요추-1천추 간 추간판 부위에서 MRI 횡단면 영상)에서 제5요추-1천추 간 추간판이 좌측 후방
으로 탈출된 것이 관찰된다(사진 A, B 화살표). 사진 C와 D는 7개월 경과 후 다시 검사한 자기공명영상
으로 제5요추-1천추 간 추간판탈출이 거의 흡수된 것이 관찰된다(사진 C, D 화살표).

그림 38 제5요추–1천추 간 추간판탈출이 7개월 지나 완전히 자연흡수되어 회복되었다

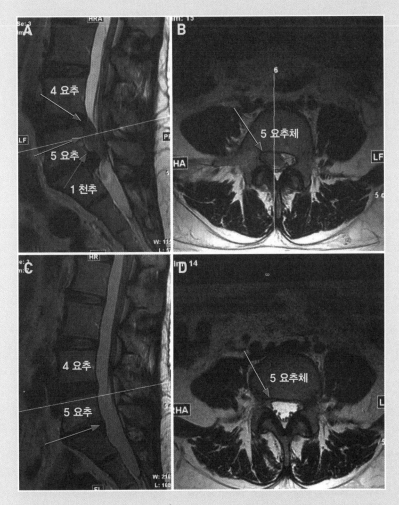

34세 여자의 제5요추–1천추 간 추간판탈출의 7개월 전후 자기공명영상으로, 사진 A(MRI 시상면 영상)와 B(5요추체 중앙 부위에서 MRI 횡단면 영상)에서 제5요추–1천추 간 추간판이 탈출되어 제5요추체 상부까지 상방으로 이동하여 신경관을 압박하는 소견이 관찰된다(사진 A, B 화살표). 사진 C와 D는 7개월 경과 후 다시 검사한 자기공명영상으로 탈출되어 상방으로 이동되었던 추간판이 완전히 자연흡수되어 사라진 소견이 관찰되고, 제5요추–1천추 간에서 후방으로 탈출된 추간판도 흡수되어 탈출되기 이전의 상태로 회복된 소견이 관찰된다(사진 C, D 화살표).

그림 39 제4-5요추 간 추간판탈출이 7개월 후 자연흡수되어 회복되었다

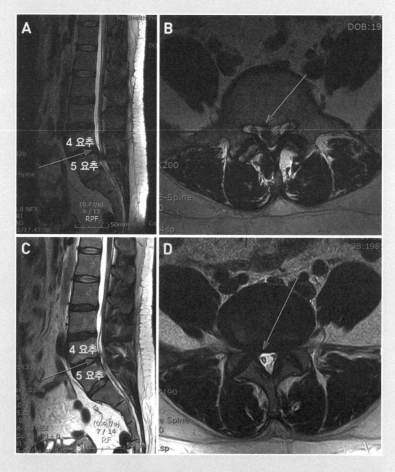

33세 여자의 제4-5요추 간 추간판탈출의 7개월 전후 자기공명영상으로, 사진 A(MRI 시상면 영상)와 사진 B(MRI 횡단면 영상)에서 제4-5요추 간 추간판이 우측으로 탈출하여 하방으로 이동된 것이 관찰된다 (사진 A, B 화살표). 사진 C와 D는 7개월 후 다시 검사한 자기공명영상으로 이전에 하방으로 탈출되었던 추간판이 흡수되어 관찰되지 않는다.

그림 40   제4-5요추 간 추간판탈출이 8개월 지나 자연흡수되어 호전되었다

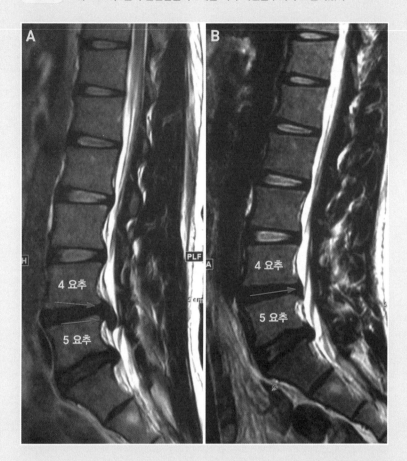

32세 남자의 제4-5요추 간 추간판탈출의 8개월 전후 자기공명영상으로, 사진 A(MRI 시상면 영상)에서 제4-5요추 간 추간판이 후방으로 탈출되어 제5요추체까지 하방으로 이동하여 신경관을 압박하고 있는 소견이 관찰된다(사진 A 화살표). 사진 B(MRI 시상면 영상)는 8개월 경과 후 다시 검사한 자기공명영상으로, 이전에 관찰되었던 추간판탈출이 자연흡수되어 호전된 소견이 관찰된다(사진 B 화살표).

그림 41   제4-5요추 간 추간판탈출이 8개월 지나 자연흡수되어 회복되었다

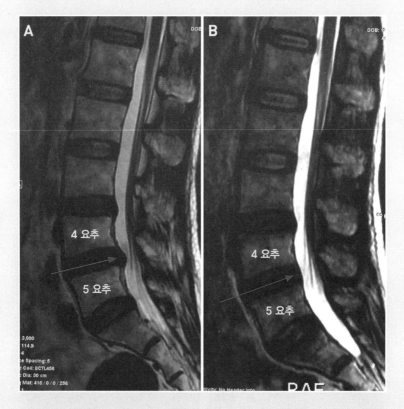

57세 여자의 제4-5요추 간 추간판탈출의 8개월 전후 자기공명영상으로, 사진 A(MRI 시상면 영상)에서 제4-5요추 간 추간판이 후방으로 탈출된 것이 관찰된다(사진 A 화살표). 사진 B(MRI 시상면 영상)는 8개월 경과되어 다시 검사한 자기공명영상으로 제4-5요추 간 추간판탈출이 자연흡수되어 회복되었다 (사진 B 화살표).

그림 42

제5요추-1천추 간 추간판탈출이 9개월 후 부분적으로 자연흡수되어 현저히
줄어들었다

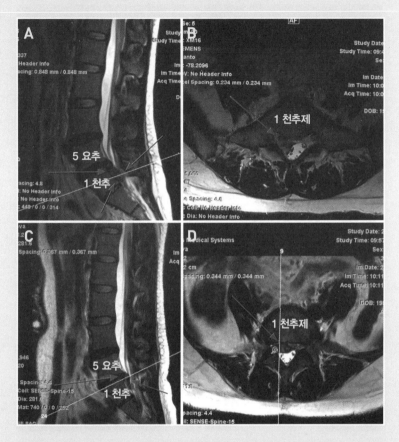

30세 여자의 제5요추-제1천추 간 추간판탈출의 9개월 전후 자기공명영상으로, 사진 A(MRI 시상면 영
상)와 B(제1천추체 중앙 부위에서 MRI 횡단면 영상)에서 제5요추-1천추 간 추간판이 탈출되어 하방으로
제1천추체까지 이동되어 신경관을 압박하고 있는 소견이 관찰된다(사진 A, B 화살표). 사진 C와 D는
9개월 경과 후 다시 검사한 자기공명영상으로 탈출된 추간판이 부분적으로 자연흡수되어 현저하게 줄
어든 것이 관찰된다(사진 C, D 화살표).

그림 43   제4-5요추 간 추간판탈출이 9개월 지나 완전히 자연흡수되었다

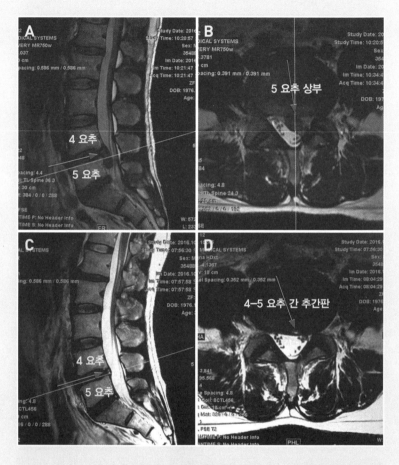

40세 남자의 제4-5요추 간 추간판탈출의 9개월 전후 자기공명영상으로, 사진 A(MRI 시상면 영상)와 B(제5요추체 상부에서 MRI 횡단면 영상)에서 제4-5요추 간 추간판이 후방으로 탈출되어 제5요추체까지 하방으로 이동되어 신경관을 압박하고 있는 소견이 관찰된다(사진 A, B 화살표). 사진 C와 D는 9개월 경과 후 다시 검사한 자기공명영상으로 9개월 전에 관찰되었던 제4-5요추 간 추간판탈출이 거의 완전히 자연흡수되어 사라진 소견이 관찰된다(사진 C, D 화살표).

그림 44 제5요추-1천추 간 추간판탈출이 9개월 경과 후 거의 대부분 자연흡수되었다

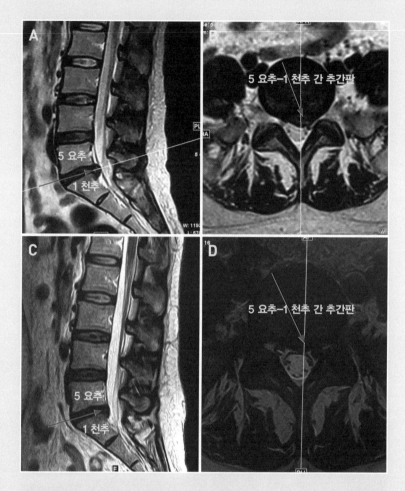

42세 여자의 제5요추-1천추 간 추간판탈출의 9개월 전후 자기공명영상으로, 사진 A(MRI 시상면 영상)와 B(제5요추-1천추 간 추간판 부위에서 MRI 횡단면)에서 제5요추-1천추 간 추간판이 좌측 후방으로 탈출된 소견이 관찰된다(사진 A, B 화살표). 사진 C(MRI 시상면 영상)와 D(제5요추-1천추 간 추간판 위치에서 MRI 횡단면)는 9개월 경과 후 자기공명영상으로 제5요추-1천추 간 추간판탈출이 자연흡수되어 회복된 소견이 관찰된다(사진 C, D 화살표).

그림 45   제4-5요추 간 추간판탈출이 9개월 후 완전히 자연흡수되었다

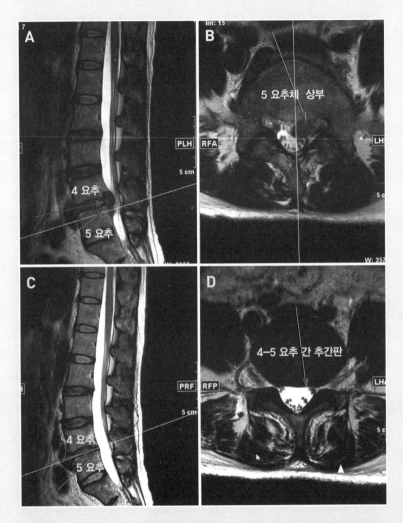

46세 여자의 제4-5요추 간 추간판탈출의 9개월 전후 자기공명영상으로, 사진 A(MRI 시상면 영상)와 B(제5요추체 상부에서 MRI 횡단면 영상)에서 제4-5요추 간 추간판이 후방으로 탈출되어 제5요추체까지 좌측 하방으로 이동된 것이 관찰된다(사진 A, B 화살표). 사진 C와 D는 9개월 경과 후 다시 검사한 자기공명영상으로 9개월 전에 탈출되었던 추간판이 거의 완전히 자연흡수되어 사라진 것이 관찰된다 (사진 C, D 화살표).

그림 46 제4-5요추 간 추간판탈출이 9개월 경과 후 완전히 자연흡수되어 회복되었다

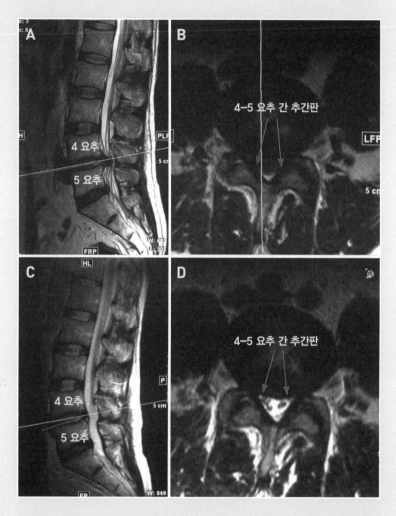

46세 남자의 제4-5요추 간 추간판탈출의 9개월 전후 자기공명영상으로, 사진 A(MRI 시상면 영상)와 B(제4-5요추 간 추간판 부위에서 MRI 횡단면 영상)에서 제4-5요추 간 추간판이 심하게 후방으로 탈출된 것이 관찰된다(사진 A, B 화살표). 사진 C(MRI 시상면 영상)와 D(제4-5요추 간 추간판 부위에서 MRI 횡단면 영상)는 9개월 경과 후 다시 검사한 자기공명영상으로 제4-5추간판 추간판탈출이 완전히 자연흡수되어 없어진 소견이 관찰된다(사진 C, D 화살표).

그림 47
제5요추-1천추 간 추간판탈출이 10개월 경과 후 완전히 자연흡수되어 회복되었다

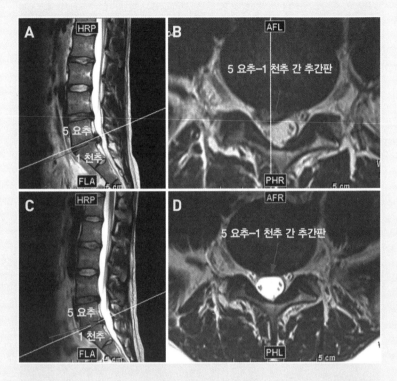

21세 남자의 제5요추-1천추 간 추간판탈출의 10개월 전후 자기공명영상으로, 사진 A(MRI 시상면 영상)와 B(제5요추-1천추 간 추간판 위치에서 MRI 횡단면 영상)에서 제5요추-1천추 간 추간판이 우측 후방으로 탈출된 것이 관찰된다(사진 A, B 화살표). 사진 C(MRI 시상면 영상)와 D(제5요추-1천추 간 추간판 위치에서 MRI 횡단면 영상)는 10개월 경과 후 자기공명영상으로 이전에 탈출되었던 추간판이 완전히 자연흡수되어 회복되었다(사진 C, D 화살표).

그림 48　제5요추–1천추 간 추간판탈출이 10개월 경과 후 자연흡수되어 회복되었다

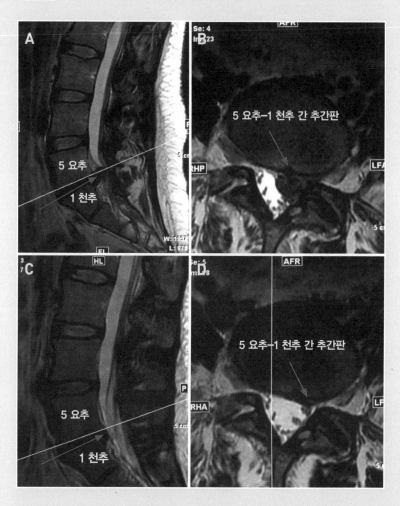

25세 남자의 제5요추–1천추 간 추간판탈출의 10개월 전후 자기공명영상으로, 사진 A(MRI 시상면 영상)와 B(제5요추–1천추 간 추간판 부위에서 MRI 횡단면 영상)에서 제5요추 간–1천추 간 추간판이 좌측 후방으로 탈출된 것이 관찰된다(사진 A, B 화살표). 사진 C와 D는 10개월 경과 후 다시 검사한 자기공명영상으로 이전에 보였던 제5요추–1천추 간 추간판탈출이 완전히 자연흡수되어 회복되었다(사진 C, D의 화살표).

그림 49   제5요추-1천추 간 추간판탈출이 10개월 경과 후 부분적으로 자연흡수되어
현저하게 줄었다

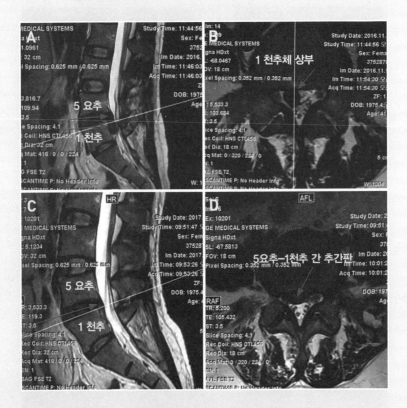

41세 여자의 제5요추-1천추 간 추간판탈출의 10개월 전후 자기공명영상으로, 사진 A(MRI 시상면 영상)
와 B(제5요추-1천추 간 추간판 위치에서 MRI 횡단면 영상)에서 제5요추-1천추 간 추간판이 후방으로
탈출되어 제1천추체 중앙까지 하방으로 이동하여 신경관을 압박하는 소견이 관찰된다(사진 A, B 화살
표). 사진 C와 D는 10개월 경과 후 다시 검사한 자기공명영상으로 하방으로 탈출되었던 추간판은 대부
분 자연흡수되었고 약간의 추간판탈출만 관찰된다(사진 C, D 화살표).

그림 50   제3-4요추 간 추간판탈출이 10개월 경과 후 완전히 자연흡수되었다

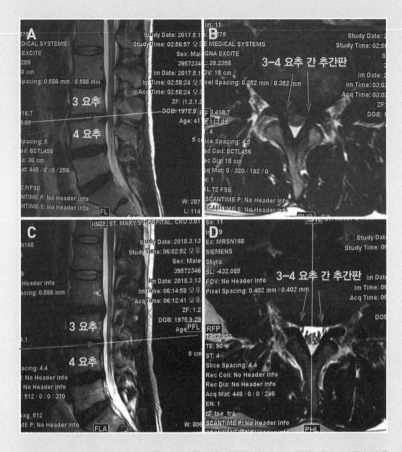

42세 남자의 제3-4요추 간 추간판탈출의 10개월 전후 자기공명영상으로, 사진 A(MRI 시상면 영상)
와 B(제3-4요추 간 추간판 부위에서 MRI 횡단면 영상)에서 제3-4요추 간 추간판이 후방으로 탈출된
것이 관찰된다(사진 A, B 화살표). 사진 C와 D는 10개월 경과 후 자기공명영상으로 이전에 관찰되던
제3-4요추 간의 탈출된 추간판이 완전히 자연흡수되어 추간판탈출이 관찰되지 않는다(사진 C, D 화
살표).

그림 51   제5요추-1천추 간 추간판탈출이 11개월 경과 후 대부분 자연흡수되었다

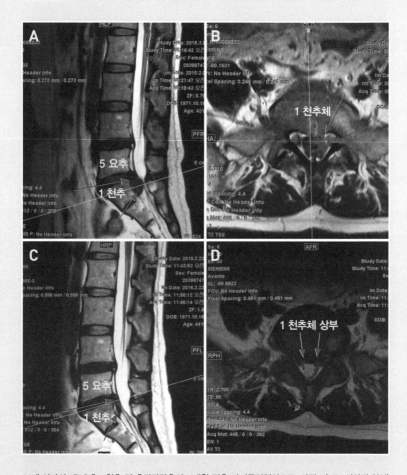

44세 여자의 제5요추-1천추 간 추간판탈출의 11개월 전후 자기공명영상으로, 사진 A(MRI 시상면 영상)
와 B(제1천추체 중앙 부위에서 MRI 횡단면 영상)에서 제5요추-1천추 간 추간판이 후방으로 탈출되어
제1천추체까지 하방으로 이동된 것이 관찰된다(사진 A, B 화살표). 사진 C(MRI 시상면 영상)와 D(제1천
추체 상부에서 MRI 횡단면 영상)는 11개월 경과 후 자기공명영상으로 탈출된 추간판이 대부분 자연흡수
되어 부분적으로 남아 있는 추간판탈출이 관찰된다(사진 C, D 화살표).

그림 52 제4–5요추 간 추간판탈출이 11개월 경과 후 완전히 자연흡수되었다

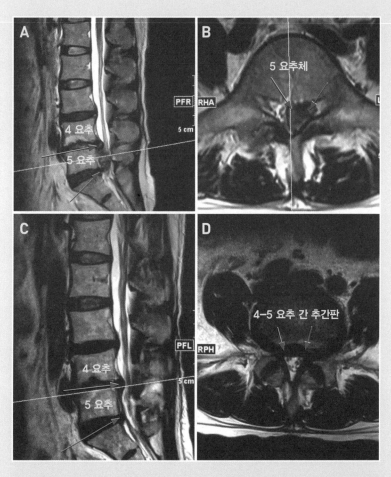

58세 여자의 제4–5요추 간 추간판탈출의 11개월 전후 자기공명영상으로, 사진 A(MRI 시상면 영상)와 B(제5요추체 중앙 부위에서 MRI 횡단면 영상)에서 제4–5요추 간 추간판이 심하게 탈출되어 제5요추체까지 하방으로 이동된 것이 관찰된다(사진 A, B 화살표). 사진 C(MRI 시상면 영상)와 D(제4–5요추 간 추간판 위치에서 MRI 횡단면 영상)는 11개월 경과 후 다시 검사한 자기공명영상으로 이전에 관찰되었던 추간판탈출은 완전히 자연흡수되어 회복되었고 제4–5요추 간 추간판팽윤은 지속적으로 관찰된다(사진 C, D 화살표).

그림 53	제5요추-1천추 간 추간판탈출이 1년 경과 후 완전히 자연흡수되어 회복되었다

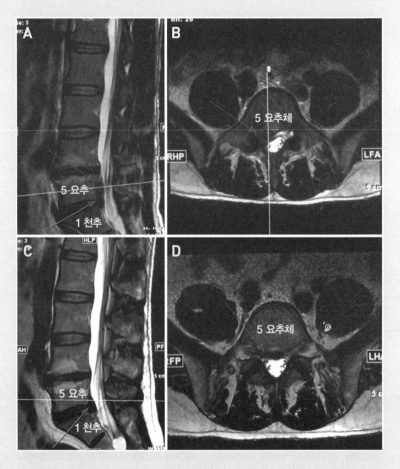

43세 남자의 제5요추-1천추 간 추간판탈출의 1년 전후 자기공명영상으로, 사진 A(MRI 시상면 영상)와 B(제5요추체 부위의 MRI 횡단면 영상)에서 제5요추-1천추 간 추간판이 후방으로 탈출되어 제5요추체까지 상방으로 이동하여 신경관을 압박하는 것이 관찰된다 (사진 A, B 화살표). 사진 C(MRI 시상면 영상)와 D(제5요추체 부위의 MRI 횡단면 영상)는 1년 경과 후 다시 검사한 자기공명영상으로 탈출되어 상방으로 이동되었던 추간판은 완전히 자연흡수되어 추간판탈출이 관찰되지 않고 회복되었다(사진 C, D 화살표).

그림 54 제4-5요추 간 추간판탈출이 1년 경과 후 완전히 자연흡수되었다

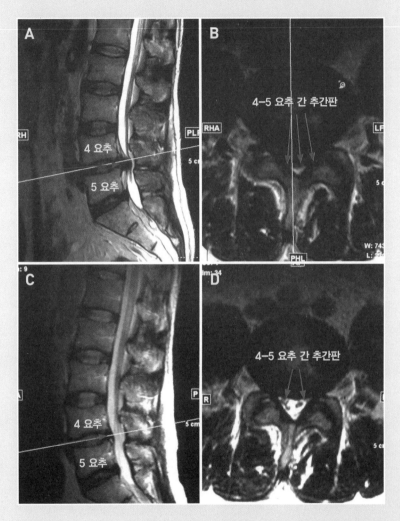

46세 남자의 제4-5요추 간 추간판탈출의 1년 전후 자기공명영상으로, 사진 A(MRI 시상면 영상)와 B(제4-5요추 간 추간판 위치에서 MRI 횡단면 영상)에서 제4-5요추 간 추간판이 심하게 후방으로 탈출되어 신경관을 압박하여 신경관이 잘 관찰되지 않는다(사진 A, B 화살표). 사진 C와 D는 1년 경과하여 다시 검사한 자기공명영상으로 탈출되었던 추간판이 완전히 자연흡수되어 추간판탈출이 관찰되지 않는다(사진 C, D 화살표).

그림 55 제5요추-1천추 간 추간판탈출이 1년 경과 후 부분적으로 자연흡수되었다

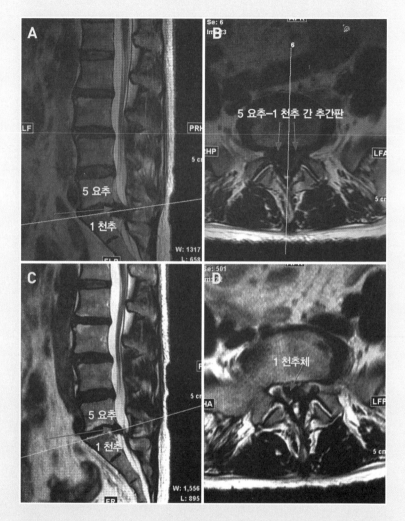

57세 여자의 제5요추-1천추 간 추간판탈출의 1년 전후 자기공명영상으로, 사진 A(MRI 시상면 영상)와 B(제5요추-1천추 간 추간판 위치에서 MRI 횡단면 영상)에서 제5요추-1천추 간 추간판이 심하게 후방으로 탈출되어 신경관을 압박하고 있다(사진 A, B 화살표). 사진 C와 D는 1년 경과 후 다시 검사한 자기공명영상으로 탈출된 추간판이 부분적으로 자연흡수되어 추간판탈출이 줄어든 것이 관찰된다(사진 C, D 화살표).

그림 56　제5요추-1천추 간 추간판탈출이 1년 경과 후 자연흡수되었다

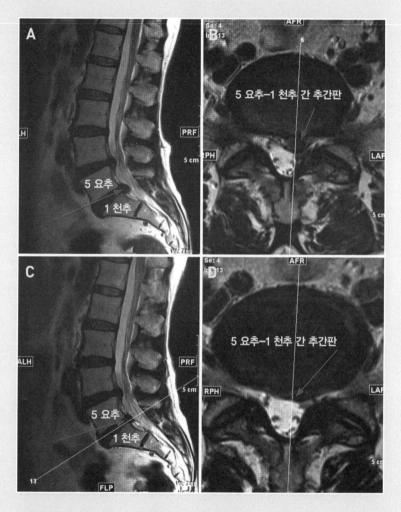

69세 여자의 제5요추-1천추 간 추간판탈출의 1년 전후 자기공명영상으로, 사진 A(MRI 시상면 영상)와 B(제5요추-1천추 간 추간판 위치에서 MRI 횡단면 영상)에서 제5요추-1천추 간 추간판이 좌측 후방으로 탈출된 것이 관찰된다(사진 A, B 화살표). 사진 C(MRI 시상면 영상)와 D(제5요추-1천추 간 추간판 위치에서 MRI 횡단면 영상)는 1년 경과 후 다시 검사한 자기공명영상으로 탈출된 추간판이 대부분 자연흡수되어 추간판탈출증이 줄어든 것이 관찰된다(사진 C, D 화살표).

그림 57 제4-5요추 간 추간판탈출이 1년 5개월 경과 후 악화되었다가 다시 1년 지나 완전히 자연흡수되어 회복되었다

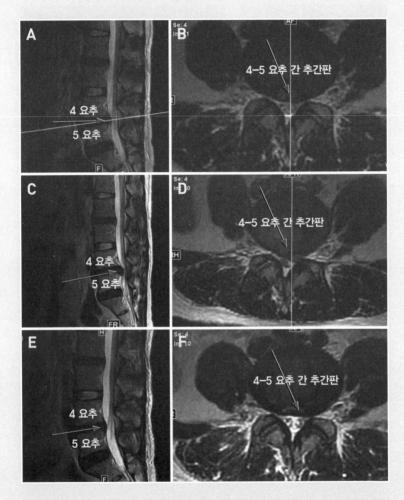

36세 여자의 제4-5요추 간 추간판탈출의 1년 5개월과 1년 전후 자기공명영상으로, 사진 A(MRI 시상면 영상)와 B(제4-5요추 간 추간판 위치에서 MRI 횡단면 영상)에서 제4-5요추 간 추간판탈출이 경미하게 관찰된다(사진 A, B 화살표). 사진 C와 D는 1년 5개월 경과 후 제4-5요추 간 추간판탈출이 심해진 것이 관찰된다(사진 C, D 화살표). 사진 E와 F는 다시 1년 경과 후 제4-5요추 간 추간판탈출이 완전히 자연 흡수되어 추간판탈출이 관찰되지 않고 회복되었다(사진 E, F 화살표).

그림 58 제3-4요추 간 추간판탈출이 1년 6개월 경과 후 완전히 자연흡수되어
회복되었다

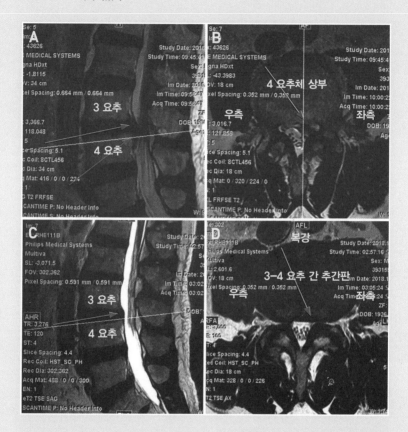

80세 남자의 제3-4요추 간 추간판탈출의 1년 6개월 전후 자기공명영상으로, 사진 A(MRI 시상면 영상)
와 B(제4요추체 상부 위치에서 MRI 횡단면 영상)에서 제3-4요추 간 추간판이 후방으로 탈출되어 제4요
추체까지 좌측 하방으로 이동된 것이 관찰된다(사진 A, B 화살표). 사진 C(MRI 시상면 영상)와 D(제
3-4요추 간 추간판 위치에서 MRI 횡단면 영상)는 1년 6개월 후 다시 검사한 자기공명영상으로서 이전
에 관찰되던 제3-4요추 간 추간판탈출이 완전히 자연흡수되어 회복되었다(사진 C, D 화살표).

그림 59 제4–5요추 간 추간판탈출이 1년 10개월 경과 후 완전히 자연흡수되어 회복되었다

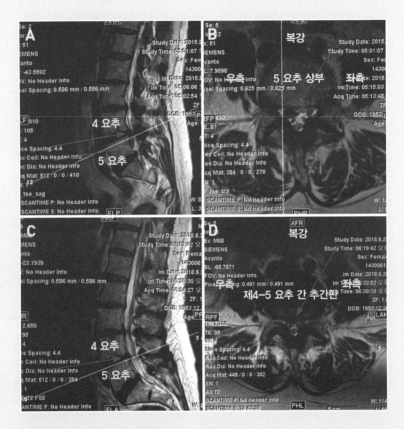

62세 여자의 제4–5요추 간 추간판탈출의 1년 10개월 전후 검사한 자기공명영상으로, 사진 A(MRI 시상면 영상)와 사진 B(제5요추체 상부 위치에서 MRI 횡단면 영상)에서 제4–5요추 간 추간판이 후방으로 탈출되어 제5요추체까지 우측 하방으로 이동된 것이 관찰된다(사진 A, B 화살표). 사진 C(MRI 시상면 영상)와 D(제4–5요추 간 추간판 위치에서 MRI 횡단면 영상)는 1년 10개월 이후 다시 검사한 자기공명영상으로 이전에 관찰되던 제4–5요추 간 추간판탈출이 완전히 자연흡수되어 관찰되지 않는다(사진 C, D 화살표).

그림 60 제4-5요추 간 추간판이 탈출되었으며, 하방으로 이동하여 탈출된 추간판은
2년 경과 후 완전히 자연흡수되었다

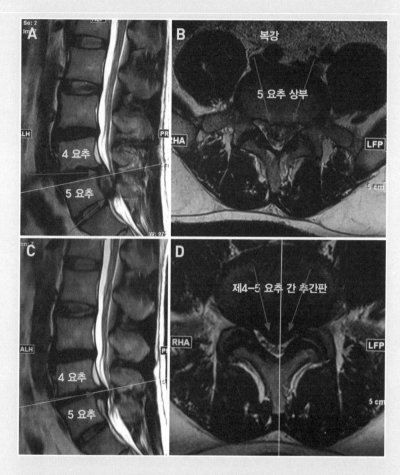

35세 남자의 제4-5요추 간 추간판탈출의 2년 전후 자기공명영상으로, 사진 A(MRI 시상면 영상)와 B(제
5요추체 상부 위치에서 MRI 횡단면 영상)에서 제4-5요추 간 추간판이 후방으로 탈출되어 제5요추체까
지 하방으로 이동된 것이 관찰된다(사진 A, B 화살표). 사진 C(MRI 시상면 영상)와 D(제4-5요추 간 추
간판 위치에서 MRI 횡단면 영상)는 2년 후 다시 검사한 자기공명영상으로 제5요추체까지 하방으로 탈
출된 추간판은 완전히 자연흡수되어 관찰되지 않으나 제4-5요추 간의 후방으로 탈출된 추간판탈출은
지속적으로 관찰된다(사진 C, D 화살표).

그림 61 제5요추-1천추 간 추간판탈출이 2년 2개월 경과 후 완전히 자연흡수되어
회복되었다

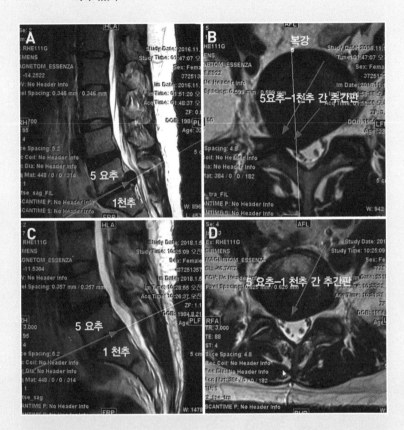

32세 여자의 제5요추-1천추 간 추간판탈출의 2년 2개월 전후 자기공명영상으로, 사진 A(MRI 시상면 영
상)와 B(제5요추-1천추 간 추간판 위치에서 MRI 횡단면 영상)에서 제5요추-1천추 간 추간판이 우측 후
방으로 탈출된 것이 관찰된다(사진 A, B 화살표). 사진 C(MRI 시상면 영상)와 D(제5요추-1천추 간 추간
판 위치에서 MRI 횡단면 영상)는 2년 2개월 후 다시 검사한 자기공명영상으로 제5요추-1천추 간 추간
판탈출이 완전히 자연흡수되어 관찰되지 않는다(사진 C, D 화살표).

그림 62 제4-5요추 간 추간판탈출은 2년 2개월 후 자연 회복되었으나 제5요추-1천추 간 추간판이 탈출되었다

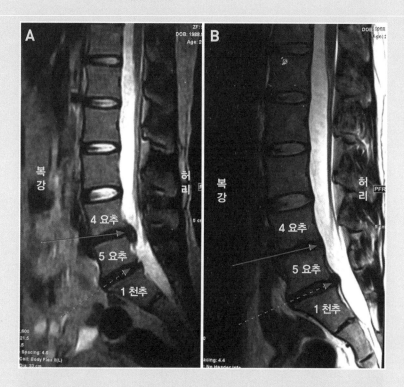

25세 여자의 제4-5요추 간 추간판탈출의 2년 2개월 전후 자기공명영상으로, 사진 A(MRI 시상면 영상)에서 제4-5요추 간 추간판탈출이 관찰되고(사진 A 실선 화살표) 제5요추-1천추 간 추간판은 퇴행성 변화(MRI에서 검게 보임, 사진 A 점선 화살표)만 관찰된다. 사진 B는 2년 2개월 경과 후 다시 검사한 자기공명영상으로 이전에 관찰되었던 제4-5요추 간 추간판탈출은 자연흡수되었으나 제4-5요추 간 추간격 intervertebral space은 2년 2개월 전보다 좁아졌다(사진 B 실선 화살표). 그리고 제5요추-1천추 간 추간판탈출이 새롭게 관찰된다(사진 B 점선 화살표).

그림 63 제4-5요추 간 추간판탈출이 7개월 경과 후, 그리고 다시 1년 9개월 경과되어 서서히 자연흡수되었다

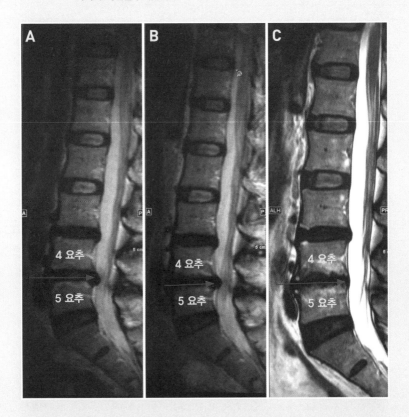

51세 여자의 제4-5요추 간 추간판탈출의 7개월과 2년 4개월 전후 자기공명영상으로, 사진 A(MRI 시상면 영상)에서 제4-5요추 간 추간판탈출이 관찰되고 추간판의 퇴행성 변화(추간판이 검게 보임)가 관찰된다(사진 A 화살표). 사진 B(MRI 시상면 영상)는 7개월 경과 후 다시 검사한 자기공명영상으로 탈출된 추간판이 부분적으로 자연흡수되었으며 제4요추의 하부 종판end plate과 제5요추체의 상부 종판의 퇴행성 변화가 진행되었다(사진 B 화살표). 사진 C(MRI 시상면 영상)는 다시 1년 9개월 경과 후 또다시 검사한 자기공명영상으로 제4-5요추 간 추간판탈출은 완전히 자연흡수되어 관찰되지 않으나 제4요추의 하부 종판end plate과 제5요추체의 상부 종판의 퇴행성 변화가 더욱 심하게 진행되었다(사진 C 화살표).

그림 64 제4–5요추 간 추간판탈출이 3년 6개월 경과 후 자연흡수되어 회복되었다

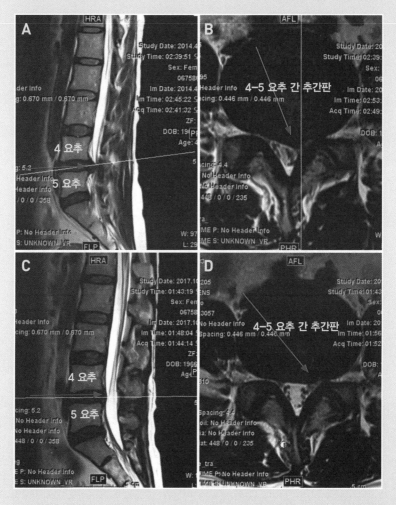

48세 여자의 제4–5요추 간 추간판탈출의 3년 6개월 전후 자기공명영상으로, 사진 A(MRI 시상면 영상)와 B(제4–5요추 간 추간판 위치에서 MRI 횡단면 영상)에서 제4–5요추 간 추간판이 좌측 후방으로 탈출되어 좌측 제5요추 신경근을 압박하고 있다(사진 A, B 화살표). 사진 C(MRI 시상면 영상)와 D(제4–5요추 간 추간판 위치에서 MRI 횡단면 영상)는 3년 6개월 경과 후 다시 검사한 자기공명영상으로 이전에 관찰되었던 제4–5요추 간 추간판탈출이 완전히 자연흡수되어 회복되었다(사진 C, D 화살표).

그림 65 제5요추–1천추 간 추간판탈출이 3년 8개월 경과 후 완전히
자연흡수되어 회복되었다

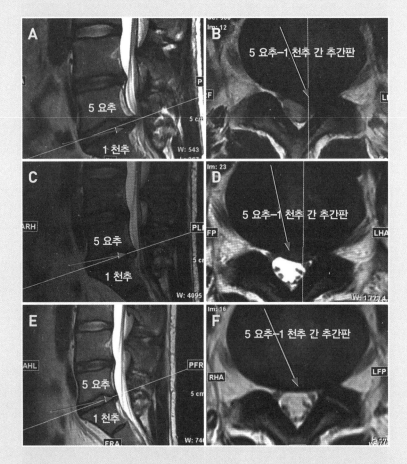

27세 남자의 제5요추–1천추 간 추간판탈출의 3년 8개월 전후 자기공명영상으로, 사진 A(MRI 시상면 영
상)와 B(제5요추–1천추 간 추간판 위치에서 MRI 횡단면 영상)에서 제5요추–1천추 간 추간판이 좌측 후
방으로 탈출되어 좌측 제1천추 신경근을 압박하고 있다(사진 A, B 화살표). 사진 C(MRI 시상면 영상)와
D(제5요추–1천추 간 추간판 위치에서 MRI 횡단면 영상) 는 3년 경과되어 다시 검사한 자기공명영상으
로 제5요추–1천추 간 추간판탈출이 부분적으로 자연흡수되어 줄어든 것이 관찰된다(사진 C, D 화살표).
사진 E와 F는 또 다시 8개월 경과 후 검사한 자기공명영상으로 탈출되었던 추간판은 완전히 자연흡수
되어 추간판탈출이 관찰되지 않고 회복되었다(사진 E, F 화살표).

그림 66   제3-4요추 간 추간판탈출이 5년 경과 후 완전히 자연흡수되어 회복되었다

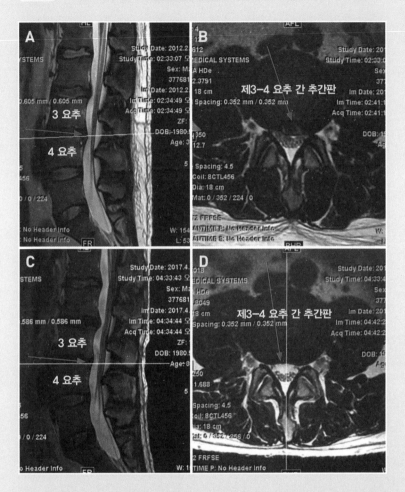

32세 남자의 제3-4요추 간 추간판탈출의 5년 전후 자기공명영상으로, 사진 A(MRI 시상면 영상)와 B(제3-4요추 간 추간판 위치에서 MRI 횡단면 영상)에서 제3-4요추 간 추간판이 중앙부central 후방으로 탈출된 것이 관찰된다(사진 A, B 화살표). 사진 C(MRI 시상면 영상)와 D(제3-4요추 간 추간판 위치에서 MRI 횡단면 영상)는 5년 경과 후 다시 검사한 자기공명영상으로 이전에 관찰되던 제3-4요추 간 추간판탈출은 자연흡수되어 관찰되지 않는다(사진 C, D 화살표).

그림 67   제5요추–1천추 간 추간판탈출이 14년 후 자기공명영상에서 자연흡수되었다

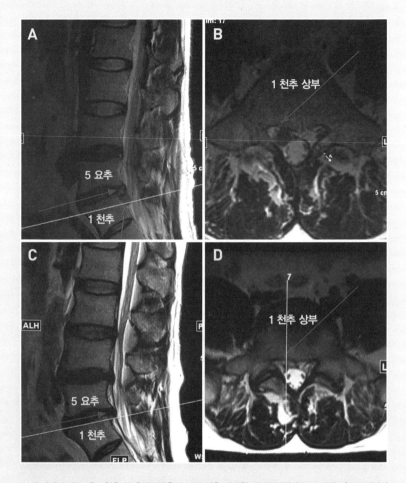

44세 남자의 제5요추–1천추 간 추간판탈출의 14년 전후 검사한 자기공명영상으로, 사진 A(MRI 시상면 영상)와 B(제1천추 상부 위치에서 MRI 횡단면 영상)에서 제5요추–1천추 간 추간판이 후방으로 탈출되어 제1천추체까지 우측 하방으로 이동된 것이 관찰된다(사진 A, B 화살표). 사진 C(MRI 시상면 영상)와 D(제1천추 상부 위치에서 MRI 횡단면 영상)는 14년 경과 후, 58세에 다시 검사한 자기공명영상으로 14년 전에 관찰되었던 추간판탈출은 완전 자연흡수되어 관찰되지 않는다(사진 C, D 화살표).

그림 68   제3-4요추 간 추간판탈출이 15년 후 자기공명영상에서 자연흡수되었다

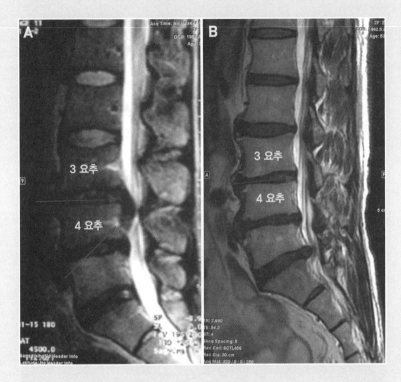

37세 남자의 제3-4요추 간 추간판탈출의 15년 전후 자기공명영상으로, 사진 A(MRI 시상면 영상)에서 제3-4요추 간 추간판이 탈출되어 하방으로 이동된 것이 관찰된다 (사진 A 화살표). 사진 B(MRI 시상면 영상)는 15년이 경과되어(52세) 다시 검사한 자기공명영상으로 탈출된 추간판은 자연흡수되어 관찰되지 않으나, 제3-4요추 간 추간격이 감소된 것이 관찰된다(사진 B 화살표).

✱추간판탈출이 자연흡수되지 않았던 사례(그림 69~78)

그림 69 상방으로 이동된 제2-3요추 간 추간판탈출이 2개월 경과되어도
자연흡수되지 않았다

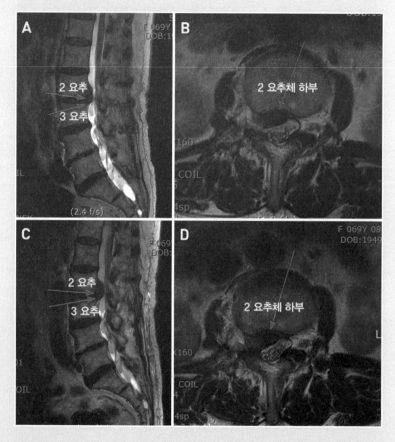

69세 여자의 제2-3요추 간 추간판탈출의 2개월 전후 자기공명영상으로, 사진 A(MRI 시상면 영상)와 B(2요
추체 위치에서 MRI 횡단면 영상)에서 제2-3요추 간 추간판이 후방으로 탈출되어 우측 상방으로 이동하여
신경관을 압박하고 있는 것이 관찰된다(사진 A, B 화살표). 사진 C(MRI 시상면 영상)와 D(2요추체 위치에서
MRI 횡단면 영상) 는 2개월 경과 후 자기공명영상으로 이전에 관찰되던 추간판탈출이 자연흡수되지 않고 오
히려 증가하여 신경관을 압박하고 있다(사진 C, D 화살표).

그림 70　　제4-5요추 간 추간판탈출이 5개월 경과하였으나 자연흡수되지 않았다

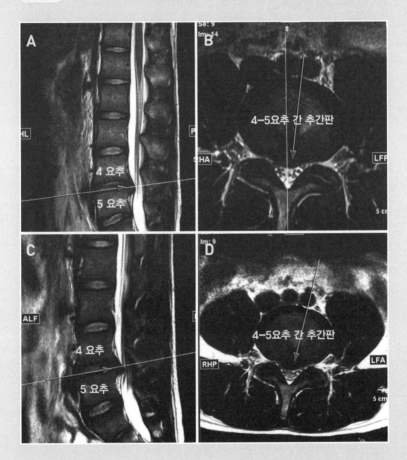

19세 남자의 제4-5요추 간 추간판탈출의 5개월 전후 자기공명영상으로, 사진 A(MRI 시상면 영상)와 B(제4-5요추 간 추간판 위치에서 MRI 횡단면 영상)에서 제4-5요추 간 추간판이 후방으로 탈출된 것이 관찰된다(A, B 화살표). 사진 C(MRI 시상면 영상)와 D(제4-5요추 간 추간판 위치에서 MRI 횡단면 영상)는 5개월 경과 후 다시 검사한 자기공명영상으로 제4-5요추 간 추간판탈출이 경미하게 심해졌다(사진 C, D 화살표).

그림 71 제4-5요추 간 추간판탈출이 8개월 경과되었으나 뚜렷한 자연흡수가 없었다

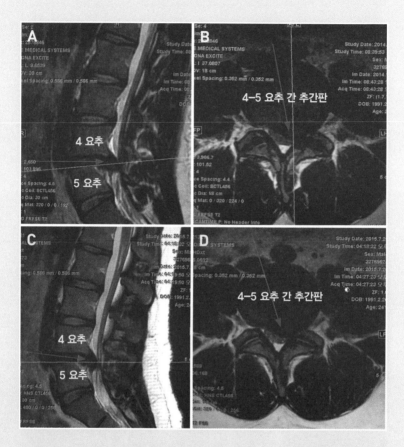

23세 남자의 제4-5요추 간 추간판탈출의 8개월 전후 자기공명영상으로, 사진 A(MRI 시상면 영상)와 B(제4-5요추 간 추간판 부위에서 MRI 횡단면 영상)에서 제4-5요추 간 추간판이 좌측 후방으로 탈출된 것이 관찰되고 제5요추체의 상부 종판end plate이 함께 골절된 것이 관찰된다(사진 A, B 화살표). 사진 C(MRI 시상면 영상)와 D(제4-5요추 간 추간판 부위에서 MRI 횡단면 영상)는 8개월 경과 후 자기공명영상으로 탈출된 추간판이 뚜렷하게 흡수되지 않아 크기의 변화는 관찰되지 않는다(사진 C, D 화살표).

그림 72
제4-5요추 간 추간판탈출이 11개월 경과 후 자연흡수되지 않고 오히려
증가했다

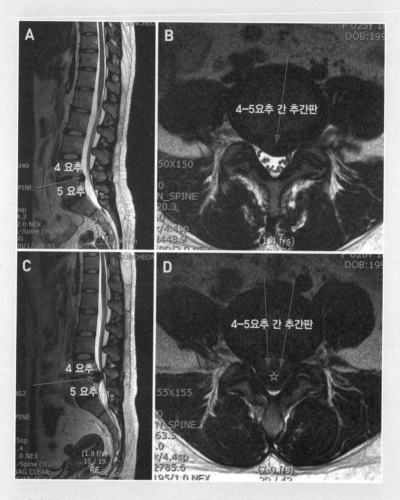

25세 여자의 제4-5요추 간 추간판탈출의 11개월 전후 자기공명영상으로, 사진 A(MRI 시상면 영상)와
B(4-5요추 간 추간판 위치에서 MRI 횡단면 영상)에서 제4-5요추 간 추간판이 중앙 후방으로 탈출된
것이 관찰된다(사진 A, B 화살표). 사진 C(MRI 시상면 영상)와 D(4-5요추 간 추간판 위치에서 MRI 횡단
면 영상)는 11개월 경과 후 자기공명영상으로 이전에 관찰되던 제4-5요추 간 추간판탈출이 증가하였으
며(사진 D 별표) 신경관을 심하게 압박하고 있다(사진 C, D 화살표).

그림 73   제5요추-1천추 간 추간판탈출이 1년 경과되어도 자연흡수되지 않고 증가했다

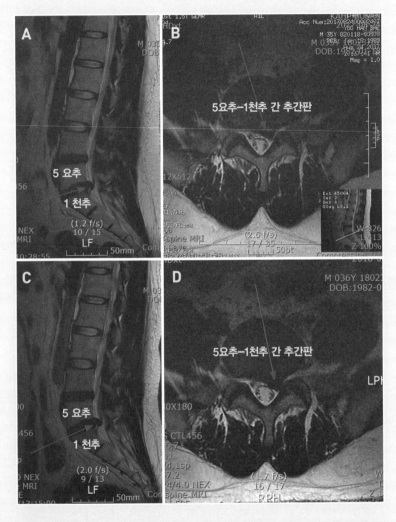

35세 남자의 제5요추-1천추 간 추간판탈출의 1년 전후 자기공명영상으로, 사진 A(MRI 시상면 영상)와 B(제5요추-1천추 간 추간판 위치에서 MRI 횡단면 영상)에서 제5요추-1천추 간 추간판이 좌측 후방으로 탈출된 것이 관찰된다(사진 A, B 화살표). 사진 C(MRI 시상면 영상)와 D(제5요추-1천추 간 추간판 위치에서 MRI 횡단면 영상)는 1년 경과 후 자기공명영상으로 이전에 관찰되던 제5요추-1천추 간 추간판탈출이 자연흡수되지 않고 오히려 증가된 것이 관찰된다(사진 C, D 화살표).

그림 74 제5요추-1천추 간 추간판탈출이 1년 6개월 후 자연흡수되지 않고 증가했다

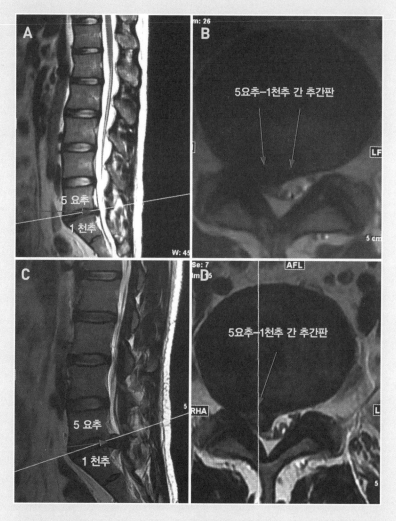

34세 남자의 제5요추-1천추 간 추간판탈출의 1년 6개월 전후 자기공명영상으로, 사진 A(MRI 시상면 영상)와 B(제5요추-1천추 간 추간판 위치에서 MRI 횡단면 영상)에서 제5요추-1천추 간 추간판이 우측 후방으로 탈출된 것이 관찰된다(사진 A, B 화살표). 사진 C와 D는 1년 6개월 경과 후 자기공명영상으로 이전에 관찰되던 제5요추-1천추 간 추간판탈출이 더 심하게 탈출된 것이 관찰된다(사진 C, D 화살표).

그림 75   제4-5요추 간 추간판탈출이 2년 3개월 경과 후에도 뚜렷하게 흡수되지 않았다

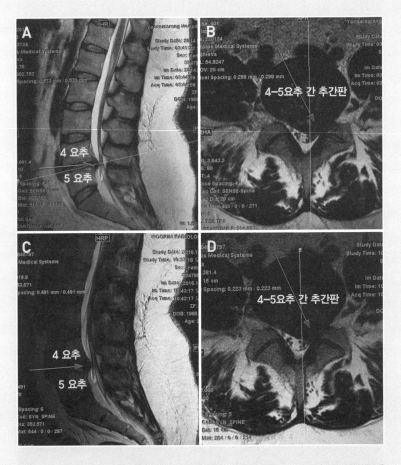

26세 여자의 제4-5요추 간 추간판탈출의 2년 3개월 전후 자기공명영상으로, 사진 A(MRI 시상면 영상)
와 B(제4-5요추 간 추간판 위치의 MRI 횡단면 영상)에서 제4-5요추 간 추간판이 좌측 후방으로 탈출
되어 좌측 제5요추 신경근을 압박하고 있다(사진 A, B 화살표). 사진 C(MRI 시상면 영상)와 D(제4-5요
추 간 추간판 위치의 MRI 횡단면 영상)는 2년 3개월 경과 후 자기공명영상으로 이전에 관찰되던 제
4-5요추 간 추간판탈출이 자연흡수되지 않아 뚜렷한 변화가 관찰되지 않는다(사진 C, D 화살표).

그림 76 제5요추–1천추 간 추간판탈출이 4년 2개월 경과 후에도 자연흡수되지 않았다

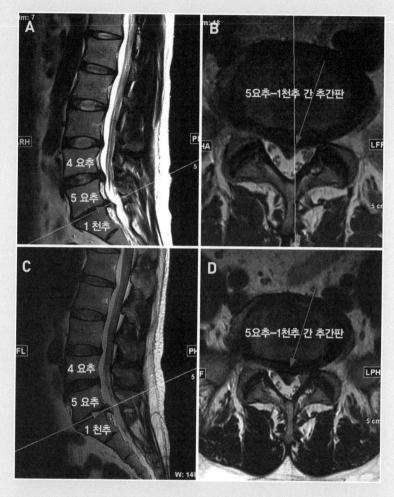

39세 남자의 제5요추–제1천추 간 추간판탈출의 4년 2개월 전후 자기공명영상으로, 사진 A(MRI 시상면 영상)와 B(제5요추–1천추 간 추간판 위치에서 MRI 횡단면 영상)에서 제5요추–1천추 간 추간판이 중앙 후방으로 탈출된 것이 관찰된다(사진 A, B 화살표). 사진 C와 D는 4년 2개월 경과 후 자기공명영상으로 이전에 관찰되던 제5요추–1천추 간 추간판탈출이 자연흡수되지 않아 그대로 변화없이 관찰되고 있다 (사진 C, D 화살표). 그러나 제4–5요추 간 추간판탈출은 자연흡수되어 호전된 것이 관찰된다.

그림 77   제5요추-1천추 간 추간판탈출이 5년 6개월 경과 후에도 자연흡수되지 않았다

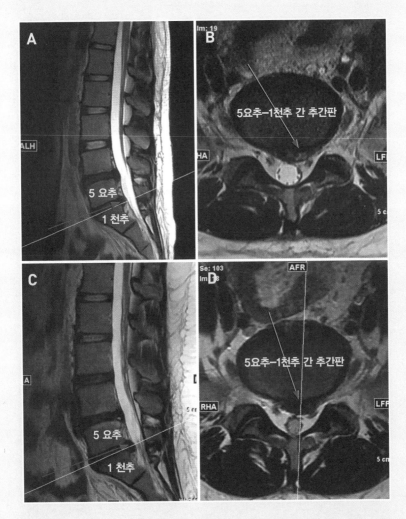

24세 여자의 제5요추-1천추 간 추간판탈출의 5년 6개월 전후 자기공명영상으로, 사진 A(MRI 시상면 영상)와 B(제5요추-1천추 간 추간판 위치에서 MRI 횡단면 영상)에서 제5요추-1천추 간 추간판이 중앙-좌측 후방으로 탈출된 것이 관찰된다(사진 A, B 화살표). 사진 C와 D는 5년 6개월 경과 후 자기공명영상으로 이전에 관찰되던 제5요추-1천추 간 추간판탈출이 자연흡수되지 않고 동일하게 관찰되고 있다(사진 C, D 화살표).

그림 78   제4-5요추 간 추간판탈출이 7년 경과 후에도 자연흡수되지 않았다

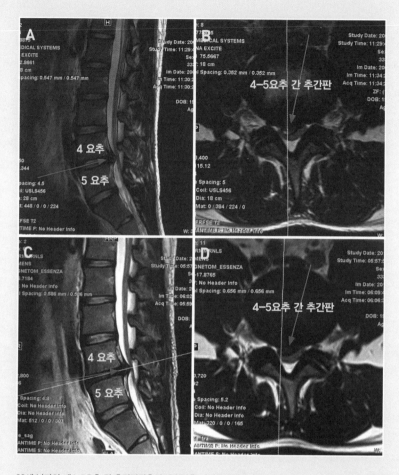

22세 남자의 제4-5요추 간 추간판탈출의 7년 전후 자기공명영상으로, 사진 A(MRI 시상면 영상)와 B(제4-5요추 간 추간판 위치에서 MRI 횡단면 영상)에서 제4-5요추 간 추간판이 우측 후방으로 탈출된 것이 관찰된다(사진 A, B 화살표). 사진 C(MRI 시상면 영상)와 D(제4-5요추 간 추간판 위치에서 MRI 횡단면 영상)는 7년 경과 후 자기공명영상으로 이전에 관찰되던 제4-5요추 간 추간판탈출이 자연흡수되지 않고 동일하게 관찰되고 있다(사진 C, D 화살표).

2 비수술적 치료

추간판탈출증 치료에서 대표적인 비수술적 치료non-operative treatment(보
존적 치료)로는 ⓐ물리치료active physical therapy, ⓑ자가 운동요법home
exercise instruction, ⓒ비스테로이드성 소염제 복용NSAID/non-steroidal anti-
inflammatory drugs, ⓓ진통제 복용, ⓔ주사치료가 있다.

　　그러나 우리나라에서 소위 비수술적 시술이라고 부르는 시술들은
비수술적 치료(보존적 치료)가 아니다. 비수술적 시술이라고 불리는
시술은 일종의 수술적 치료이며, 수술 후 발생할 수 있는 후유증과
합병증이 시술 후 동일하게 발생할 수 있으므로 시술을 비수술적 치
료로 간단히 여겨서는 안 되며, 시술받기 전 상당히 신중해야 할 필
요가 있다.

★★☆☆☆
(1) 물리치료

2012년, 북미척추학회는 현재까지 연구되고 발표된 논문들을 종합
하여 이를 근거로 추간판탈출증의 진단과 치료에 대한 가이드라인
을 발표했다. 2012년 북미척추학회의 가이드라인에서 물리치료가
추간판탈출증 치료에 효과가 있다는 의학적 근거가 없다고 했다.

☆☆☆☆☆
(2) 견인치료

도수 견인과 기계 장치를 이용한 견인 모두 추간판탈출증 치료에 효
과가 있다는 의학적 근거는 없다(I등급: 권고하기에 불확실한 등급, 북미
척추학회, 〈추간판탈출증 진단과 치료 가이드라인〉, 2012).

☆☆☆☆☆
(3) 도수치료

도수치료는 우리나라에서 척추 질환 환자에게 많이 시행되고 있으나, 도수치료의 방법이나 도수치료의 치료 기전이 불확실하다. 즉, 도수치료 하는 부위, 표준화된 도수치료 방법, 도수치료의 적정 힘의 강도 또는 적정 횟수 및 어떤 기전으로 치료가 되는지 등이 잘 알려져 있지 않고, 불확실하다. 추간판탈출은 외부에서 사람이 손을 움직여 치료할 수 있는 병변이 절대 아니므로 탈출된 추간판을 원위치시키겠다고 환자의 허리를 함부로 손으로 조작하는 행위는 무지하고 위험한 행위일 뿐이다. 우리나라에서는 도수치료가 주로 실손보험 가입자에게 많이 시행되는 경향으로 보인다.

대한척추신경외과 학회에서 편찬한 《척추학》(제3판)에 의하면 "도수치료는 손을 이용한 치료 방법으로 경부통, 요통, 골반통이 있을 때 활용되는 보존적 치료법"이라고 했다. 또한 "도수치료는 급성기 요통 환자 치료의 방법으로 인정을 받고 있으나 그 기전 및 효과에 대해서는 아직까지 논란이 많다"라고 밝혔다. 이어 "도수치료는 1주일 이내의 급성기 환자에게 더 효과적이라고 보고되고 있으나, 다른 치료에 비하여 더 뛰어나다는 증거는 없으며, 장기적인 효과도 아직 밝혀져 있지 않다", "도수치료는 고속의 수동적 힘을 가하여 치료를 하기 때문에 이러한 충격으로 오히려 증상이 악화될 수도 있다"라고 밝히고 있다.

우리나라에서 시행되는 도수치료가 북미척추학회에서 말하는 척추 조작spinal manipulation과 정확하게 일치한다고 볼 수는 없으나 유사한 범주에 속한다고 판단된다. 북미척추학회는 척추조작을 추간판탈출증 환자의 증상 완화를 위해 고려해볼 수 있는 수준이나(C등급: 선택을 고려해볼 수 있는 등급), 기능적 호전에 대한 효과는 없다(I등급: 권고하기에 불확실한 등급)라고 했다.

★★☆☆☆
(4) 경막외 스테로이드 주사

척수경막외 스테로이드 주입epidural steroid injection은 단기간으로 추간판탈출증 환자의 통증을 완화할 수 있으나, 장기적인 효과는 없으며 스테로이드 주입 경로에 따라 효과가 다를 수 있다. 그러나 추간판탈출에 대한 직접적인 치료 효과는 없다.

북미척추학회 2012년 가이드라인에서 추간공transforaminal을 통한 경막외 스테로이드 주입은 방사통이 있는 추간판탈출증의 일부 환자에게 1~4주일의 단기간 통증 완화를 위해 권고될 수 있으나(A등급: 권고할 수 있는 등급), 12개월 동안의 장기적인 효과에 대한 의학적 근거는 없다(I등급: 권고하기에 불확실한 등급)고 알려져 있다. 그리고 척추 후궁 사이interlaminar로 스테로이드를 주입하는 것도 추간판탈출증 환자의 통증 완화를 위해 고려할 수 있으나(C등급: 선택을 고려해볼 수 있는 등급), 스테로이드 주입의 적정 용량 또는 적정 횟수에 대한 의학적 근거는 아직 없다(북미척추학회, 〈추간판탈출증 진단과 치료 가이드라인〉, 2012).

★☆☆☆☆
(5) 가바펜틴(뉴론틴)·아미트립틸린

가바펜틴(뉴론틴)은 신경병증성 통증에 사용되는 약제이고, 아미트립틸린은 우울증에 사용하는 삼환계tricyclic 항우울제 약물antidepressant medication이다.

마찬가지로 위에 제시된 2012년 북미척추학회의 가이드라인에서는 가바펜틴(뉴론틴) 또는 아미트립틸린amitriptyline(엘라빌, 에트라빌)이 추간판탈출증 치료에 효과가 있다는 의학적 근거는 없다고 했다.

☆☆☆☆☆
(6) 프롤로테라피·증식치료·인대강화주사·인대증식치료·허리근육강화주사

프롤로테라피prolotherapy는 증식치료proliferation therapy를 영어로 표현한 말이며, 프롤로테라피는 인대강화주사, 인대주사, 인대증식치료, 허리근육강화주사 등의 다양한 이름으로 제각각 불리고 있다.

프롤로테라피는 대체의학(대안의학alternative medicine)의 하나이므로 치료 받는 데 주의가 필요하다. 이론적으로는 프롤로테라피가 허리통증을 직접적으로 감소시키는 것이 아니라 척추 주변의 인대나 근육을 재생하고 강화하여 척추를 지지하는 힘을 증가시켜 통증을 줄이는 역할을 한다고 주장되고 있으나, 허리 주변의 인대나 근육을 어느 정도 강화시키는 것인지는 아직까지 입증된 바 없다. 시술 방법은 시술자에 따라 다르며, 사용하는 약물도 마취제를 섞어 쓰기도 하고 마취제를 섞지 않고 고농축 포도당 용액만을 쓰기도 하여 아직까지 정해진 용법이 없다.

치료 원리로서 고농축 포도당 용액을 주입하면 인위적으로 염증이 일어나 염증의 완화 과정에서 인대가 재생된다고 주장되고 있다. 보통 4~6회 치료하며 반복적 치료 후 6~8주 경과하면 인대의 재생이 시작된다고 주장되고 있다.

추간판탈출증 치료에 전혀 관계 없고, 도움도 되지 않는 치료법이다. 요통 완화 목적으로 치료 받는 것도 권하지 않는다.

★☆☆☆☆
(7) 허리신경주사 치료

일부 사람들은 "신경주사 또는 신경치료라고 말하는 신경주사치료는 병들었거나 손상된 신경에 약물을 주사하여 신경을 치료 또는 재생시키거나 낫게 하는 치료"라고 잘못 이해하고 있으나, 실제로는 신경을 낫게 하거나 재생시키는 약물은 아직까지 개발되어 있지 않다.

허리신경주사는 신경근차단술 nerve root block을 말하며 신경에 직접 약물을 주사하는 것은 아니다. 만약 신경에 약물을 직접 주입하면 신경 손상이 발생하여 심한 신경병증성 통증 neuropathic pain이 발생한다. 신경근차단술은 신경 내부가 아니고 신경주위 신경피막 circumneural sheath 내로 소량의 마취제를 주입하고 필요에 따라 스테로이드를 병용하여 주입한다. 주로 진단 목적으로 시행하며 일시적으로 방사통을 완화하는 목적으로 사용되기도 한다.

신경근차단술에는 ⓐ선택적 신경근 주사 selective nerve root injection,

ⓑ추간공경유 주사transforaminal epidural injection 방법이 있다. 선택적 신경근 주사는 추간공 밖의 신경근 주위에 약물을 주사하는 방법이며, 추간공경유 주사는 추간공 안으로 약물을 주사하는 방법이다.

실시간 투시영상장치C-arm하에 방사선 조영제를 1~2ml 사용하면서 주삿바늘이 신경근에 근접하고 있는지 확인한 후 국소마취제(1% 리도카인 0.5~1ml)와 스테로이드를 주사한다.

신경근차단술은 추간판탈출증 치료 효과는 없으며 방사통의 통증을 일시적으로 줄여주는 효과를 기대할 수 있을 뿐이다.

☆☆☆☆☆
(8) 뼈주사, 관절 내 주사joint injection

뼈주사는 이름이 '뼈주사'라고 하여도 뼈에 어떤 약물을 직접 주사하여 치료하는 방법이 아니다. 뼈에 직접 주사하는 치료법은 골다공증성 압박골절에서 척추뼈에 주삿바늘을 삽입하여 시멘트cement를 주입한 후 척추뼈 압박골절에 의한 통증을 줄이는 방법이 있을 뿐이다.

뼈주사라고 하는 것은 대부분 관절 속에다 스테로이드 제제를 주입하는 것을 말한다. 척추 치료에는 ⓐ천장관절주사sacroiliac injection와 ⓑ후관절주사facet joint injection가 있다.

관절 내 주사는 추간판탈출증 치료와 관계없는 치료법이며 만성 요통 등의 증상 완화를 목적으로 사용되기도 한다.

3 수술적 치료

(1) 수술手術과 시술施術의 차이

시술도 곧 수술이다.

외래 진료를 위해 내원한 환자들 중에는 수백만 원의 비보험 시술을 이미 받았으나 증상 호전이 없어 내원하는 경우가 종종 있다. 또는 고가의 비보험 시술을 권유 받았으나 그러한 시술이 필요한지 이차 의견을 듣기 위해 내원한 경우도 있다.

현재 우리나라 의료계는 요통과 하지 통증 환자에게 너무 많은 시술을 시행하고 있다. 심지어 시술에 대한 여러 의학적 지식이 없고, 수술이 두려운 일부 환자들이 간단히 치료하고 싶은 기대만으로 소문난 병원을 찾아가 정확한 판단 없이 먼저 시술을 해달라고 하는 경우도 있다. 특히 일부 병원에서는 의료실비보험 가입 환자들에게 일부러 고가의 비급여 시술을 권하는 경우가 많다. 또한 의료실비보험에 가입한 환자는 본인이 지불하는 치료비가 거의 없으므로 고가의 비급여 시술을 너무 쉽게 받는 경우도 많다.

그러나 대부분 생명보험에서는 수술비일 때만 보험금을 지급하고 시술인 경우 보험금을 지급하지 않으며, 보험 약관에 수술과 시술을 구분하고 있다. 일반적으로 보험 약관에는 수술을 "의료기관에서 의사의 관리하에 치료를 직접적인 목적으로 의료 기구를 사용하여 생체(몸)에 절단(특정 부위를 잘라내는 것), 절제(특정 부위를 잘라 없애는 것) 등의 조작을 가하는 것을 말한다"고 규정하고 있으며, "보건복지부 산하 신의료기술평가위원회로부터 안정성과 치료 효과를 인정받은 최신 수술기법도 포함된다"고 규정하고 있다. 다만 수술에서 ⓐ흡인(주사기 등으로 빨아들이는 것), ⓑ천자(바늘 또는 관을 꽂아 체액 조직을 뽑아내거나 약물을 주입하는 것)등의 조치, ⓒ신경 블록block(신경의 차단)은 제외하고 있으며, 의료기구에는 레이저 기기 등이 해당되지 않는다고 규정하고 있다.

참고로 최근 우리나라에서 추간판탈출증 환자에게 많이 시행하는 고가의 비급여(비보험) 시술(수술)에는 ⓐ신경성형술(척추신경성형술이라고도 함), ⓑ고주파 수핵감압술(수핵성형술이라고도 함), ⓒ추간공확장술, ⓓ풍선확장술, ⓔ레이저 수핵감압술, ⓕ경막 외강내 유착 박리 시술, ⓖ경막외 내시경 레이저 시술EELD/Endoscopic epidural laser decompression, ⓗ추간공 내시경 레이저 시술TELA/Trans-Foraminal Epiduroscopic Laser Annuloplasty과 이와 유사한 시술, 그리고 ⓘ꼬리뼈 미니 내시경 레이저 시술SELD/Sacral Epiduroscopic Laser Decompression 등이 있다.

그러나 우리나라 의학계에서는 아직 수술手術과 시술施術의 행위를 명확히 정의하고 있지 않으며, 무엇이 수술이고 무엇이 시술인지 구별하고 있지 않다. 많은 사람들은 막연히 시술은 수술이 아니므로 간단히 받아볼 수 있고, 잘되면 좋고 잘못되어도 아무 손해 볼 일 없는, 소위 밑져야 본전인 치료 행위로 보는 경향이 있다. 또 척추 질환이 발생하면 보존적 치료를 받아보다가 치료가 안 되면 시술받고, 시술로 치료가 안 되면 수술받으면 된다고 잘못 이해하고 있다. 그러나 시술을 수술이 아니라고 믿어서는 안 된다. 시술도 치료 행위로 보면 수술 행위이며, 결국 수술의 한 종류이므로 시술 후에도 수술 후 발생할 수 있는 여러 합병증 또는 후유증이 모두 일어날 수 있다는 점을 명심하고 시술을 받기 전에 세심한 주의가 필요하다.

2018년 대한척추신경외과학회에서 발간한《척추학》(제3판)에서도 수술과 비수술적 치료에 대한 내용은 있으나, 시술에 대한 내용은 없다. 그리고 석세일 교수님의《척추외과학》(제3판)에서도 시술이라는 내용은 없다. 따라서 시술이라는 용어는 학문적으로 통용되는 용어가 아니고, 일반적인 용어다.

참고로 미국 의학협회AMA/American Medical Association는 의료행위 분류 체계CPT/current procedural terminology를 통해 모든 의료 행위를 6개의 대분류로 나누고 있다. 그중 코드 10004-69990을 수술surgery로 구분하고 있다.

미국 의료행위 분류체게는 모든 의료행위를 다음과 같이 ⓐ 마취Anesthesia CPT Code 00100-01999, ⓑ 수술 CPT Code 10004-69990, ⓒ 방사선검사Radiology Procedures CPT Code 70010-79999, ⓓ 병리 임상검사Pathology and Laboratory Procedures CPT Code 80047-89398, ⓔ 내과검사Medicine Services and Procedures CPT Code 90281-99607, ⓕ 평가 검사Evaluation and Management Services CPT Code 99201-99499로 분류했으나, 수술과 시술을 분류하고 있지는 않다.

예를 들어, 신경성형술Neuroplasty도 CPT Code 64702-64727로 수술로 분류하고 있으며, 신경차단Nerve Block도 CPT Code 64400-64530으로 수술로 분류하고 있다. 또한 추간판내 열치료술TIPs/Thermal Intradiscal Procedures에는 IDET Intradiscal electro thermal therapy, IDTA Intradiscal thermal annuloplasty, PIRFT Percutaneous intradiscal radiofrequency thermocoagulation, RARadiofrequency annuloplasty, IDB Intradiscal biacuplasty,

PDD Percutaneous or plasma disc decompression, TDD Targeted disc decompression 등이 있으며 이러한 치료법들은 우리나라에서는 의료보험이 안 되는 고가의 비보험(비급여) 시술로 알려져 있으나, 미국에서는 모두 수술로 구분하고 있다. 즉, 우리나라에서 척추 시술로 불리는 모든 의료행위가 미국에서는 수술로 분류되는 것이다.

수술手術, operation, surgery, surgical procedure의 사전적 의미는 "치료를 목적으로 피부·점막 또는 그 밖의 조직을 절개하여 시행하는 외과적인 치료 행위"이다. 또 영미권에서는 수술은 "인체 조직에 행하는 물리적 시술의 기술 Surgery is a technology consisting of a physical intervention on tissues"이라고 정의하였다.

한편 베풀 시施, 재주 술術인 시술施術의 사전적 의미는 "의료인이 의술, 인술을 베풀기 위하여 또는 환부의 개선을 목적으로 치료나 수술手術을 하는 것을 종합적으로 일컫는 말" 또는 "의술醫術, 최면술 따위를 베푸는 일" 또는 "수술手術을 함"이다. 시술의 영어 표현은 "surgical procedure", "medical procedure"이며 "시술하다"의 영어 표현은 "perform surgery" 또는 "perform a medical procedure"이다. 시술은 수술을 포함하여 모든 의술을 포함하는 광의廣義의 표현이고, 수술은 시술 중에서 특별한 의술을 일컫는 협의俠義의 표현이다.

또한 〈위키백과〉에 의하면 "**수술**은 질병이나 외상에 대하여 피부나 점막을 절개하여 시술하는 외과 치료행위"를 말한다. "**시술**은 의료인이 의술, 인술을 베풀기 위하여 또는 환부의 개선을 목적으로 치료나 수술을 하는 것을 종합적으로 일컫는 말"이라고 정의하고 있다.

과학과 의학이 발전하면서 수술의 개념도 넓어지고 있다. 신경외과에서는 방사선 수술radiosurgery이라는 수술이 있다. 대표적인 것이 감마나이프 수술gamma knife surgery이다. 감마나이프 수술은 칼로 피부를 절개하여 수술하는 방법이 아니다. 감마나이프 수술은 칼을 전혀 사용하지 않고, 201개의 방사성동위원소에서 발생하는 감마선을 병소에 집중시켜 정상 조직에 손상을 최소화하면서 병소를 칼로 도려내는 듯하게 치료하는 치료법이다. 의학계에서는 칼을 사용하지 않는 감마나이프 수술도 수술이라고 부르고 있다. 또한 뇌동맥류 또는 혈관협착증 등의 뇌혈관 질환이 있는 경우 코일 색전술 또는 혈관 확장술 같은 시술도 피부를 절개하지 않더라도 뇌혈관내 수술endovascular surgery이라고 한다. 또 대장내시경을 하면서 흔하게 시행되는 대장 용종제거술도 수술이며, 신장결석, 요로결석 담석 등을 치료하는 체외충격파쇄석술도 수술로 인정하고 있다. 따라서 과거에는 막연히 수술은 피부를 절개하여 시행하는 외과적 치료 행위로 여겨왔으나, 현대에 와서는 수술의 개념이 칼을 대지 않는 의료 행위까지 오히려 범위가 점차 넓어지고 있다.

우리나라에서 척추 수술이 급격히 증가함에 따라 척추 수술 후 후유증을 앓거나 합병증이 발생하는 사례들도 지속적으로 늘어나면서 많은 사람들이 점점 척추 수술을 두려워하거나 기피하게 되었다. 그러다 보니 환자를 유인하기 위해 의료 광고에서 '수술'이라는 용어 대신에 '비수술 치료' 또는 '비수술적 시술'이라는 새로운 용어가 등장하게 되었다. 그러나 비수술적 시술이라는 용어는 말 자체가 성립되지 않는 어불성설이다. 시술이라는 단어 속에는 이미 수술의 의미가 포함되어 있는데 수술이 아니라고 주장하는 것이 모순이기 때문이다.

수술은 기본적으로 치료를 직접적인 목적으로 하는 모든 의료 행위를 말한다. 그렇다면 '비수술적'이라는 단어의 의미는 치료 목적이 아니라는 것인가? 아니면 의료 기구를 사용하지 않는다는 것인가, 우리 인체에 조작을 가하는 것이 아니라는 것인가? 도무지 납득할 수 없는 용어다.

분명한 것은 현재 시행되고 있는 대부분의 척추 관련 시술은 모두 수술의 한 종류이며, 보존적 치료conservative treatment가 아닌 것이다. 보존적 치료의 사전적 의미는 수술 또는 시술하지 않는 치료 A treatment does not include any operation or intervention이다. 시술은 수술이 아니어서 후유증이나 합병증이 발생하지 않을 것이라고 간단하게 생각하면 크게 후회할 수 있다. 시술도 수술과 마찬가지로 후유증과 합병증을 발생시키고, 오히려 자연치유 기간이 늘어나 건강상 손해를 입게 되는 경우가 많다.

우리나라 헌법재판소는 2005년 10월 27일 "의료법 46조 등은 의료인이 자신의 기능이나 진료 방법에 관해 광고와 선전할 기회를 전면적으로 박탈함으로써 표현의 자유를 제한하고 있을 뿐 아니라 다른 의료인 간의 효율적 경쟁을 막아 직업 수행의 자유도 침해하고 있다"며, 의료기술 광고를 규제하는 현행법이 위헌이라는 결정을 내렸다.

그러나 일부 단체에서는 의료 광고 규제는 위헌이라고 한 헌법재판소의 결정이 과도하다고 비판했다. "헌법재판소의 판결이 국민의 '건강권'보다 '시장경제질서'를 앞세웠다는 점에 실망감을 감추기 어렵다", "의료 광고가 전면 허용될 경우 환자 유인을 위한 무분별한 광고로 환자의 선택권은 침해당할 것이다", "앞으로 각 의료기관은 서비스의 질 개선보다 홍보에 주력하게 되어 의료 서비스는 부실해지고 의료비는 증가하는 악영향을 미칠 것이기 때문"이라며 헌법재판소의 판결을 비판했다. 또 "비록 헌법재판소가 의료계의 자율적 정화 활동을 제안하고 있지만, 이를 담당할 의료 단체가 이익 집단적 성격으로 인해 객관적이기 어렵다는 한계를 극복할 수 있을지 확신하기 어렵다", "더 큰 문제로는 이미지성 광고가 의료 서비스의 질적 평가 결과와 아무런 관련이 없을 수 있다는 것"이며 "의료 서비스의 소비가 국민 건강과 연관되어 있다는 점을 감안하면 이는 더욱 심각하다"는 비판도 나왔다.

아무튼 2005년 10월 의료 광고가 허용되면서 처음에는 일부 병원들만 앞다투어 경피적 수술법을 "수술"이라고 불렀다. 그러다 수술에 대한 환자들의 거부반응이 커지자 많은 병원들이 동일한 수술을 슬그머니 수술이 아니고(非手術) 시술이라고 광고하면서 시술과 수술이 분별없이 혼용되어 사용되기 시작하였다. 시술이라는 용어는 무분별한 척추 수술 후 발생되는 합병증 또는 후유증 등을 두려워하는 환자를 유인하기 위한 의료 광고 용어이며, 비수술적 시술이라는 말도 모순된 의료 광고 카피일 뿐이다.

2006년 7월 14일과 9월 6일 자 우리나라 주요 일간신문에 모 병원에서 수핵성형술Nucleoplasty을 "주삿바늘만 이용, 단 5분 만에 디스크 수술 끝"이라고 광고했고, 또 다른 모 병원은 수핵성형술에 대해 "디스크 수술 5~10분이면 된다"라고 광고한 일이 있었다. 그리고 모 병원도 수핵성형술을 "주삿바늘 이용 단 5분이면 디스크 수술 끝"이라고 광고했으며, 모 병원도 수핵성형술을 수술이라고 광고하였다. 즉, 이 병원들은 수핵성형술을 시술이라고 하지 않고 모두 수술이라고 인정하여 광고하였다.

그후 모 병원은 고주파 수핵감압술 또는 척추신경성형술을 비수술 디스크 치료라고 광고했고, 2015년 1월 6일 모 병원은 신경성형술을 비수술 치료법이라고 광고했다. 2015년 1월 3일 모 병원은 고주파 수핵감압술을 비수술이라고 광고했고, 모 병원은 경막외 내시경 레이저 시술을 비수술 치료법이라고 광고했으며, 2015년 1월 3일 모 병원은 주요 일간신문에 "경막 외강 내 유착 박리 시술"이라고 광고했다. 이들 병원들은 과거에는 수술이라고 하였던 의료 행위를 이제는 수술이라는 용어를 사용하지 않고 비수술이라고 하면서 환자를 유인하는 광고를 했다. 또 2016년 모 병원은 척추관협착증 치료에 있어서 추간공확장술 또는 고주파 수핵성형술을 비수술적 치료라며 마치 수술이 아닌 것처럼 광고했다.

경피적 수술이 수술에서 비수술이라고 포장되었다 다시 시술이라는 용어로 재포장되면서 의료 지식에 무지한 환자들을 유인하고 있다. 현재 척추 질환에 대하여 시행되고 있는 대부분의 비수술적 시술은 수술이 아닌 것이 아니고, 시술도 수술이므로, 이를 시행 받을 때 각별히 주의해야 한다.

많은 의료기관이 의료 광고를 통해 수술을 시술이라고 광고하는 이유는 @수술에 대한 거부감이나 공포를 가지고 있는 환자로 하여금 쉽게 치료에 응하도록 유도하는 효과를 노리고, ⓑ수술에 대한 부작용이 널리 알려지면서 시술은 수술이 아니라 부작용이 없는 것처럼 포장하고, ⓒ시술은 마치 최신 치료법으로 효과가 좋은 것처럼 포장하여 고가의 비급여 치료를 시행하기 위한 목적으로 보인다.

그러나 거의 모든 비급여(비보험) 척추 시술은 장기적인 치료 효과에 대한 의학적 검증이 이루어져 있지 않고 부작용도 적지 않으며 일시적 유행으로 지나가는 경우가 대부분이다. 그리고 의학적으로 검증된 치료법은 비급여(비보험) 치료법이 아니고 모두 급여(의료보험) 치료법이다. 따라서 급여가 아닌 비급여 치료법을 권유 받았다면, 신뢰할 수 있는 다른 전문의사에게 추가적으로 이차 진료 소견을 받는 것이 바람직하다.

(2) 수술 적응증(수술이 필요한 경우)

추간판탈출증으로 진단 받으면 모두 수술이 필요한 것일까? 그렇지 않다. 모두 수술이 필요한 것은 아니다. 추간판탈출증의 주요 증상인 하지방사통(좌골신경통)은 약 90% 환자들에서 증상이 발생한 지 4주일 내지 6주 이내 호전되기 때문이다.

그리고 추간판탈출증에서 수술이 필요한지 여부는 MRI 소견만으로 결정하지 않고, 임상적 증상으로 수술 여부를 결정한다. 즉 ⓐ마미증후군(배변, 배뇨 장애가 발생된 경우임)이 발생된 경우, ⓑ근력 약화가 지속적으로 진행되는 경우, ⓒ족하수 같은 심한 근력 약화가 발생된 경우는 응급 수술emergent surgery이 필요하다.

응급 수술이 필요한 경우를 제외하면 추간판탈출증은 대부분 선

과대 의료 광고

척추디스크 수술 전문 ○○병원의 △△△ 박사
"주삿바늘만 이용, 단 5분 만에 디스크 수술 끝"

□□병원 수술 후 당일 퇴원도 가능해
**"고주파를 이용한 수핵감압술로
고질적 허리통증 끝내자"**

××병원의 비수술 디스크 치료
입원이 필요없고 수술 후 바로 퇴원하는 첨단 디스크 수술법

만성요통 하지 통증을 호수하는 척추관 협착증 환자분들은
**●●병원에서 풍선확장 기능을 포함한
경막 외강내 유착 부위 박리 시술과
경막외 내시경으로 치료하세요!**

고혈압, 당뇨, 골다공증 환자도 시술받을 수 있는
**경막외 내시경 레이저 시술은
■■병원과 상의하세요!**

의료 광고에는 척추 수술이 유난히 많다. 수많은 의료 광고에 휘둘리지 말고 정확한 판단으로 적절한 치료법을 선택해야 한다.

택적 수술elective surgery을 시행한다. 선택적 수술이 필요한 경우는 ⓐ6주 이상 보존적 치료로 통증이 조절되지 않는 방사통이 지속되는 경우, ⓑ4주 내지 6주 이상 근력 약화가 지속되는 경우, ⓒ자주 재발하여 보행장애, 기립장애 또는 저림증으로 일상 생활 또는 직장 생활에 지장이 있는 경우다.

그러나 요통만 있거나, 요통이 주요 증상인 경우는 수술 성공률success rate이 높지 않기 때문에 신중하게 수술을 받아야 한다.

추간판탈출증이라고 해서 모두 수술적 치료가 필요한 것은 아니다. 추간판탈출의 많은 경우는 자연 회복된다. 자연 회복된다고 하여 탈출된 추간판이 원래 위치로 다시 들어가는 것은 아니다. 시간이 경과함에 따라 대부분 탈출된 추간판은 분해되고 흡수되어 그 크기가 줄어든다. 시간 경과에 따라 탈출된 추간판의 크기가 줄어들어가면서 눌려 있던 신경근이 풀어져 다리 통증이나 허리 통증과 같은 추간판탈출증 증상이 조금씩 호전된다. 따라서 추간판탈출은 자연 회복되는 경우가 많아 초기에 성급하게 수술하는 것은 옳지 않다.

그러면 자연 회복될 때까지 어느 정도 기간을 기다려보았다가 수술하는 것이 좋을까? 대체로 추간판탈출증 증상이 발생하면 처음 6~8주 동안은 먼저 증상 완화를 위해 진통제 등의 약물을 투여(증상 치료)하고 따뜻한 물에 반신 목욕(하루 10~15분, 매일 또는 이틀에 한 번)을 하고 통증이 심해지는 자세나 행동을 피하고 자세를 자주 변화시키며 가벼운 스트레칭 등의 보존적 치료를 먼저 해보고, 만약 이러한 보존적 치료로 증상이 호전되지 않거나 증상이 오히려 악화되는 경우에 수술하는 것이 추간판탈출증에 대한 수술적 치료의 원칙이다.

추간판탈출증을 완치한 후에 학업이나 업무를 지속하겠다고 휴학을 하거나 휴직하는 것은 아무런 도움이 안 된다. 본인이 원하는 기간 안에 또는 어떠한 노력을 한다고 해서 추간판탈출증이 완치되는 것은 아니다. 완치 대신 통증이나 불편한 증상을 잘 조절하고 생활 습관을 잘 관리해야 한다. 추간판탈출증이 발생하면 초기에는 상당히 심한 통증이 발생한다. 심한 통증이 발생하고 지속된다고 해서, 수술적 치료를 급하게 선택하는 것은 성급한 결정이고 올바른 치료라고 할 수 없다.

일반적으로 추간판이 뾰족하게 튀어나온 추간판탈출은 둥글게 튀어 나온 추간판탈출보다 통증이 심하여 수술적 치료가 필요한 경우가 많다. 또 수핵 이외 섬유륜, 연골종판cartilage end plate 또는 윤상 골단apophyseal bone이 주로 탈출된 경우는 시간이 경과되어도 잘 흡수되지 않아 수술이 필요한 경우가 많다.

(3) 수술의 시기timing

응급 수술이 필요한 추간판탈출증을 제외한 일반적인 추간판탈출증에 대한 선택적 수술인 경우, 보존적 치료로 증상이 호전되지 않는다면 증상 발생 후 6주에서 6개월 사이에 수술받는 것이 수술 결과가 가장 좋은 수술의 적정 시기다.

추간판탈출증에 의한 급성 방사통(좌골신경통)은 치료하지 않아도 약 90%에서 증상이 발생한 지 4~6주 안에 호전된다. 따라서 추간판탈출증이 발생해도 대부분(90%) 수술 없이 자연 회복될 가능성이 높으므로 추간판탈출증 증상이 발생한 지 최소한 6주 이전에 수술받는 것은 피해야 한다. 그렇다고 1년 이상 오랜 기간 동안 수술받지 않고 증상이 호전될 때까지 보존적 치료를 받는 것은 좋을까? 장기간 보존적 치료를 고집하는 것도 현명하게 치료를 선택하고 있다고 볼 수 없다. 1년 이상 보존적 치료로 증상이 호전되면 다행이지만, 호전되지 않아 결국 수술을 받게 되는 경우가 있기 때문이다. 1년 이상 보존적 치료를 받다 수술을 받으면 수술 결과가 1년 이내에 수술받은 결과보다 나쁘다. 즉, 추간판탈출증 증상이 발생한 지 6개월 이내 수술받아야 수술 결과가 양호하다는 연구 보고가 있으며, 심지어 조기 수술early surgery(6주에서 12주 사이에 수술한 경우) 결과가 늦게 수술받은 결과보다 양호하다는 연구 보고도 있다.

따라서 추간판탈출증에 대한 수술은 최소 6주 이내 너무 일찍 수술 받는 것은 금물이지만 6개월 이상 너무 늦게 수술받는 것도 수술 결과가 좋지 않으므로 주의해야 한다. 그러므로 추간판탈출증이 최초 6주간 보존적 치료로 증상이 호전되지 않는다면 증상 발생 이후 6주에서 6개월 사이가 수술 결과가 가장 좋은 적정 수술 시기임을 고려해서 치료 계획을 세워야 한다.

그러나 추간판탈출에 의해 배변과 배뇨 장애의 마미증후군 또는 하지 근력이 지속적으로 저하되는 경우는 응급 수술이 필요하다. 마미증후군이 발생한 경우는 증상이 발생한 지 최소 24시간 이내에 수술을 받아야 증상이 호전될 가능성이 높다(24시간 이내 수술: 24시간 이후 수술 = 87% 호전 : 43% 호전).

족하수(발목이 발등 쪽으로 올라가지 않는 근력약화)가 발생한 경우 응급 수술을 시행하기도 하나 수술 시기와 호전은 관계가 없는 것으로 알려져 있다. 다만 수술 전 발목의 근력 상태가 수술 후 근력 상태와 가장 밀접한 관계가 있어, 수술 전 근력이 상당히 약화되어 있으면 수술 후 호전될 가능성이 낮고, 근력 약화가 경미하면 수술 후 호전 가능성이 높다. 그리고 25세에서 40세까지의 환자는 수술 후 6주 이내에 호전될 가능성이 높다.

긴급수술은 일반적으로 증상이 발생한 지 10일 이내 수술한 경우를 말한다. 추간판탈출증 수술에서는 통증이 점점 심해지거나 근력이 점차 약해지는 경우 긴급수술을 한다.

(4) 수술의 장점

수술적 치료는 보존적 치료와 비교하여 증상을 더 빠르게 호전시키는 장점이 있다. 그러나 수술 후 증상 호전은 연구 결과마다 차이가 있다. 수술 후 3개월까지는 수술 결과가 양호하나 그 이후는 수술 결과와 보존적 치료 결과의 차이가 없다는 연구 결과(BMJ Open 2016;6:e012938)가 있으며, 수술 후 8년까지도 보존적 치료 결과에 비해 수술 결과가 양호하다는 연구 결과(Spine 39:3-16, 2014)도 있다. 대체로 수술 후 1~2년까지는 수술 후 결과가 보존적 치료 결과보다 양호하지만, 1~2년 이후는 수술 결과와 보존적 치료 결과가 차이 없이 모두 양호한 결과를 보인다는 연구 보고가 가장 설득력이 있다.

즉, 1983년 척추 의학 학술지〈스파인Spine〉에 126명 환자를 대상으로 수술한 환자와 수술하지 않고 보존적 치료를 시행한 환자를 10년 동안 비교한 연구 결과가 발표되었다. 이 결과에 의하면, 치료 후 1년이 경과되었을 때 수술한 환자들의 92%가 증상 호전을 보였고, 수술하지 않고 보존적 치료를 시행한 환자들의 60%가 증상 호전을 보였으며, 4년 이후에는 수술받은 환자들이 약간 더 나은 결과를 보였으나, 통계학적으로 두 그룹 간의 차이는 없었다. 또 2006년 한 연구 결과에서는 치료 후 2년 경과하면 수술한 환자 또는 수술하지 않고 보존적 치료를 한 환자 모두 증상이 호전되었다는 보고가 있었고, 2008년 영국 의학 학술지에는 조기 수술early surgery 받은 환자(141명)의 방사통이 빨리 회복되었으나, 1년 경과하면 보존적 치료 받은 환자(142명)의 결과와 비슷하다는 연구 보고가 있다.

(5) 수술 성공률

일반적으로 암을 포함한 많은 질병에 있어서 효과적인 치료법을 선택하기 위해서는 그 치료법의 성공률, 합병증 발생률 그리고 사망률 같은 중요 지표를 참고한다. 일반적으로 병원에서 수술받기 전에는 수술 후 발생할 수 있는 합병증 발생률complication rate 또는 사망률mortality rate 등과 같은 설명을 수술 집도의사에게 설명을 듣게 되나 수술의 성공률success rate에 대해서는 대체로 설명을 듣지 못하는 경우가 많다. 근래 영국 등 선진국에서는 외과 의사의 수술 성공률이 공개되어야 한다고 주장하는 목소리가 커지고 있다.

사망률과 합병증 발생률은 비교적 계산이 단순하다. 그러나 수술의 성공률은 간단하지 않다. 특히 종양 제거 수술이 아니고 통증 때문에 수술하는 경우는 성공의 기준을 설정하기가 쉽지 않기 때문이다. 즉 통증은 객관적 수치로 측정할 수 없고 환자의 주관적 호소에 따라 판단해야 하기 때문이다.

추간판탈출증 수술의 성공률은 전체 수술에서 ⓐ수술받고 6개월 이내에 동일한 부위의 병변으로 재수술이 필요한 경우(수술받은 지 6개월 이내에 재수술이 필요하였다면 성공한 수술이 아니고 실패한 수술이다), ⓑ수술 전 통증보다 50% 미만의 통증 감소가 있는 경우(통증이 50% 미만으로 감소되었다면 실패한 수술이다), ⓒ수술 전에 없었던 증상이 수술 후 발생된 경우(수술 후 새로운 증상 또는 합병증이 발생하였다면 실패한 수술이다), ⓓ수술 후 1개월 이내에 사망한 경우(수술 후 사망한 경우는 실패한 수술이다), ⓔ계획된 입원 기간을 초과하여 입원 치료한 경우(수술 후 장기간 입원이 필요한 경우 실패한 수술이다) 등이 없었던 수술 사례의 비율percentage로 계산할 수 있다.

추간판탈출증으로 수술받은 환자가 한 달도 되지 않아 추간판탈출이 재발되어 재수술을 받았다고 호소하는 경우가 있다. 이것은 추간판탈출의 재발이 아니고 처음 수술이 불충분하게 된 것으로 탈출된 추간판을 불충분하게 제거했기 때문이다. 추간판탈출의 재발은 수술받은 지 최소 6개월간은 증상이 호전된 이후 다시 증상이 발생된 것을 일컫는다. 수술받은 지 한 달도 경과되지 않아 추간판탈출이 재발되었다고 재수술받은 것은 재발된 것이 아니라 처음 수술이 실패한 것일 뿐이다.

앞으로 우리나라에서도 의료계의 반발이 있더라도 국민건강 수호와 수술이 필요한 국민의 알 권리 또는 의사 선택권을 위해 의사 각자의 수술 성공률의 공개에 대한 논의를 검토할 필요가 있다.

(6) 수술 결과를 결정하는 세 가지 요인

대부분의 환자들이 수술을 앞두고 수술 방식에 대해 고민하면서도, 수술을 집도하는 의사 선택에는 신중을 기울이지 않는 경향이 있다. 수술 방식보다 더 중요한 것은 수술하는 집도 의사를 잘 선택하는 것이다. 마치 결혼을 앞두고 배우자를 잘 선택하는 것과 같다. 평생을 책임질 집도 의사를 잘 선택해야 한다. 수술만 하고 수술 후에는 나 몰라라 하고 책임지지 않는 무책임한 의사는 피해야 한다.

동일한 이름의 수술이라고 하여 누가 수술하든지 동일한 결과를 얻는 것은 아니다. 수술은 수술하는 의사에 따라 수술 결과가 크게 달라질 수 있기 때문이다. 의학적으로 검증된 미세현미경 추간판절제술이라고 해도 수술하는 의사에 따라 수술 방식과 수술 수기가 조금씩 다르기 때문에 수술 결과에 차이가 있을 수 있다. 다른 모든 수술과 마찬가지로 척추 수술도 수술 후 환자의 여생을 좌우한다. 수술을 잘 받으면 여생 동안 편하게 지낼 수 있지만, 수술을 잘못 받으면 여생 동안 환자로 지내며 고통을 달고 살아야 한다.

수술 후 결과를 결정하는 가장 중요한 첫 번째 요인은 수술해서 고칠 수 있는 병(또는 상태)과 수술로 치료되지 않는 병(또는 상태)을 잘 구분하여 수술받는 것이다. 이를 의학적으로 수술 적응증surgical indication이라고 부른다. 수술 적응증도 수술하는 의사에 따라 광범위할broad 수도 있고 좁을narrow 수도 있다. 일반적으로 광범위한 수술 적응증으로 수술하는 의사를 주의해야 할 필요가 있으며, 좁은 수술 적응증으로 수술하는 의사를 선택하는 것이 오히려 신중하여 안전할 수 있다. 요통만 있는 경우는 대부분 수술로 해결되지 않기 때문에, 요통이 주 증상인 경우는 수술에 신중해야 한다.

물론 일반 환자들은 자신의 상태가 수술로 치료될 수 있는 것인지, 수술로 치료될 수 없는 상태인지를 구별할 수 없다. 대부분의 환자는 수술적응증을 전혀 알지 못하고 있기 때문이다. 수술해서 호전될 가능성이 낮은 상태에서 수술받으면 수술 후 고생만 할 수 있다. 또한 시술을 포함한 모든 수술을 즉흥적으로 결정해서는 안 된다. 그리고 수술이 아닌, 다른 치료법은 없는지, 또는 다른 의사도 수술이 반드시 필요하다고 판단하는지 이차 의견second opinion을 들어보는 것이 안전하다.

수술 후 결과를 결정하는 두 번째 요인은 수술 방법과 방식이다. 대부분 수술 방식에 대해서는 치료 효과와 부작용에 대한 의학적 검증이 이미 되어 있다. 아무리 최신 또는 첨단이라고 수식하고 있는 치료법들도 치료 효과와 부작용에 대한 의학적 검증이 부족하면 피해야 한다. 대부분의 최신 치료법은 치료 효과와 부작용 및 장기적인 결과가 검증되어 있지 않기 때문에 피하는 것이 좋다. 추간판탈출증에 대한 수술적 치료로 현재까지 검증되고 권할 수 있는 표준 수술법gold standard은 미세현미경 추간판절제술microscopic discectomy이다.

수술 후 결과를 결정하는 세 번째 요인은 수술을 집도하는 의사를 잘 선택하는 것이다. 수술하는 병원이 대학병원, 종합병원, 척추전문병원 또는 일반 병원인가를 선택하는 것도 중요하나 집도하는 의사를 신중하게 잘 선택해야 한다. 어느 병원이 내시경 수술을 잘한다 또는 어느 병원이 레이저 수술을 잘한다는 소문만 믿고 그 병원에서 수술을 선택하면 낭패를 볼 수 있다. 수술하는 집도 의사의 지식, 경험, 성품(판단력, 책임감, 도덕성, 상업성 여부)과 성격(섬세함, 꼼꼼함, 완벽함), 그리고 수술 술기surgical skill 등이 수술 결과를 좌우한다.

일부 병원에서는 의사가 자주 바뀌기도 한다. 의사가 자주 바뀌면 수술 후 경과를 책임질 의사가 없어지게 된다. 일반적으로 다른 의사가 수술한 환자를 수술 후 잘 돌봐줄 수 있는 의사는 그리 많지 않다. 수술 집도 의사가 오래 근무하고 있는지, 수술 후에도 계속 근무하는 건지, 다른 의사들은 장기간 근무하고 있는지 등을 살펴보면 수술 후 관리를 잘 할 수 있는지 여부를 알 수 있다. 수술 후 관리도 중요하므로 수술 후 책임지고 지속적으로 잘 관리할 수 있는지도 알아보고 수술을 맡겨야 한다. 수술만 하고 사라지는 의사를 선택해서는 안 된다.

김영사는 독자를 섬깁니다

우리가 만든 책을 독자께서 기쁘게 읽을 때 가장 행복합니다

에세이 | 인물 | 마음명상 | 인문역사 | 소설 | 경제경영 | 과학 | 건강 | 육아학습

에세이

죽은 자의 집 청소

누군가 홀로 죽은 집, 쓰레기가 산처럼 쌓인 집, 오물이나 동물 사체로 가득한 집…. 안타깝고 참혹한 현장에서도 '인간다움'을 놓지 않은 어느 특수청소부의 에세이.

김완 | 13,800원

제가 한번 해보았습니다, 남기자의 체험리즘

네이버 기자페이지 구독자 수 1위 남형도 기자의 에세이. '애 없는 남자의 육아체험' '집배원과 소방관 하루 체험' 등 타인의 일을 직접 체험하고 느낀 점을 모아 담은 책.

남형도 | 15,000원

사랑한다는 말은 언제라도 늦지 않다

《누구나 혼자이지 않은 사람은 없다》 김재진 시인 6년 만의 신작 산문집. 만남과 이별이 가득한 세상에서, 사람은 가도 사랑은 남는다. 사랑한다는 말은 언제라도 늦지 않다.

김재진 | 14,800원

노래가 필요한 날

포크 밴드 '동물원' 출신 싱어송라이터이자 정신건강의학과 전문의 김창기가 전하는 따스한 참견과 응원. 냉철함과 다정함의 언어로 우리를 다독이는 음악 심리학.

김창기 | 14,800원

나를 돌보지 않는 나에게

내면의 빛과 그림자를 탐구해온 작가 정여울의 마음치유 이야기. 나를 돌보는 법을 잊어버린 당신의 무너진 감정을 일으켜 세우는 다정한 처방책.

정여울 | 13,800원

어떤 양형 이유

책망과 옹호, 유죄와 무죄 사이에 서 있는 한 판사의 기록. 세상이 평온할수록 법정은 그만큼 참혹해진다. 판사가 복원한 법정 뒷면의 번민과 고통.

박주영 | 14,000원

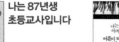

나는 87년생 초등교사입니다

초등교사의 안정성, 워라밸 너머의 현실에 대한 솔직한 고백. 열정과 타협 사이에서 흔들리는 밀레니얼 교사들의 이야기.

송은주 | 15,000원

나는 아직, 어른이 되려면 멀었다

60만 독자의 선택을 받은, 내면을 그리는 작가 강세형 에세이. 우리가 무심코 놓쳐버린 삶의 빈 조각들을 채워줄 설렘, 두근거림, 위안의 이야기.

강세형 | 11,000원

학문의 즐거움

즐겁게 공부하다 인생에 도통한 어느 늦깎이 수학자의 이야기. 평범한 두뇌의 그가 수학의 노벨상 필즈상을 받고, 업적을 이루어낸 비결.

히로나카 헤이스케 | 방승양 옮김 | 12,800원

한국의 다서

한 권에 모두 담은 우리 차 문화의 정신과 역사. 조선 지성사 탐구의 대가 정민 교수와 차 전문 연구자 유동훈 박사가 차에 관한 교류와 역사를 정치하게 풀어낸 다서 연구의 완결판!

정민 · 유동훈 | 33,000원

다산선생 지식경영법

전방위적 지식편집자 정약용의 지식경영과 공부전략. 탁월한 사고와 과학적인 논리로 현대에도 유용한 지식경영의 핵심과 요체.

정민 | 25,000원

일침

진흙탕 같은 세상에서 잃어버린 나를 어떻게 찾을까? 생각을 잡아둘 뿐 아니라 막힌 생각까지 단숨에 꿰뚫는 정문일침.

정민 | 14,000원

문장의 시대, 시대의 문장

사람과 시대를 탐구해온 역사가 백승종 교수의 500년 조선사를 가로지르는 명문장 이야기. 시대가 쓴 문장과 문장이 그린 세상에 관하여.

백승종 | 14,800원

조선명저기행

조선은 무엇을 생각하고 무엇을 읽었는가? 《연려실기술》부터 《열하일기》까지 조선 최고의 베스트셀러를 만난다.

박영규 | 13,000원

크리미널 조선

조선을 뒤흔든 70가지 범죄부터 치밀한 과학수사, 재판 과정까지. 밀리언셀러 실록사가 박영규가 밝힌 500년 조선의 죄와 벌.

박영규 | 15,000원

깊은 마음의 생태학

우리 인문학을 세계 수준으로 끌어올린 한국의 석학 김우창 교수의 강철 같은 사유. '이성과 마음'의 문제를 생생하게 파헤친다.

김우창 | 27,000원

짓기와 거주하기

노동과 도시화 연구의 세계적 석학 리처드 세넷의 도시 독법. 분리와 차별을 넘어 다른 사람들과 도시에서 함께 살기 위한 안내서.

리처드 세넷 | 김병화 옮김 | 22,000원

행복에 걸려 비틀거리다

탁월한 심리 실험과 통찰력 있는 연구를 통해 밝혀낸 행복의 비밀! 행복해지고 싶다면 행복의 지도를 다시 그려라.

대니얼 길버트 | 최인철·김미정·서은국 옮김 | 14,900원

이야기 인문학 · 비즈니스 인문학

언어천재 조승연과 재미있게, 만만하게 인문학 하기!

영어 단어 하나로 시작해 인간과 세계를 꿰뚫는 맛있고 영양가 넘치는 인문학 이야기. 세계사, 심리, 인간사회, 예술, 경제경영에서 찾은 인문학적 지혜와 색다른 재미를 만날 수 있다.

조승연 | 15,000원 · 14,000원

6장

추간판탈출증에 대한 다양한 수술법

1. 수술현미경(미세현미경) 추간판절제술

2. 고주파 수핵성형술 · 고주파 수핵감압술

3. 섬유륜성형술 · 디스크 내 전기열 치료술

4. 경피적 경막외 신경성형술 PEN

5. 경막외 내시경 레이저 시술 ELND

6. 추간공확장술

7. 경피적 추간판절제술 PLD

8. 경피적 레이저 추간판절제술 PLDD

9. 경피적 내시경 추간판절제술 PELD

10. 경피적 내시경–레이저 (병용) 추간판절제술

11. 뉴클레오톰을 이용한 경피적 자동 추간판절제술

12. 디컴프레서를 이용한 경피적 요추추간판감압술

13. 뉴클레오톰을 이용한 관혈적(현미경) 척추디스크 수술 AOLD

14. 관혈적 레이저 미세추간판절제술 OLM

15. 카이모파파인 화학적 수핵용해술

16. 카이모파파인 이외의 화학적 수핵용해술

17. 인공 디스크 치환술 ADR

18. 척추 나사못 고정술

19. 척추 연성 고정술

20. 줄기세포 치료

21. 투 포트 내시경 척추 감압술(양방향 내시경 수술)

22. 척추관 풍선확장술

Ranking of Various Treatments for Lumbar Herniated Disc

현재 추간판탈출증에 대한 수술적 치료는 매우 다양하게 알려져 있다. 이들 방법 중에는 유행처럼 일시적으로 잠시 시행되었다 없어진 방법도 있고 꾸준히 발전하고 개선되는 수술법도 있다.

추간판탈출증에 대한 수술법은 매우 여러 가지가 있지만 크게 다섯 가지로 구분할 수 있다. ⓐ탈출된 추간판을 직접 제거하는 직접 제거direct removal of herniated disc 수술법(여기에는 두 가지 방법이 있다), ⓑ탈출된 추간판을 직접 제거하는 것이 아니라 추간판 내부의 압력을 감소시켜 탈출된 추간판이 줄어들게 하는 간접 제거indirect removal of herniated disc 수술법(여기에는 여덟 가지 방법이 있다), ⓒ탈출된 추간판을 제거하거나 추간판 내부를 수술하는 것이 아니라 신경근 주변에 약물을 투여하는 등의 방법으로 증상을 줄이는 방법no removal of herniated disc(여기에는 세 가지 방법이 있다), ⓓ수술 방법을 두 가지 이상 병용하여 동시에 시행하는 방법(여기에는 세 가지 방법이 있다)이 있다. 그리고 ⓔ추간판을 완전히 제거해버리는 방법(여기에는 두 가지 방법이 있다)

이 있다.

첫 번째 방법인 탈출된 추간판을 직접 제거하는 수술이 이론적으로 가장 타당한 수술법이고 실제로 수술 효과가 가장 좋다. 이러한 수술 방법의 가장 대표적인 수술 방법은 미세현미경 추간판절제술로, 현재까지 표준 수술법gold standard으로 알려져 있다. 탈출된 추간판을 직접 제거하는 수술에는 ⓐ수술현미경을 이용한 수술현미경(미세현미경) 추간판절제술microscope discectomy/microdiscectomy과 ⓑ내시경을 이용한 (경피적) 내시경 추간판절제술PED/Percutaneous Endoscopic Discectomy이 있다.

두 번째 방법으로는 탈출된 추간판을 직접 제거하지 않고 탈출된 추간판이 간접적으로 줄어들게 하는 간접 제거 수술법이 있다. 이 수술법은 대부분 경피적 방법으로, 가는 관(대부분 직경 10mm 내외)을 추간판 내부에 삽입하여 추간판을 제거한 다음 추간판 내부압력을 떨어뜨려 탈출된 추간판이 줄어들기를 기대하는 수술 방법이다. 이러한 수술법을 총칭하여 추간판 내 수술 또는 시술(intradiscal surgery 또는 intervention)이라고 부르며 여러 가지 수술 술식들이 시행되고 있다. 그리고 추간판 내부의 추간판을 제거하는 수술 술식에는 ⓐ기계적으로 추간판을 제거하는 방법, ⓑ화학물질을 주입하여 추간판을 용해시키는 방법, ⓒ고주파, 전기 또는 레이저를 이용하여 열로 추간판을 태우거나 줄어들게 하는 방법이 있다.

그중 기계적으로 추간판을 제거하는 방법에는 ⓐ경피적 추간판절제술PLD/Percutaneous Lumbar Discectomy, ⓑ뉴클레오톰Nucleotome을 이용한 경피적 자동 추간판절제술Automated percutaneous discectomy, ⓒ디컴프레서Dekompressor를 이용한 경피적 요추추간판 감압술이 있다.

그리고 화학물질을 주입하여 추간판을 용해시키는 방법에는 ⓐ카이모파파인 화학적 수핵용해술Chemonucleolysis with chymopapain과 ⓑ카이모파파인 이외의 여러 화학 물질을 이용한 수핵용해술Chemonucleolysis이 있다.

또 고주파, 전기 또는 레이저를 이용하여 추간판을 제거하는 방법에는 ⓐ고주파 수핵성형술(디스크 수핵성형술Nucleoplasty/plasma disc decompression), ⓑ섬유륜성형술(디스크 내 전기열 치료술Annuloplasty), ⓒ경피적 레이저 추간판절제술(레이저 추간판 감압술PLDD/Percutaneous Laser Disk Decompression)이 있다.

세 번째 방법으로 탈출된 추간판을 제거하거나 추간판 내부를 제거하지 않고 척추관에 있는 신경근 주변에 약물을 투여하거나 신경근 주변을 조작하는 방법이 있다. 이 방법에는 ⓐ경피적 경막외 신경성형술PEN/Percutaneous Epidural Neuroplasty, ⓑ경막외 내시경 레이저시술ELND/Epiduroscopic Laser Neural Decompression, ⓒ추간공확장술 등이 있다. 이러한 방법으로는 탈출된 추간판이 치료될 수 없다. 단지 통증을 일시적으로 감소시키는 효과만 있다.

네 번째 방법으로는 기존의 수술법에서 두 가지 이상의 수술법을 병행하여 동시에 수술하는 방법이다. 이러한 방법에는 ⓐ관혈적 레이저 미세추간판절제술OLM/Open Laser Microdiscectomy, ⓑ경피적 내시경 레이저 (병용) 추간판절제술PELD/percutaneous endoscopic laser discectomy, ⓒ뉴클레오톰Nucleotome을 이용한 관혈적(현미경) 척추디스크수술AOLD/Automated Open Lumbar Discectomy 등이 있다. 이렇게 두 가지 이상의 수술법을 병용하는 것은 치료 비용만을 증가시킬 뿐이고 치료 효과가 높아지는 것은 아니므로 권장하지 않는다.

다섯 번째 방법으로는 추간판을 완전히 제거하는 방법으로 ⓐ인공디스크 치환술Artificial Disc Replacement과 ⓑ 척추고정술Spinal Screw Fixation이 있다.

요즘 신문이나 TV 또는 인터넷 광고 등에 추간판탈출증 치료에 대한 시술과 수술(시술을 포함)이 매우 다양하게 소개되고 있다. 그리고 유사한 수술법임에도 불구하고 수술하는 병원마다 다르게 부르고 있어 동일한 수술법인지 다른 수술법인지 구별하기 어렵고, 심지어 영어 약자로 부르고 있어 일반인들은 더욱 이해하기 힘들다. 의학계에서조차 여러 수술에 대한 통일된 수술 명칭과 수술 방법을 명확하게 정의하고 있지 않아 혼랍스럽다. 따라서 많이 시행되고 있는 수술법과 과거에 시행되었으나 현재는 시행되고 있지 않은 수술법까지 독자들의 이해를 돕기 위해 다음과 같이 다양한 수술법을 간략히 소개한다.

★★★★☆
1 수술현미경(미세현미경) 추간판절제술: 표준 수술법

추간판탈출을 적극적으로 치료하는 방법은 탈출된 추간판의 조각을 수술로 제거하는 것이다. 1934년 추간판탈출증의 병리해부학적 원인이 밝혀진 후 추간판절제술의 수술 방법은 지속적으로 개선 발전되었다. 초기에는 피부 절개와 척추 후궁의 척추뼈를 많이 제거하고 신경을 둘러싸고 있는 경막도 절개하여 탈출된 추간판을 제거하였다. 그런데 이러한 수술 방법은 수술 후 후유증과 합병증을 많이 발생시켰다. 그 후 수술 기구와 수술 술식이 발전하면서 피부 절개 부위가 작아지고 척추 후궁의 척추뼈도 열쇠 구멍key hole 크기로 작게 제거하여 탈출된 추간판을 절제하는 방법으로 개선되었다.

추간판절제술의 역사에서 가장 획기적인 발전은 1953년 수술현미경이 개발되어 미세 수술이 가능해진 것이다. 수술현미경 사용으로 수술 결과는 향상되었고 수술 후 합병증과 후유증은 감소하게 되었다. 1967년 야사길Yasargil은 처음으로 수술현미경을 이용하여 요추부 추간판절제술을 시행했고, 1977년에 105명의 수술 사례를 보고했다. 그후 1970년대 후반과 1980년대에 수술현미경 사용이 보편화되었고, 1979년에는 로버트 윌리엄스Robert Williams가 534명의 수술 사례를 보고했다. 1990년대 초에는 정형외과 의사인 존 맥컬로치John McCulloch가 미세추간판절제술microdiscectomy을 보고하기도 했다.

수술 기구와 수술현미경의 지속적 발전으로 현재는 약 2.5cm 피부 절개를 통해 추간판절제술이 가능해졌으며, 마취 기술의 발전으로 수술 시간과 입원 기간이 줄어들었다. 현재까지 미세현미경(수술현미경) 추간판절제술은 수술 후 후유증과 합병증 발생률이 낮고, 수술 성공률이 가장 높으며, 수술 결과가 가장 좋은 추간판절제술의 표준 치료법으로 자리잡고 있다.

과학의 발전으로 수술현미경이 지속적으로 발전하여 현재 최신 수술현미경인 칼 자이스Carl Zeiss의 수술현미경(OPMI Pentero 900)은 수술 활동 거리working distance가 200~500mm, 1:6 줌기능, 수술 시야

그림 80 수술현미경(미세현미경) 추간판절제술을 위한 수술실 전경

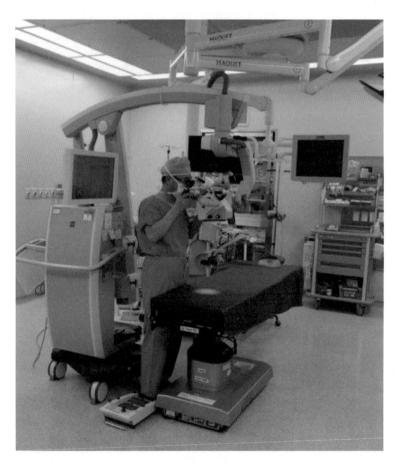

필자가 수술현미경인 칼 자이스Carl Zeiss의 수술현미경(OPMI Pentero 900)을 수술대 위에서 점검하는
모습이다.

10배 확대, 자동 초점auto focus, 제논 조명의 밝기 조절, 수술 시야의 높은 선예도, 자동 발란스, 디지털 영상 저장 장치, 원터치의 자유로운 시야 각도angle of view 변경, 자유로운 수술 공간, 특수 조영제 촬영 장치 등을 갖추어 위험한 부위를 수술할 때도 주변의 위험한 구조물을 손상시키지 않고 수술이 가능하게 되었다. 내시경 수술은 2차원 관찰인 반면에 수술현미경은 3차원으로 수술 부위를 관찰할 수 있는 것이 가장 큰 장점이다.

수술현미경 사용으로 밝은 조명 아래서 수술 부위를 여러 각도의 3차원으로 확대하여 관찰할 수 있기 때문에 주변의 아주 작은 혈관 또는 신경 손상을 일으키지 않고 수술할 수 있게 되어, 수술 후 출혈, 신경 손상 등의 후유증 또는 합병증 발생을 줄일 수 있게 되었다.

다음은 환자들이 자주 하는 질문에 대한 답변이다.

질문 1: 수술로 제거된 척추뼈 일부(척추 후궁)는 그대로 두어도 괜찮은가?

미세현미경 추간판절제술을 시행하는 경우 척추 후궁의 척추 뼈를 부분적으로 제거한다고 설명을 들은 일부 환자들은 뼈를 제거하여도 이상이 없는지 궁금해한다. 수술 시 척추 후궁은 일반적으로 척추 후궁의 3mm 정도만 절제하고 대부분의 척추 후궁은 그대로 보존한다. 과거 수술현미경을 사용하지 않고 수술하는 경우는 척추 후궁을 전부 절제하기도 했으나, 수술현미경이 도입된 이후는 척추 후궁의 일부분만을 제거하여 추간판을 절제할 수 있게 되었다. 부분적으로 3mm 정도의 척추 후궁 뼈를 절제해도 척추 건강에 아무런 이상이 발생하지 않으며 제거된 척추 후궁 부위를 어떤 물질로 채우거나 보충하지 않고 수술을 마친다.

질문 2: 추간판 제거 후 추간판이 제거된 빈 공간은 무엇으로 보충하나?

추간판절제술은 탈출된 추간판과 추간판 내부에 있는 일부 찢어진 추간판만을 제거하는 것이다. 제거된 추간판 내에 어떤 물질을 채우고 수술을 마치는 것인지, 또는 빈 공간으로 남겨두고 수술을 마치는지 궁금해하는 경우가 있다. 추간판절제술은 탈출된 추간판을 제거하고 추간판 안의 일부 찢어진 추간판을 제거한 다음 빈 공간으로 남겨두고 수술을 끝낸다. 수술 후 빈 공간은 주변의 추간판이 밀려들어와 채워지거나 섬유조직fibrosis으로 채워진다. 따라서 추간판절제술 후에는 추간판의 높이가 일반적으로 낮아진다. 일부 환자에게서 추간판의 높이가 과도하게 낮아지면 후에 완고한 요통 같은 증상이 발생하기도 한다. 그러므로 추간판절제술 시 지나치게 많이 추간판을 제거하면 추간판(디스크) 높이가 많이 낮아지고, 추간판의 높이가 많이 낮아지면 요통이 발생할 수 있으므로 적정한 정도의 추간판만을 절제해야 한다. 그렇다고 해서 탈출된 추간판만 제거하고 추간판 안의 손상된 추간판을 전혀 절제하지 않으면 추간판탈출의 재발이 높아지는 단점이 있다.

질문 3: 추간판탈출이 재발되지 않게 하기 위해 찢어진 섬유륜에 바리케이드 같은 보형물의 보완이 필요한가?

탈출된 추간판을 절제하기 위해서는 이미 찢어진 섬유륜에 적당한 틈이 있으면 그 틈을 통해 추간판 내부의 추간판을 절제하지만, 찢어진 섬유륜 틈이 적거나 잘 보이지 않으면 바깥의 섬유륜에 구멍fenestration을 만들어서 추간판을 제거한다. 이러한 경우, 수술 후 구멍이 난 섬유륜을 무엇으로 막아 두어야 추간판탈출의 재발이 적지 않을까 걱정하는 환자들이 있다. 그러나 섬유륜의 구멍이나 찢어진 섬유륜을 막아서 추간판탈출이 재발되지 않게 하려는 목적으로 보형물(바리케이드)을 추가로 삽입하는 것은 치료 효과가 검증되지 않았고, 이론적으로도 추간판 재발을 방지할 것으로 판단되지 않는다. 오히려 불필요하게 삽입된 보형물로 인한 신경 손상 등의 합병증 발생이 우려될 뿐이다.

*수술현미경(미세현미경) 추간판절제술 수술 사례(그림 81~85)

그림 81 제4-5요추 간 추간판탈출증의 수술 전후 MRI

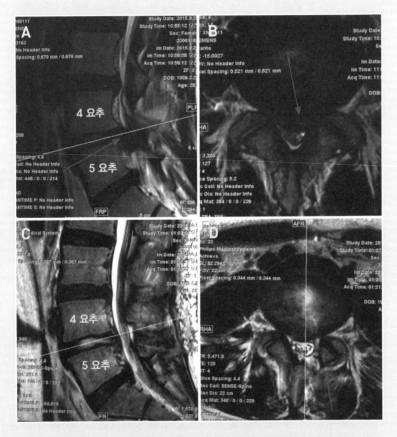

26세 여자의 제4-5요추 간 추간판탈출증의 수술 전 자기공명영상과 수술현미경 추간판절제술 시행 일주일 후 자기공명영상으로, 사진 A(MRI 시상면 영상)와 사진 B(MRI 횡단면 영상)는 수술 전 MRI 영상이며 제4-5요추 간 추간판이 후방 중앙에서 약간 좌측으로 탈출하여 신경관을 압박하고 있다(사진 A, B 화살표). 사진 C(MRI 시상면 영상)와 사진 D(MRI 횡단면 영상)는 수술현미경 추간판절제술 시행한 지 일주일 후 검사한 MRI 영상이며 수술 전에 탈출된 추간판이 제거되어 관찰되지 않으며, 수술에 의한 흔적(사진 D 화살표)이 관찰된다.

그림 82   제4-5요추 간 추간판탈출증의 수술 전후 MRI

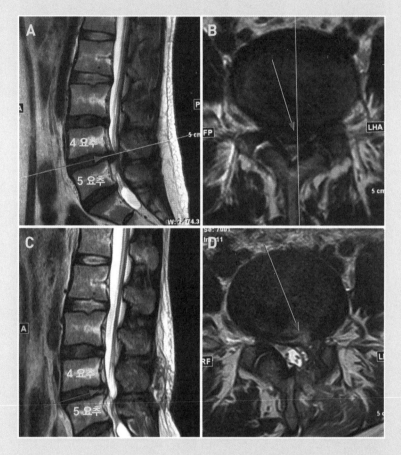

33세 여자의 제4-5요추 간 추간판탈출증의 수술 전 자기공명영상과 수술현미경 추간판절제술 시행 1개월 후 자기공명영상으로, 사진 A(MRI 시상면 영상)와 사진 B(MRI 횡단면 영상)는 수술 전 MRI 영상이 며 제4-5요추 간 추간판이 후방 중앙으로 탈출하여 신경관을 압박하고 있다(사진 A, B 화살표). 사진 C(MRI 시상면 영상)와 사진 D(MRI 횡단면 영상)는 수술현미경 추간판절제술을 시행한 지 1개월 후 검사 한 MRI 영상이며 수술 전에 탈출된 추간판이 완전히 제거되어 관찰되지 않으며, 수술에 의한 흔적이 관 찰된다(사진 D 화살표).

그림 83 제4-5요추 간 추간판탈출증의 수술 전후 MRI

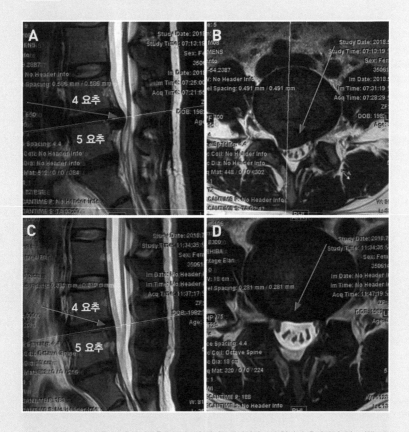

36세 여자의 제4-5요추 간 추간판탈출증 수술 전 자기공명영상과 수술현미경 추간판절제술 시행 7주일 후 자기공명영상으로, 사진 A(MRI 시상면 영상)와 사진 B(MRI 횡단면 영상)는 수술 전 MRI 영상이며 제4-5요추 간 추간판이 우측으로 탈출하여 신경근과 신경관을 압박하고 있다(사진 A, B 화살표). 사진 C(MRI 시상면 영상)와 사진 D(MRI 횡단면 영상)는 미세현미경 추간판절제술을 시행한 지 7주 후 검사한 MRI 영상이며 수술 전에 탈출된 추간판이 완전히 제거되어 관찰되지 않는다(사진 C, D 화살표).

그림 84 제3-4요추 간 추간판탈출증의 수술 전후 MRI

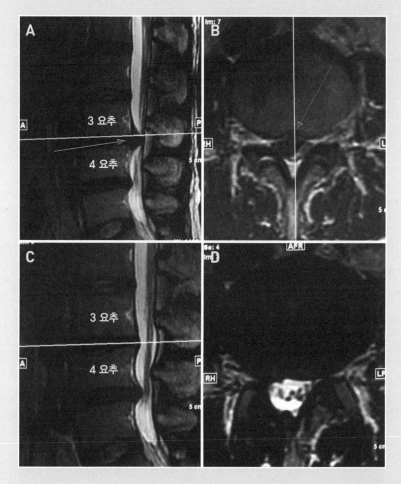

48세 여자의 제3-4요추 간 추간판탈출증 수술 전 자기공명영상과 수술현미경 추간판절제술 시행 7개월 후 자기공명영상으로, 사진 A(MRI 시상면 영상)와 사진 B(MRI 횡단면 영상)는 수술 전 MRI 영상이며 제3-4요추 간 추간판이 우측으로 탈출하여 신경근과 신경관을 압박하고 있다(사진 A, B 화살표). 사진 C(MRI 시상면 영상)와 사진 D(MRI 횡단면 영상)는 수술현미경 추간판절제술을 시행한 지 7개월 후 검사한 MRI 영상이며 수술 전에 탈출된 추간판이 완전히 제거되어 관찰되지 않는다.

그림 85   제4-5요추 간 추간판탈출증의 수술 전후 MRI

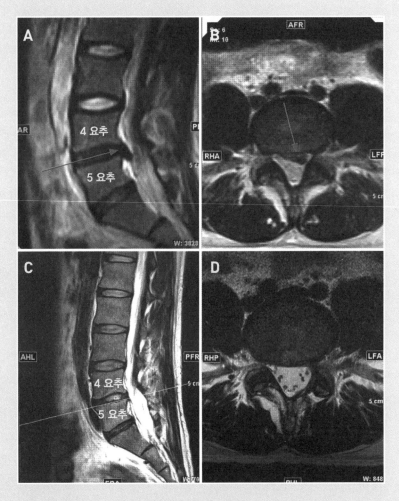

37세 남자의 제4-5요추 간 추간판탈출증 수술 전 자기공명영상과 수술현미경 추간판절제술 시행 2년 7개월 후 자기공명영상으로, 사진 A(MRI 시상면 영상)와 사진 B(MRI 횡단면 영상)는 수술 전 MRI 영상이며 제4-5요추 간 추간판이 후방 중앙에서 좌측으로 탈출하여 신경근과 신경관을 압박하고 있다(사진 A, B 화살표). 사진 C(MRI 시상면 영상)와 사진 D(MRI 횡단면 영상)는 현미경 추간판절제술을 시행한 지 2년 7개월 후 검사한 MRI 영상이며 수술 전에 관찰되던 추간판탈출이 더 이상 관찰되지 않는다.

★☆☆☆☆
2 고주파 수핵성형술·디스크 수핵성형술·수핵성형술·고주파 수핵감압술·디스크 성형술·고주파 시술

고주파 수핵성형술Nucleoplasty/plasma disc decompression은 시술자에 따라 임의로 ⓐ디스크 수핵성형술, ⓑ수핵성형술, ⓒ고주파 수핵감압술, ⓓ디스크 성형술, ⓔ고주파 시술, ⓕ추간판 내 고주파 열치료술ENP/ Electrothermal NucleoPlasty 등으로 다양하게 불리고 있으며, 아직 통일된 수술 명칭이 정립되어 있지 않다. 즉, 이러한 수술의 행위는 의학적으로 명백하고 확실하게 정의되어 있지 않기 때문에 시술자마다 모두 다르게 수술한다. 이러한 수술의 공통점으로 ⓐ고주파 발생 기구를 사용하고 있는 점, ⓑ수술하여 치료하려는 부위가 추간판의 수핵인 점, ⓒ성형술과 감압술이 동일한 의미로 사용된 점 등이 있다.

이 수술 방법의 공통점은 긴 주삿바늘 모양의 전극관(최초 미국 개발 회사는 완드wand, 즉 '마술사의 지팡이'라고 부름)을 추간판 수핵에 삽입하여 고주파를 흘려보내 추간판을 태우지는 않고 쪼그라트려shrink 탈출된 추간판이 줄어들기를 기대하는 것이다. 그러나 어느 정도의 고주파를 어느 시간 동안 어떤 부위에 흘려보내야 하는 것인지는 명확하게 정해진 것이 없어 시술자의 판단에 의해 임의로 행해질 뿐이다.

수핵성형술이라는 용어는 1999년 아드로케어Arthrocare 회사가 스파인 완드Spine Wand라고 하는 기구를 개발하여 추간판 수핵을 부분적으로 제거하는 수술에 사용되었다. 고주파를 이용하여 추간판 수핵을 부분적으로 제거하는 수술 원리는 고주파 수술 기구를 개발한 회사마다 모두 동일하지는 않다. 수핵성형술을 처음으로 개발한 아드로케어 회사의 스파인 완드는 고주파 전극 끝에 플라즈마를 형성하여 수핵의 단백질을 화학적으로 분해하나, 그 이외의 고주파 전극은 수핵을 부분적으로 응고coagulation시켜 추간판 내 압력을 감소시키는 것으로 알려져 있다.

필자는 타 병원에서 고주파 시술을 받았으나 호전이 없어 내원하는 환자들을 종종 진료한 경험이 있다. 고주파 시술을 받은 환자들의 거의 대부분은 고주파 시술을 어느 부위에, 어떻게 받았는지 자세히 알지 못한다. 환자들은 추간판 수핵을 고주파로 응고시키는 시술을 받았는지, 수핵을 코블레이션coblation시키는 시술을 받았는지, 또는 추간판의 수핵이 아니고 섬유륜을 고주파로 태우는 치료를 받았는지, 그리고 어느 부위(제4-5요추 간인지 제5요추-1천추 간인지 또는 다른 부위인지)에 시술을 받았는지 또는 어떤 기구(퍼크디 완드Perc-D wand인지 국내 엘디스큐인지 또는 다른 기구인지)를 사용하여 시술을 받았는지 제대로 이해하지 못하는 경우가 많았다.

여기서는 처음으로 소개되었던 수핵성형술을 위주로 설명하기로 한다. 성형술plasty은 고장난 부분을 고치고 기능을 회복시키는 수술을 의미하는 접미사다. 수핵성형술nucleoplasty은 문자 그대로 해석하면 추간판의 수핵nucleus pulposus을 성형술하는 것이다. 문자 그대로만 생각하면 매우 매력적이지 않을 수 없다. 병들거나 고장난 수핵의 기능을 회복시키고 아름답게 고친다는 수핵성형술은 추간판탈출증을 앓고 있는 사람들에게 매우 호감이 가는 치료법으로 들릴 수 있다. 그러나 결론부터 말하면 수핵성형술로 추간판탈출증을 치료할 수 없고, 수핵성형술의 추간판탈출증 치료 효과에 대한 의학적 근거도 없는 실정이다.

고주파High Frequency/Radiofrequency/RF는 라디오에서 사용되는 높은 주파수(진동수)인 3,000Hz~300GHz를 갖는 전자기파電磁氣波/Electromagnetic wave/電磁波/電波를 뜻한다. 물리학적으로는 주기적으로 세기가 변하는 전기장과 자기장 한 쌍이 파동을 이루며 공간 속으로 전파된다. 일반적으로 사람들에게 이로운 측면을 강조할 때 전자기파라고 하고, 인체에 해로운 영향을 미칠 때는 전자파電磁波/Electromagnetic wave라 말하기도 하지만 전자기파와 전자파는 동일한 것이다.

다만 전자파電磁波/Electromagnetic wave는 전자파電子波/Electron wave와 다르다. 전자파電子波/Electron wave는 양자역학에서 입자의 일종인 전자電子/Electron가 파동적인 성질을 보일 경우 전자파電子波/Electron wave라고 한다.

의료용 전류Electrotherapeutic Current는 치료 목적으로 사용하는 전류로, 직류전류DC, 교류전류AC, 맥동전류PC로 나뉘고, 교류전류는 주파수에 따라 저주파 전류, 중주파 전류, 고주파 전류로 구분된다. ⓐ의료용 저주파 전류low frequency current(1~1000Hz)로 많이 사용되는 주파수는 1~200Hz이며, 전기자극치료EST, 기능적전기자극치료FES, 경피적신경자극치료TENS 등에 이용된다. 그리고 ⓑ의료용 중주파전류middle frequency current(1,000~100,000Hz)로 많이 사용되는 주파수는 4,000Hz이며, 간섭전류치료ICT/Interferential Current Therapy 등에 이용되며, ⓒ의료용 고주파 전류high frequency current(100,000Hz 이상)는 전기수술electrosurgery과 심부투열치료medical diathermy 등에 이용된다.

의료용 고주파 전류는 인체 조직에 고주파 전류를 흐르게 할 때 진동폭oscillation impulse이 매우 짧기 때문에 이온운동이 거의 일어나지 않고 전기화학적 반응electrochemical reaction이나 전기분해 현상electrolytic reaction이 없다. 또한 빠른 진동 전류 에너지는 그 경로 안에서 열에 너지로 변화되는 특징이 있다. 정상 근육을 자극할 수 있는 맥동 기간pulse duration은 1ms(1/1,000초) 정도이나 고주파 전류의 맥동 기간이 0.001ms(1/1,000,000초)에 지나지 않아 다른 전류 형태와는 달리 감각신경 또는 운동신경을 자극하지 않기 때문에 불편감이나 근수축을 일으키지 않으면서 신체 조직 안의 특정 부위를 가열할 수 있다.

★☆☆☆☆
(1) 아드로케어 완드 수핵성형술

아드로케어 완드Arthrocare Perc-D Spine wand를 이용한 수핵성형술은 추간판탈출증 치료에 효과가 있다는 의학적 근거가 없는 치료법이다. 요즈음 고주파 수핵성형술 치료를 받고 증상이 호전되지 않거나 오히려 새로운 후유증 등이 발생하여 내원하는 환자들이 많다. 그래서 이러한 시술을 받기 전에 수핵성형술이 어떤 치료법인지 이해를 돕기 위해 간략히 설명하고자 한다.

미국의 아드로케어Arthrocare 의료기 생산 회사는 퍼크디 완드Perc-D Wand라는 기구를 개발했다. 그리고 이를 사용하여 추간판탈출증을 치료하는 수술을 수핵성형술이라고 하였고, 2004년 미국 식품의약국FDA/Food and Drug Administration의 사용 허가를 승인받았다. 퍼크디 척추 완드Perc-D Spine Wand는 직경 1mm의 4도 또는 8도 휘어진 긴 주삿바늘과 같은 대롱 전극wand을 추간판의 수핵에 삽입하여 12시 방향으로부터 시작하여, 2시, 4시, 6시, 8시, 10시 방향으로 고주파 대롱 전극wand을 1cm 내지 2cm 앞으로 전진하면서 수핵을 코블레이션coblation시키고 다시 1cm 내지 2cm 후진시키면서 응고coagulation시키는 방법으로 수핵에 약 1cc 정도의 빈 공간channel을 만드는 수술이다. 수술 소요 시간은 대략 17분이며, 100,000Hz 고주파 284W의 출력을 발생하는 고주파 발생기(radiofrequency Arthrocare⑧ generator system 2000(Arthrocare Corporation⑧, Sunnyvale, CA))를 사용한다.

그러나 퍼크디 완드로 추간판의 수핵을 1cc가량 제거한다고 해서 디스크 내부압력이 줄어들어 탈출된 추간판이 원위치될 수 있는지는 확실하지 않다. 또한 추간판탈출은 과거에는 수핵만이 탈출되는 것으로 알았으나 추간판탈출증의 증례들이 늘어남에 따라 수핵뿐만 아니라, 수핵을 둘러싸고 있는 섬유륜 또는 수핵의 상부나 하부에 위치하여 척추뼈와 이행하는 부위에 있는 종판 연골end plate cartilage이나 골단골骨端骨/fragmented apophyseal bone 또는 이상 네 가지 물질 중 몇 개의 물질이 함께 탈출되는 것으로 알려졌다. 따라서 수핵의 양을 감소시켜 수핵 내부압력을 줄인다고 해서 섬유륜 또는 종판 연골 또는 골단골이 원위치로 되돌아가지는 않는다. 이와 같이 이론적으로 가능해 보여도 실제 추간판탈출을 치료하는 효과는 대부분 없는 것이다. 우연히 순수하게 수핵만이 탈출된 경우는 수핵성형술로 치료 효과를 볼 수 있을 수도 있겠지만, 많은 추간판탈출증은 순수하게 수핵만 탈출되지는 않는다. 수술의 결과를 운에 맡길 수는 없는 것이다. 운이 좋아 수핵만 탈출된 경우라면 퍼크디 완드로 치료 결과가 좋을 수 있겠으나, 운이 나빠 수핵 이외의 다른 물질이 탈출되었다면 치료 효과는 없다.

코블레이션은 아드로케어 회사의 특허 방법으로 전극 끝에 플라즈마를 형성하여, 전극 주변 조직만을 용해시키고 플라즈마 밖outside of plasma field의 조직에는 손상을 입히지 않는 장점이 있다. 또한 조직 표면 온도가 섭씨 40~70도 사이를 유지하여 주변 조직 손상이 적은 장점이 있다.

코블레이션은 높은 전압의 양극bipolar 고주파 전류radiofrequency current에 의해 발생되며 코블레이션은 플라즈마를 만들게 된다. 이때 형성된 플라즈마가 높은 이온의 물질을 발생시키고, 이 이온 물질이 주변 조직의 단백질을 용해시키고 기화시킨다.

플라즈마

생물학에서는 원형질이나 세포질을 말하며 의학에서는 피의 성분인 혈장이나 림프액을 지칭한다. 물리학에서는 전자와 이온이 분리된 상태로 균일하게 존재하는 물질을 말한다. 고체, 액체, 기체의 상태가 아닌 제4의 물질의 상태를 플라즈마라고 한다. 일반적으로 물질에 열을 가하면 고체, 액체, 기체로 바뀌며 기체 상태에서 계속해서 열에너지를 가하면 기체 분자가 기체 상태를 넘어 원자로 떨어져나가고 전자와 양전하를 가진 이온으로 이온화가 된다. 이렇게 고온에서 전자와 이온으로 분리된 전자와 양전하를 띤 이온들은 음과 양의 전하 수가 같아 중성을 띠고 있는 기체 상태로 바뀌는데, 이것을 제4의 물질 상태인 플라즈마 상태라고 한다.
플라즈마의 구성 성분은 음의 전하를 띤 전자, 양의 전하를 갖는 이온 및 다른 물질과 산화 반응을 잘하는 반응성 활성중성기체, 그리고 보통 상태의 중성기체들로 구성된 물질이다. 그리고 수산화기[OH], 과산화수소[H2O2], 산화질소[NO], 그리고 오존[O3] 등의 활성산소종reactive oxygen species으로부터 방출되는 자외선 그리고 전자기파를 포함한다.

코블레이터 고주파 수술은 섭씨 약 70도의 고주파 저온을 이용해 수술하기 때문에, 주변 조직 손상이 적은 장점으로 이비인후과에서 편도선 절제 수술에 코블레이션이 많이 이용된다. 편도 절제 수술에 코블레이터를 이용하는 것은 낮은 에너지(섭씨 70도)를 이용해 편도를 절제하기 때문에 수술에 의한 조직 손상이 적고 병소만을 국소적으로 축소시킬 수 있는 장점을 가지고 있으며, 수술 후 통증과 출혈의 위험이 낮은 장점이 있다. 또한 수술 중에 점막의 축소 정도를 직접 집도의가 눈으로 확인할 수 있기에 원하는 부위를 원하는 만큼 축소시킬 수 있는 장점도 있다. 한편 일반 전기 소작기electrocautery를 사용하는 경우 조직에 가해지는 온도는 섭씨 450~600도 정도이며 조직을 태워버린다.

아드로케어 완드 수핵성형술의 추간판탈출증 치료 효과에 대한 의학적 근거는 불확실한 수준이다(근거 수준 I 등급, 불확실 수준).

★☆☆☆☆
(2) 엘디스큐 수핵감압술

수핵성형술은 1999년 미국의 아드로케어 회사의 퍼크디 완드 고주파 기구를 이용하여 처음으로 시행되었다. 이와 비슷한 기구로서 우리나라 의료기기 생산 업체인 유엔아이에서 2009년 엘디스큐L'DISQ 라고 하는 고주파 기구를 개발하여, 현재 국내에서는 엘디스큐 기구를 이용한 고주파 수핵감압술이 많이 시행되고 있다.

아드로케어 회사의 퍼크디 완드 고주파 기구와 국내 엘디스큐 고주파 기구는 동일하지 않다. 아드로케어 회사의 퍼크디 완드는 코블레이션이라고 하는 수핵 용해술이 기본적인 기술이다. 그러나 국내 엘디스큐는 코블레이션이 아닌 단순히 응고coagulation에 의해 수핵을 일부 제거하는 기술이다. 따라서 엘디스큐를 사용한 시술은 수핵성형술이라고 할 수 없고 수핵감압술decompression이라 하는 것이 옳다.

인터넷 기사에 다음과 기사가 실린 일이 있다. "이 교수가 개발한 수술법인 엘디스큐L'DISQ 저온 플라즈마 기술은 허리디스크의 비수술적 치료법으로, 엘디스큐라는 침 끝에 고주파열을 내서 돌출된 디스크를 척추 안으로 밀어 넣거나 모양을 변형시킨다." 이 기사에는 엘디스큐가 플라즈마 기술이라고 했는데, 앞에서 설명한 바와 같이 플라즈마 형성 기술은 미국 아드로케어 회사의 코블레이션에 의해 플라즈마가 형성되는 것이며 이는 아드로케어 회사의 특허 기술이다. 아드로케어 회사의 코블레이션과 달리 엘디스큐가 어떤 방법으로 플라즈마를 형성시키는지 그 기전이 명확하게 설명되어 있지 않다. 즉, 엘디스큐의 플라즈마 기술이라는 것이 특허로 보호받는 아드로케어의 코블레이션과 동일한 것인지 또는 이와 다른 엘디스큐의 플라즈마 형성의 독특한 기술과 방법인지 확인되지 않는다.

엘디스큐의 플라즈마 기술의 진위를 떠나서, 추간판탈출증 치료에 있어서 플라즈마에 의한 추간판절제술이 추간판탈출증의 치료에 효과가 있다고 볼 수 있는 의학적 근거는 아직까지 없다.

수핵성형술은 아드로케어 회사의 퍼크디 척추 완드Perc-D Spine Wand를 이용하여 시행하는 추간판 수핵절제술이다. 그러므로 아드로케어 회사의 퍼크디 척추 완드 이외에 고주파 전극을 이용한 수핵 또는 추간판절제술은 엄밀하게 말하면 수핵성형술이라고 할 수 없고 고주파 수핵절제술 또는 고주파 추간판절제술이라고 해야 옳다. 퍼크디 척추 완드를 이용한 수핵성형술은 12시, 2시, 4시, 6시, 8시, 10시 방향으로 고주파 전극을 1cm 내지 2cm를 전진하고 후진했다 함으로 수핵 내에 빈 공간을 형성한다고 설명되어 있다. 그런데 엘디스큐 수핵성형술은 고주파 전극을 어떻게 전진하고 후진하면서 삭마절제削磨切除/ablation와 응고coagulation하는지 명확하지 않고 또 일정한 간격으로 어떻게 고주파 전극의 방향을 바꾸어가면서 삭마절제와 응고를 통해 수핵 내에 빈 공간을 만들 수 있는지 명확하게 설명하는 문헌이 없다. 그리고 엘디스큐의 가장 큰 장점으로 추간판의 수핵 내에서 방향 제어가 가능하다고 하지만, 추간판이 빈 공간 또는 액체로 이루어져 있지 않고 비교적 단단한 고체의 조직으로 이루어져 있는데 어떻게 엘디스큐의 방향 제어가 추간판 내에서 가능할지 의문이다. 엘디스큐의 방향 제어 기능은 공기 속이나 액체 상태 속에서는 가능할 수 있겠으나 소위 물렁뼈라고 하는 추간판 안에서 방향 제어가 가능하다는 주장은 쉽게 납득하기 어렵고 또 어떻게 추간판이 탈출된 부위를 찾을 수 있는지 의구심이 든다. 엘디스큐를 사용한 고주파 치료는 아드로케어 회사의 퍼크디 척추 완드를 이용한 수핵성형술과 동일하지 않아 수핵성형술이라고 할 수 없고, 고주파 수핵감압술이라 불러야 옳다.

추간판탈출증 치료에 대한 엘디스큐 수핵감압술의 의학적 근거는 불확실한 수준이다.

★☆☆☆☆
3 섬유륜성형술Annuloplasty · 디스크 내 전기열 치료술

섬유륜성형술Annuloplasty 또는 디스크 내 전기열 치료술은 추간판의 섬유륜의 후방에 있는 통증 신경을 전기 열선 또는 고주파열로 파괴시켜 만성요통을 치료하는 방법이다.

섬유륜성형술에는 다음 세 가지 방법이 있다. ⓐ추간판 내 고주파열 치료술IDET/IntraDiscal Electrothermal Therapy/Smith and Nephews, ⓑ디스크트로드DiscTRODE 섬유륜성형술DiscTRODE/ValleyLab, ⓒ양극성 섬유륜성형술Bipolar intradiscal biacuplasty/Baylis Medical이 있다.

그러나 이러한 치료법들은 추간판탈출증에 치료 효과가 없어 추간판탈출증 치료에 권장되지 않지만, 고주파열 치료술이라는 이름으로 치료를 권유받고 있는 환자들에게 수술 전 이해를 돕기 위해 다음과 같이 설명한다.

★☆☆☆☆
(1) 추간판 내 고주파열 치료술IDET

섬유륜성형술 중에 가장 흔하게 알려진 추간판 내 고주파열 치료술IDET/Intra Discal Electrothermal Therapy은 미국 의사인 살 형제Jeffrey A. Saal & Joel S. Saal에 의해 2000년 처음으로 소개되었다. 추간판 내 고주파열 치료술은 추간판탈출증 치료 효과에 대한 의학적 근거가 없어서(권고 등급 I 등급) 추간판탈출증 치료에 권고되지 못하고 있다. 추간판 내 고주파열 치료술은 환자의 허리에 주삿바늘을 삽입하고 주삿바늘을 통해 가는 열 전도선을 추간판의 섬유륜으로 삽입한다.

열 전도선은 직선 형태로 되어 있지 않고 낚싯바늘 모양으로 휘어

져 있어 주삿바늘을 통과한 이
후 저절로 섬유륜을 따라 후방
으로 돌아가게 만들어진 방향
제어 추간판 내 카테터navigable
intradiscal catheter다. 열 전도선이
후방 섬유륜에 잘 위치한 것
을 확인한 후 고주파열을 이용
하여 섭씨 90도로 4~5분 정도

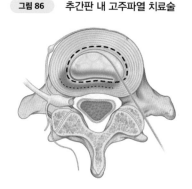

그림 86 추간판 내 고주파열 치료술

가열한다. 후방 섬유륜에 위치한 열 전도선의 가열로 인해 후방 섬
유륜에 있는 통증 신경을 파괴하고, 섬유륜의 콜라겐 섬유의 구조적
변형을 유도하여 추간판을 수축하게 만들어 통증을 제거한다.

　우리나라 여러 병원에서 추간판 내 고주파열 치료술이 비급여 시
술로 시행되고 있으며 치료 비용은 병원마다 다르지만, 시술 비용은
대략 200만 원 전후인 것으로 알려져 있다. 최근 고주파열 치료를
시행받은 후 후유증을 겪고 있는 사례가 인터넷 등을 통해 많이 소
개되고 있으므로 주의해서 치료 받을 필요가 있다.

★☆☆☆☆
(2) 디스크트로드 섬유륜성형술

디스크트로드 섬유륜성형술은 디스크트로드DiscTRODE/ValleyLab 고주파
전극을 섬유륜 후방에 위치시키고, 반대편으로는 열을 측정할 수 있
는 탐침 선probe을 삽입하여 추간판 후방 섬유륜의 온도를 측정하면
서 고주파를 이용하여 가열한다.

　추간판 후방 섬유륜을 가열하여 통증 신경을 파괴하는 원리는 추

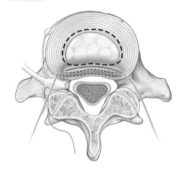

그림 87 디스크트로드 섬유륜성형술

간판 내 고주파열 치료술과 동일하다. 디스크트로드 섬유륜성형술은 추간판탈출증 치료 효과에 대한 의학적 근거가 없어 추간판탈출증 치료에 권장되지 않는다.

★☆☆☆☆
(3) 양극성 섬유륜성형술

양극성 섬유륜성형술Bipolar intradiscal biacuplasty/Baylis Medical은 2007년 캐이퓨랄L. Kapural과 메카일Mekhail에 의해 추간판 변성에 의한 만성요통 환자에게 처음으로 시도되었다. 두 개의 고주파 전극을 섬유륜 후방

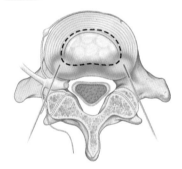

그림 88 양극성 섬유륜성형술

에 위치시키고 고주파열로 섬유륜 후방의 통증 감각 신경을 파괴시켜 요통을 치료한다. 양극성 섬유륜성형술은 추간판탈출증 치료 효과에 대한 의학적 근거가 없으며, 추간판탈출증 치료에 권장되지 않는다.

4 경피적 경막외 신경성형술 · 척추신경성형술 · 신경성형술 · (경피적) 경막외강 (감압) 신경성형술 · 경막외 유착박리술 · 경막 외강 내 유착박리 시술PEN

경피적 경막외 신경성형술PEN/Percutaneous Epidural Neuroplasty은 현재 우리나라에서 추간판탈출증 또는 요통 환자에게 가장 많이 시행되고 있는 비급여(비보험) 시술 중 하나이며, 비급여(비보험) 시술인 경피적 경막외 신경성형술은 보험 적용이 되는 주사 치료에 비해 15~30 배 이상의 고가의 시술이다. 경피적 경막외 신경성형술의 비용은 시행하는 병원에 따라 크게 차이가 있는데 대략 60만 원~350만 원 정도이다. 비용도 고가이지만 치료 효과도 아직까지 의학적으로 검증되지 않아 추간판탈출증 치료에 권장되지 못하고 있다. 다만 경피적 경막외 신경성형술을 치료받을지 여부를 올바르게 판단하지 못하는 환자들의 이해를 돕기 위해 다음과 같이 설명한다.

신경성형술Epidural Neuroplasty 광고에는 신경성형술을 비수술 치료법이라고 선전하고 있으나, 신경성형술도 엄연한 수술 중 하나다. 신경성형술의 명칭에서 성형술plasty이란 성형 수술plastic surgery을 의미하므로, 신경성형술은 신경성형수술과 동일한 말이다. 그리고 성형술成形術은 상해 또는 선천적 기형으로 인한 인체의 변형이나 미관상 보기 흉한 신체 부분을 외과적으로 교정, 회복시키는 수술을 의미한다. 따라서 성형술이라고 하는 것은 외과적 수술에 포함되는 수술이지, 비수술인 것이 아니다. 예를 들어 식도성형술食道成形術은 인공적으로 식도를 만들어주는 수술이며, 각막성형술角膜成形術은 칼 또는 레이저 등으로 각막을 깎아내어 굴절 정도를 바꾸는 수술이고, 안면성형술顔面成形術은 화상 등의 손상으로 흉터가 발생한 얼굴을 손상되기 이전의 상태로 회복시키는 수술이다. 따라서 신경성형술도 수술이므로 수술 과정을 잘 이해하고 치료 효과도 잘 따져보고 시행받아야 하며, 아무 위험 없이 간단하게 받아볼 수 있는 수술은 결코 아니다. 신경성형술은 엄연한 수술이므로, 신경성형술을 비수술이라고 광고하는 것은 어불성설이다.

경피적 경막외 신경성형술은 시술하는 의사 또는 병원에 따라 여러 이름으로 불리고 있다. 경막외 신경성형술, PEN시술, 척추신경성형술, 신경성형술, 경피적 경막외강 신경성형술, 경막외 유착박리술 경막외강내 유착박리시술 등등 여러 이름으로 불리고 있으며 아직까지 통일된 이름이 없다.

경피적 경막외 신경성형술 후 합병증으로 ⓐ경막 천공, ⓑ카테터가 찢어짐 또는 절단, ⓒ감염(시술부 혹은 경막외 감염 및 농양, 지주막염) 등이 발생할 수 있다. 그 외에도 드물지만 ⓓ색전증, ⓔ뇌압의 증가로 인한 발작, ⓕ실명, ⓖ뇌손상, ⓗ사망까지 보고되고 있다. 또한 ⓘ저혈압, ⓙ시술 중 극심한 통증, ⓚ경막외 출혈 혹은 혈종, ⓛ하지 피부절의 이상 감각이나 감각 소실 또는 저림, ⓜ대소변 장애, ⓝ성기능 이상, ⓞ두통 등이 발생할 수 있다.

경피적 경막외 신경성형술Epidural Neuroplasty은 1989년 미국 마취통증의학과 의사인 가보 벨라 락츠Gábor Béla Rácz에 의해 개발된 방법이다. 처음 개발될 때에는 경막외 유착제거술 또는 경막외 유착박리술epidural adhesiolysis로 명명되었다. 가보 벨라 락츠에 의해 처음 개발될 때에는 척추 수술 후 통증이 지속되는 환자, 즉 척추수술후증후군FBSS/Failed Back Surgery Syndrome 환자에게 통증을 감소시키기 위해 수술 후 발생된 유착을 제거해주는 목적으로 시술되었다. 따라서 그 이름도 경막외 유착박리술 또는 경막외 유착제거술이라고 했다. 그러나 10년 후 1999년 가보 벨라 락츠는 경막외 유착박리술의 이름을 경피적 경막외 신경성형술이라고 바꾸고 시술 대상도 척추수술 증후군 환자뿐 아니라 광범위하게 넓혀 추간판탈출증 환자에게도 효과가 있다고 주장했다. 그 이후 락츠 카테터를 이용한 경피적 경막외 신경성형술이 급속히 증가했고, 락츠 카테터 이외의 국내의 유사 제품도 개발되었다.

경피적 경막외 신경성형술은 탈출된 추간판을 제거하는 수술이 절대 아니다. 다만 탈출된 추간판에 의해 압박되거나 자극되는 신경근 주변에 국소 마취제 또는 스테로이드를 주입하여 통증을 덜 느끼게 할 뿐이다.

경피적 경막외 신경성형술이 추간판탈출에 의한 유착과 염증을 제거한다고 주장되고 있으나 카테터와 같은 기계를 사용한 물리적 방법으로 염증이 제거되지 않을 뿐만 아니라, 염증을 제거한다고 하여도 추간판탈출이 치료되지 않고 존재하는 한 염증은 계속해서 발생되므로 염증 제거 효과가 지속된다고 볼 수 없다. 또한 유착은 수술을 이미 받았던 환자이거나 과거에 염증 질환이 있었던 환자에게 발생되는 것이다. 과거에 수술을 받지 않았고 처음 발생한virgin 추간판탈출증에서는 유착 발생 자체가 불확실하며 시기적으로 급성기의 추간판탈출증에서는 유착이 발생되지 않는다. 그러므로 추간판탈출증 환자, 특히 급성기 추간판탈출증 환자에게 경피적 경막외 신경성형술로 유착을 제거하거나 박리한다는 주장은 근거가 없다.

일반적으로 경피적 경막외 신경성형술을 시술하는 병원에서는 꼬리뼈로 시술한다고 환자들에게 설명하고 있다. 시술은 엎드린 자세에서 엉덩이가 위로 올라오게 하여 시술을 받는다. 경피적 경막외 신경성형술은 꼬리뼈(해부학적 이름은 천골薦骨)인 천골의 후면 정중앙 하방에 위치한 천골열공薦骨裂孔/sacral hiatus으로 주삿바늘을 삽입한 후 주삿바늘 속으로 가느다란 카테터를 삽입하여 허리 부위까지 카테터 끝을 올린 다음 약물을 주입하는 시술이다.

천골열공은 일반적으로 항문으로부터 상방 5~6cm에 위치하고, 거꾸로 된 U자 모양inverted U-shape이며, 천골 척추관Sacral canal으로 연결되어 상부에 위치한 요추부 경막 바깥 공간硬膜外의 척추관으로 이어진다. 천골열공은 다섯 번째 천골5th sacrum의 후궁lamina이 유합되지 않은 부분이다.

천골열공으로부터 2인치(약 50mm) 하방 그리고 1인치(약 25mm) 외측(좌우를 기준으로 목표로 하는 병변 부위의 반대측)의 피부를 국소 마취(2% 리도카인) 후 5mm 정도 절개한다. 절개된 피부를 통하여 천골열공까지 주삿바늘(유도 바늘)을 삽입하고, 경막 바깥 공간으로 주삿바늘을 깊숙이 삽입한다. 주삿바늘 굵기는 주삿바늘 속으로 삽입하는 카테터 굵기에 따라 정하며 일반적으로 16게이지(외경 약 1.7mm) 또는 15게이지(외경 약 1.8mm)부터 2.6mm 굵기의 바늘이 사용된다.

주삿바늘을 경막 바깥 공간에 위치한 후 주삿바늘 위치를 확인하기 위해 조영제를 1ml 주사한다. 그 후 주삿바늘 속으로 카테터를 삽입하여 경막 바깥 공간으로 요추부의 목표 지점까지 삽입한다. 카테터 위치를 확인한 다음 시험적으로 국소마취제(1% 리도카인 5ml)를 투여하고, 생리식염수 10cc를 주입한다. 그 이후 ⓐ 국소마취제(1% 리도카인lidocaine 또는 0.25% 부피바카인bupivacaine), ⓑ 스테로이드(염증 치료 목적), ⓒ 생리식염수, ⓓ 고농도 식염수(10% 식염수, 진통 효과와 부종 감소시키기 위함), ⓔ 히알루로니다제hyaluronidase(세포 사이에 존재하는 히알루론산을 분해하여 유착을 풀어주는 목적으로 사용, 가격은 12,000원~35,000원/1,500 IU, 건일제약, 대한뉴팜, 제이텍, 한국비엠아이 등) 등의 약제를 시술자에 따라 임의로 혼합하거나 단독으로 투여하고, 카테터와 유도 주삿바늘을 후퇴시켜 제거한다. 히알루로니다제의 효과는 아직 의학적으로 검증되지 않았다.

유도 주삿바늘 속으로 삽입하는 카테터는 두 가지 종류가 있다. 가보 벨라 락츠가 개발한 락츠 카테터Racz catheter(Epimed International)는 철사 형태로 방향 조절은 안 되지만 유착을 뚫는 힘이 큰 장점이 있다. 다른 하나는 나비 카테터NaviCath(Myelotec Inc.)인데 플라스틱 카테터이며 유착을 뚫는 힘은 약하나, 방향 조절이 가능하고 경막 천공의 가능성이 적은 장점이 있다. 국내 제품인 PCM 카테터PCM/Pain Control Manipulator(Surgi R&D)는 플라스틱 카테터로서 나비 카테터와 유사하며 방향 조절이 가능하다.

★☆☆☆☆
(1) 경피적 풍선확장 경막외강 신경성형술·풍선 신경성형술

최근에 경피적 풍선확장 경막외강 신경성형술 또는 풍선 신경성형술Balloon neurolysis이라고 하는 시술이 행해지고 있으나 이 시술은 위

에서 기술한 경피적 경막외 신경성형술PEN/Percutaneous Epidural Neuroplasty
과 동일하나 다만 경막 밖의 공간을 넓히려는 목적으로 카테터 끝이
풍선처럼 부풀게 만들어진 카테터를 사용한다. 그러나 카테터 끝을
풍선처럼 부풀게 하여도 경막 외강이 실제로 넓어지는지 확인되지
않으며, 설사 경막 외강을 넓히는 효과가 있다 하더라도 치료 효과
가 좋아지는지 의학적 근거가 없다. 현재 풍선 신경성형술은 추간판
탈출증 치료에 효과가 검증되어 있지 않아 추간판탈출증 치료로 권
하지 않는다.

경피적 풍선확장 경막외강 신경성형술은 병원에 따라 비용을 다
르게 책정하고 있으며 대략 60만 원~350만 원 정도다.

★☆☆☆☆
(2) 내시경적 경막외강 신경근성형술

내시경적 경막외강 신경근성형술도 위에서 기술한 경피적 경막외
신경성형술과 유사하나, 미니 내시경을 추가 삽입하여 경막외강을
관찰하면서 시술하는 방법이다. 미니 내시경을 추가 사용한다고 하
여도 신경성형술이므로 추간판탈출증 치료에 효과가 있다는 의학적
근거는 아직 없는 실정이다.

내시경적 경막외강 신경근성형술도 시행하고 있는 병원에 따라
비용을 다르게 받고 있으며 약 180만 원~400만 원 정도다.

5 경막외 내시경 레이저 시술ELND

경막외 내시경 레이저 시술ELND/Epiduroscopic Laser Neural Decompression에는 다음의 두 가지 시술이 있다.

(1) 꼬리뼈 미니 내시경 레이저 시술SELD

꼬리뼈 미니 내시경 레이저 시술SELD/Sacral Epiduroscopic Laser Decompression 은 EELD Endoscopic Epidural Laser Decompression, 미니 레이저 디스크 시술, SELD 시술 등의 다양한 이름으로 불리고 있으며, 시술 명칭도 아직까지 통일되어 있지 않다. 이 시술은 척추 끝 부분인 천추에 태어날 때부터 존재하는 구멍인 천골열공을 통해 일반 내시경보다 가느다란 굵기의 미니 내시경을 삽입하여 이를 통해 주변 조직을 관찰하고 레이저로 척추신경을 압박하는 조직을 태워 척추신경을 감압하는 시술이다.

(2) 추간공 내시경 레이저 시술TELA

추간공 내시경 레이저 시술TELA/Trans-Foraminal Epiduroscopic Laser Annuloplasty 은 미니 내시경을 천추의 천골열공을 통해 삽입하지 않고 병변 옆의 추간공intervertebral foramen을 통해 삽입하여 척추신경근을 압박하는 조직을 레이저로 태워 신경을 감압하는 시술이다. 추간공 내시경 레이저 시술은 시술하는 의료기관에 따라 임의대로 TFLATransForaminal epiduroscopic Laser Annuloplasty 시술, TELANTransforaminal Endoscopic Laser Annuloplasty & Nucleoplasty 시술, TELDATransforaminal Endoscopic

Laser Decompression & Annuloplasty 시술 등의 통일되지 않은 시술명으로 부르고 있다. 이 시술은 내시경 삽입의 접근 길이가 상대적으로 짧아 주변 조직에 대한 손상이 적은 장점이 있다.

그러나 이러한 경막외 내시경 레이저 시술은 실험적인 시술로서, 추간판탈출증 환자에게 치료 방법으로 권고되지 않으며 그 이유는 다음과 같다.

① 경막외 내시경 레이저 시술의 치료 효과에 대한 의학적 근거가 없다. 어떤 치료 방법의 효과에 대한 의학적 근거를 검증하기 위해서는 "무작위 배정 대조 이중 맹검 시험Randomized controlled double blind study"으로 치료 효과가 확인되어야 한다. 즉, 실험 대상 환자군을 무작위 배정 방법으로 경막외 내시경 레이저 시술을 받는 환자군과 적극적 보존적 치료 또는 모의 수술sham operation, placebo operation 또는 표준 수술법인 미세현미경 수술을 받는 환자군으로 배정하고 그 치료 결과를 수술자가 아닌 제3자가 판정해서 경막외 내시경 레이저 시술을 받은 환자군에서 통계학적으로 의미있게 좋은 치료 결과가 나왔음이 증명되어야 된다. 현재 경막외 내시경 레이저 시술의 치료 효과에 대한 잘 설계된 연구는 물론이고 어떠한 표준 치료 방법과 비교연구도 없는 실정이다. 일부 의사들이 추간판탈출증 환자에게 시도하고 있으나, 아직 실험적 시술 수준이다. 추간판탈출증 환자들은 실험적 시술 대상이 되지 않도록 주의해야 한다.

② 꼬리뼈, 즉 천골열공의 해부학적 크기는 4.5mm로, 내시경 사용의 제한이 있어 시술 또는 수술할 수 있는 기구 삽입이 제한적이다. 경막외 내시경 레이저 시술에 사용되는 3.2mm 굵기의 카테터에는 1.2mm 크기의 관tube이 두 개 있다. 한쪽 관은 내시경 삽입을 위한 관이고 다른 한쪽 관은 레이저를 위한 광섬유삽입관이다. 즉, 내시경 레이저 시술의 카테터 관은 크기가 작아 탈출된 디스크를 끄집어낼 수 있는 기구 사용은 불가능하고, 오직 굵기 1.2mm 미만의 광섬유를 관에 삽입하여 레이저를 발사하여 탈출된 디스크를 열熱에 의해 기화 또는 응축시키거나 광섬유가 아닌 가느다란 카테터를 삽입한 후 약물을 투여하는 수단밖에 없다. 그러나 레이저로 조직을 기화시키는 조작은 열 때문에 주변 조직을 손상시킬 수 있다. 또 기화된 연기가 잘 배출되지 않아 내시경 시야가 흐려져 탈출된 디스크를 정확하게 구별할 수 없게 되는 문제점이 있다.

③ 내시경으로 경막외 공간을 관찰한다고 하지만 해상력은 내시경 크기에 비례하므로 1.2mm 내시경의 해상력은 위내시경 또는 대장내시경 등에 비하면 월등하게 떨어져 병변 부위와 정상 조직 감별이 쉽지 않다.

④ 경막외 내시경 레이저 시술의 통로가 되는 척추 경막외 공간spinal epidural space은 비어 있는 공간이 아니고 혈관들이 복잡하게 얽혀 있는 정맥 혈관총venous plexus, 동맥혈관, 신경 조직, 경막외 지방 조직epidural fat 그리고 척추뼈에 경막을 고정시키는 인대 또는 섬유조직

들이 위치하고 있다. 비어 있는 공간이 아닌 부위를 인위적으로 공간을 만들어 내시경을 삽입하는 시술의 위험성은 크다. 기존의 경막외 스테로이드 주입은 비교적 가느다란 1.0mm 전후 굵기의 카테터를 천골열공을 통해 삽입하고, 신경성형술에는 2.1mm 굵기의 카테터를 사용하는 것에 비해, 경막외 내시경 레이저 시술의 카테터는 굵기가 3.2mm 시술 과정에서 합병증이 발생할 확률이 상대적으로 높을 수 있다.

⑤ 경막외 내시경 레이저 시술로는 후종인대posterior longitudinal ligament 또는 섬유륜을 뚫고 나온 추간판탈출증인 경우에는 탈출된 추간판을 레이저로 제거할 수 있겠으나, 후종인대 또는 섬유륜을 뚫고 나오지 않은 추간판탈출증인 경우는 경막외 내시경 레이저 시술로 탈출된 추간판을 제거하는 것은 불가능하다. 수술 전 검사인 자기공명영상으로 후종인대 또는 섬유륜을 뚫고 나온 추간판탈출인지 아닌지 감별이 안 되는 경우가 많으므로, 시술 전에 경막외 내시경 레이저 시술로 탈출된 추간판 제거 가능성을 판단하기 어렵다.

⑥ 경막외 내시경 레이저 시술의 통로인 경막외 공간은 꼬리뼈인 천추부터 머리까지 연결되어 있으므로 허리 부분에 발생하는 합병증 이외에도 두부에 합병증이 발생할 수 있다. 따라서 두통, 어지럼증, 경추부 동통, 발작, 뇌막염, 호흡마비, 뇌증, 의식 저하, 시력 손상, 망막 출혈과 같은 부작용이 발생할 수 있다.

한 인터넷 신문에 실린 경막외 내시경 레이저 시술에 대한 광고성 기사를 소개한다.

"허리 통증, 경막외 내시경 레이저 시술로 치료 가능. 빠른 일상생활 복귀까지"

경막외 내시경 레이저 시술이란, 가는 관을 삽입하여 그 안으로 내시경을 넣어 직접 병변 부위를 보면서 레이저로 돌출된 디스크를 제거하는 시술을 의미한다. 특히 유착 제거와 신경치료까지 가능해 추간판탈출증과 척추관협착증, 수술 후 통증증후군을 앓고 있는 환자들에게 적합하다. (⋯)

이 외에도 내시경을 통해 MRI 검사에서도 확인할 수 없었던 작은 병변까지 정밀하게 진단이 가능하며, 병변 부위에 직접 레이저 및 약물 치료가 가능해 정확성이 높다는 것이 장점이다. 또 정상 디스크는 그대로 보존하면서 탈출된 디스크만을 제거해 디스크 수술 대상 환자들의 90%가 경막외 내시경 레이저 시술이 가능하며 별다른 마취가 필요 없다. (⋯) 경막외 내시경 레이저 시술은 치료가 까다로운 신경근 주변의 유착까지 쉽게 박리가 가능해 합병증 발생률을 대폭 줄인 비수술 치료법이다. (⋯)

출혈이 적어 감염이나 염증에 대한 위험이 적으므로 만성 질환을 갖고 있는 고혈압, 당뇨 등의 환자도 시술이 가능하며 체력이 약한 노약자도 의료진의 진단하에 시술 진행이 가능하다. (⋯)

절개가 필요 없이 일상생활로 복귀가 빠르며, 별다른 입원이 필요하지 않아 바쁜 직장인이나 대학생, 주부들의 심리적 부담감을 줄인다. (⋯) 디스크 외에도 척추관 협착증이나 다리 저림이 심한 좌골신경통 환자 등도 시술을 받을 수 있다. (…)

한편 경막외 내시경 레이저 시술은 일시적인 통증, 붓기 등의 부작용이 있으므로 전문의와 상의 후 진행하는 것이 좋다.

또 다른 인터넷 뉴스에도 경막외 내시경 레이저 비수술 치료에 대한 기사가 실린 적이 있다. 잠시 살펴보겠다.

"지속되는 허리 통증, 경막외 내시경 레이저 비수술 치료로 개선 도움"

척추 비수술 치료 중 하나인 경막외 내시경 레이저 시술이란, 가는 관을 삽입해 그 안으로 내시경을 넣어 직접 병변 부위를 보면서 레이저로 돌출된 디스크를 제거하는 시술이다. 유착제거 및 신경치료까지 가능하므로 추간판탈출증과 척추관협착증, 수술 후 통증증후군 등의 허리 통증에 적합하다. (…) 특히 내시경을 통해 MRI 검사에서도 확인할 수 없었던 작은 병변(염증)까지 정밀하게 진단함과 동시에 병변 부위에 직접 레이저 및 약물 치료가 가능해 치료의 정확성이 높으며, 정상 디스크는 그대로 보존하고 탈출된 디스크만을 제거하는 시술로 디스크 수술 대상 환자 중 약 90%는 경막외 내시경 레이저 시술이 가능하며 마취를 필요로 하지 않는 특징이 있다. (…) 경막외 내시경 레이저 시술은 치료가 까다로운 신경근 주변의 유착까지 쉽게 박리가 가능하여 합병증 발생률이 낮고 절개를 하지 않아 일상생활 복귀가 빠르다. 입원이 필요 없으며, 시간에 구애받지 않고도 시술이 가능하다. (…) 특히 체력이 약한 노약자 및 고혈압, 당뇨 등으로 수술이 힘든 환자도 가능하며 출혈이 적어 감염 및 염증에 대한 위험이 적은 편이다. (…) 경막외 내시경 레이저는 추간판탈출증, MRI 검사 소견에 특별한 이상이 없음에도 통증이 심한 경우나 3개월 이상 보존적 치료를 했는데도 호전이 되지 않는 환자, 다리 저림이 심한 좌골신경통 환자라면 고려해볼 수 있다.

최근에 "추위에 심해진 허리 통증 비수술 치료로 해결 가능"이라는 제목 아래 다음과 같은 기사가 실렸다.

급성 파열성 디스크는 갑자기 무거운 물건을 들거나 넘어지는 등 충격으로 잘 생긴다. 급성 파열성 디스크는 내시경으로 직접 병변을 보며 치료하는 경막외 내시경 시술을 고려한다. 내시경과 레이저가 포함된 특수한 관을 통증 부위로 넣어, 터져서 튀어나온 디스크를 기화氣化시켜 없앤다. 꼬리뼈를 통해 관을 넣을 수도, 병변 옆으로 관을 넣을 수도 있다. 경막외 내시경 시술은 손상이 심해 응급 수술이 필요하거나 하지에 마비가 있다면 권하지 않는다. (…) 응급 수술이나 하지 마비 외에도 대소변 장애가 있거나, 비수술 치료를 해도 증상이 호전되지 않으면 수술이 필요하다. (…) 간혹 비수술·수술 치료를 하면 통증이 무조건 해결된다고 생각하는 환자도 있는데, 치료 후에는 재활운동 등으로 근육과 인대를 잘 강화해줘야 재발을 막을 수 있다.

그리고 인터넷 카페에는 허리디스크 경막외 내시경 레이저 시술에 대하여 문의하는 글이 아래와 같이 올라와 있었다.

허리전문병원에서는 수술 권유 받았고 대학병원에서는 경막외 내시경 레이저 시술 권유 받았어요. 함부로 허리 손대는 거 아니라고 해서 시술로 마음은 기울었으나, 인터넷 검색해보니 부작용이 있더라고요. 어떤 시술이나 부작용은 있겠지만, 주위에 이런 시술을 받았다는 사람이 한 명도 없어서 너무 고민이네요. 근데 병원 의사도 확실히 증상이 나아질 거라고 장담은 못하나, 나아질 거라고 이야기를 애매모호하게 하더라고요. 실비 적용이 안 되어 있어 전부 저희가 부담해야 하는데 가격도 수술시 5백만 원 정도고, 시술은 3백만 원 정도예요. 비용적으로 보면 수술이 나을 것 같기도 하고 (…) 너무 고민이네요. 수술이나, 경막외 내시경 레이저 시술 받아 보신 분들 지나치지 마시고 댓글 남겨주세요.

앞에 소개된 기사들의 내용과 환자의 질문 내용을 보면 경막외 내시경 레이저 시술이 많이 권해지고 있으며 많은 환자가 궁금해하는 것으로 판단된다. 그러나 절대로 인터넷 언론에 실린 기사 내용을 그대로 신뢰해서는 안 된다.

경막외 내시경 레이저시술에 대하여 간략히 설명드리고자 한다. 경막외 내시경 레이저 시술은 일반인들이 이해하기 쉽지 않다. 우선 '경막외'라는 것이 무엇을 뜻하고, 얼마나 큰 내시경을 어떤 방법으로 어느 부위를 통해 몸 안의 어느 곳까지 집어 넣는지, 그리고 레이저로는 어떤 부위를 기화시키는지 이해하는 일은 결코 쉽지 않다.

경막외 내시경 레이저 시술은 신경성형술 방법과 유사하다. 즉, 꼬리뼈, 정확한 해부학적 명칭으로 천골열공을 통해 가느다란 카테터를 척수 신경을 싸고 있는 경막 밖의 공간을 통해 추간판탈출 부위 또는 병변이 있는 부위까지 삽입한다. 다만 그 카테터는 신경성형술에 쓰이는 카테터(외경 2.1mm)에 비해 내시경과 레이저를 사용해야 하므로 관의 굵기가 더 굵다(외경 3.2mm). 경막외 내시경 레이저 시술을 위한 카테터는 잘 휘어지고 유연하게 만들어져 있으며(뻣뻣하고 단단한 카테터는 천골열공을 통해 경막 바깥으로 삽입이 불가능하다) 길이는 33cm, 직경은 3.2mm 정도다. 그 안으로는 1.2mm 크기의 두 개의 통로가 있다. 한 곳으로는 내시경을 넣고, 다른 한 곳으로는 레이저 관을 삽입한다.

천골열공은 해부학적으로 좌우 직경(폭width)이 13~17mm로 크지만, 앞뒤 직경(깊이depth)은 4.2~4.5mm로 작다. 그리고 천골열공 속은 비어 있는 공간이 아니라 그 안에는 좌·우 제5천추 신경5th sacral nerves과 좌·우 미추신경coccygeal nerves이 있으며, 경막외 지방extradural fat, 척추 정맥총vertebral venous plexus 혈관, 가느다란 동맥 혈관 및 종사filum terminale가 위치하고 있다. 그리고 천추열공은 천미추인대sacrococcygeal ligament로 덮여 있으며, 그 위로 피부하 지방subcutaneous fatty layer과 피부가 덮고 있다.

따라서 천골열공 속에 굵은 주삿바늘을 무리하게 삽입하면 신경 손상, 출혈 및 염증 등의 합병증이 발생할 수 있어, 직경 4mm 이상의 굵은 유도 주삿바늘을 천골열공에 삽입하는 것은 해부학적으로 불가능하다. 한편 내시경은 굵기가 클수록 내시경의 해상력이 좋아지고 시야 각도가 넓어지며, 직경이 작을수록 해상력은 떨어지며, 시야 각도가 좁아진다. 흔하게 검사 받는 위내시경의 굵기는 일반적으로 9mm~10mm이고, 대장 내시경 또는 치료 내시경의 굵기는 13mm 내외다. 천골열공을 통해 접근하지 않고 허리 부위에서 직접 내시경을 삽입하여 수술하는 관은 휘어지고 유연하게 만들 수 없고, 뻣뻣하고 단단하게rigid 만들어져 있으며 굵기는 7~8mm다.

1991년 미국의 마취통증의학과 교수인 사버스키Saberski와 키타하타Kitahata는 처음으로 단단하지 않고 유연한 광섬유optic fiber를 이용하여 진단 목적으로 천골열공을 통한 경막외 내시경을 시도했다. 그리고 1996년 경막외 내시경은 경막외 관찰 목적으로 미국 FDA에서 사용을 승인받았다.

경막외 내시경 레이저 시술은 신경성형술과 동일한 방법으로 국소마취 후 약 5mm 피부 절개를 시행한 후, 외경 4.2mm의 투관침套管針/trocar(내경 3.5mm)을 천골열공에 삽입하고 천골 척추관까지 삽입한다. 그 이후 투관침 안으로 외경 3.2mm의 내시경을 삽입하고 추간판탈출 부위 또는 병소 부위까지 내시경을 올린다. 그리고 내시경으로 병소 부위를 관찰하면서 레이저로 병소 부위를 소작하거나, 기계적으로 유착 부위를 풀어주고 약물을 투여할 수 있다. 이때 레이저를 사용하지 않으면 "경막외 내시경 신경성형술"이라 할 수 있으며, 레이저를 사용하면 "경막외 내시경 레이저 시술" 또는 "경막외 내시경 레이저 신경 감압술ELND/Epiduroscopic Laser Neural Decompression"이라고 한다.

일반적으로 조직을 태워 없애기 위해 레이저 빛을 사용한다. 조직을 태워 없애는 것을 기화라고 하는데, 레이저를 조직에 쪼이면 조직이 기화되는 것만이 아니라, 조직에 전달되는 온도에 따라 탄소화가 되는 부위도 발생하고, 응고나 세포가 사멸하는 부위도 발생한다. 즉, 레이저 빛을 쪼여 조직의 온도가 100°C에서 300°C 사이의 조직은 기화된다. 그러나 레이저 빛을 생체 조직에 쪼이면 레이저 빛을 쪼인 모든 조직이 100°C에서 300°C 사이의, 기화하기에 적정한 온도가 되는 것은 아니다. 원하지 않게 300°C가 넘는 조직은 탄소화가 되어 레이저 빛을 흡수하고, 열의 전도를 차단하게 되고, 100°C 이하의 조직에서는 응고 또는 세포가 사멸하게 된다. 다만 42°C 이하를 유지하게 되는 조직은 손상이 없게 된다. 그러므로 레이저를 사용할 경우 원치 않는 탄소화, 응고, 세포 사멸 부위도 동반되어 발생한다.

경막외 내시경 레이저 시술은 위험성이 없는 시술로 홍보되고 있으나, 경막외 내시경 시술의 부작용 또는 합병증으로는 다음과 같은 것들이 있다. 두통, 경추부 동통, 발작, 경막 열상dura tear, 신경학적 손상, 시력 손상, 망막 출혈, 감염, 요통, 구토, 뇌막염, 방사통, 어지럼증, 대소변 장애, 경막외 출혈 또는 혈종 등이 있다. 그리고 뇌기능 이상을 보이는 뇌증encephalopathy, 횡문근융해증rhabdomyolysis, 고혈압, 호흡마비, 의식저하 등이 발생할 수도 있다.

경막외 내시경 레이저 시술의 부작용 또는 합병증은 국소적 병변만이 아니고 전신적으로 발생할 수 있는 것은 요추와 천추 부위의 경막외 공간은 뇌의 경막외 부위까지 뇌와 연결되어 있기 때문이다.

레이저 빛을 쪼였을 때 발생하는 생체 조직의 다섯 가지 변화

① 기화 vaporization: 100℃~300℃에서 발생한다. 조직을 기화시키는 목표 온도.
② 탄소화 carbonization: 300℃ 이상에서 발생하며, 빛을 흡수하여 차단한다.
③ 응고 coagulation: 60℃~100℃ 사이에서 발생하며, 지혈 효과가 있다.
④ 세포 사멸 cell death: 42℃~60℃ 사이에서 발생하며, 지혈 효과는 없고 원치 않는
   조직의 괴사가 발생한다.
⑤ 무손상 無損傷/no damage: 42℃ 이하에서는 조직 손상이 일어나지 않는다.

☆☆☆☆☆
6 추간공확장술

추간공확장술은 척추관협착증 치료에 일부 시행되기도 하나, 추간판탈출증 치료에는 효과가 없다.

☆☆☆☆☆
7 경피적 추간판절제술·경피적 요추추간판감압술PLD

내시경을 사용하지 않고 수술하는 경피적 추간판절제술PLD/Percutaneous Lumbar Discectomy은 추간판 중심에 있는 정상의 추간판을 제거하여 추간판 내부압력을 감소시킴으로써 탈출된 추간판을 줄어들게 하여 증상을 호전시키고자 하는 간접적 수술 방법이다. 그러나 PLD의 수술 결과가 만족스럽지 않아 경피적 추간판절제술 방법에 내시경을 결합시켜 수술하는 경피적 내시경 요추추간판절제술로 발전하였다. 경피적 내시경 요추추간판절제술PELD/Percutaneous Endoscopic Lumbar

Discectomy은 직접 내시경을 통해 병변을 확인하고 집게 기구를 이용하여 탈출된 추간판 조각을 끄집어낼 수 있다.

☆☆☆☆☆
8 경피적 레이저 추간판절제술·레이저 추간판감압술PLDD

경피적 레이저 추간판절제술PLDD/Percutaneous Laser Disk Decompression은 추간판탈출증 치료로 일부 의사 또는 병원에서 권하고 있긴 하지만, 그 치료 효과가 의학적으로 검증되지 않아 추간판 탈출증의 치료로서 권장하지 않는다. 경피적 레이저 추간판절제술은 1986년 피터 애셔Peter Ascher와 다니엘 초이Daniel Choy에 의해 처음으로 환자에게 시행되었고, 1991년 미국 식품의약국의 사용 승인을 받았다. 그러나 경피적 레이저 추간판절제술은 개발된 지 30여 년이 지났지만 아직 무작위 배정 대조 이중 맹검 시험Randomized controlled double blind study으로 치료 효과에 대한 의학적 근거가 입증되지 않았다.

경피적 레이저 추간판절제술은 주삿바늘을 추간판 수핵 부위에 삽입하고 삽입된 주삿바늘 속으로 직경 0.4mm의 가느다란 광섬유를 추간판 수핵 부위에 다시 삽입하여 광섬유를 통해 레이저를 발사하여 추간판 수핵 일부를 기화시킨다. 레이저로 수핵 일부를 기화시키면 수핵 내 압력intradiscal pressure이 감소하게 되어 탈출된 추간판이 원위치 또는 줄어드는 것을 기대하는 수술이다.

경피적 레이저 추간판절제술은 탈출된 추간판을 직접 제거하는 수술이 아니고 수핵 내 압력을 줄여 탈출된 추간판이 줄어들기를 기대하는 간접적인 치료 방법이다.

그러나 탈출된 추간판이 수핵일 경우 치료 효과를 기대할 수 있지만, 탈출된 추간판이 수핵 이외 섬유륜, 종판 연골end plate cartilage 또는 골단골骨端骨, apophyseal bone이 탈출되는 경우는 수핵 내 압력을 감소시켜도 탈출된 섬유륜 또는 종판연골 또는 골단골이 원위치 되거나 줄어들지는 않는다. 경피적 레이저 추간판절제술의 합병증으로 레이저에 의한 주변 조직의 열손상이 있을 수 있다.

★★★☆☆
9 경피적 내시경 추간판절제술 · 경피적 내시경 요추추간판절제술 · 내시경(하) 추간판절제술PELD

경피적 내시경 추간판절제술PED/Percutaneous Endoscopic Discectomy은 내시경을 사용하지 않고 수술하는 경피적 추간판절제술PLD/Percutaneous Lumbar Discectomy 방법에 내시경을 추가한 수술 방법이다.

즉, 경피적 내시경 요추추간판절제술PELD/Percutaneous Endoscopic Lumbar Discectomy은 내시경을 사용하여 수술 부위를 관찰하면서 추간판 중앙 내부의 수핵을 제거하여 탈출된 추간판이 줄어들어 증상이 회복되기를 기대하는 간접적인 수술법(탈출된 추간판을 제거하는 것이 아니다)으로부터 발전되었다. 그러나 내시경을 사용했다 하더라도 추간판 중앙 내부의 수핵을 제거하여 탈출된 추간판이 줄어들기를 기대하는 경피적 내시경 추간판절제술의 수술 결과는 내시경을 사용하지 않는 경피적 추간판절제술 수술 결과보다 호전되지 않았다.

추간판탈출증 수술에 내시경을 사용하게 된 것은 역사적으로는 1988년 파비즈 캄빈Parviz Kambin이 내시경으로 처음 추간판탈출을 관찰하면서 시작되었다. 그 이후 1989년 슈라이버Adam Schreiber, 수에자와Yoshinori Suezawa 그리고 류Hansjörg Leu가 처음으로 내시경을 이용하여 수핵을 제거했고, 1993년 독일의 마이어Heinz Michael Mayer와 브로크Mario Brock가 내시경의 각도를 조절하여 추간판 후방의 섬유륜을 관찰하여 탈출된 추간판을 제거하였다. 그리고 1996년 매튜Hallet Mathews가 처음으로 추간공을 내시경으로 관찰하는 추간공경foraminoscopy을 개발하였으며, 미국의 앤서니 영Anthony Yeung은 1997년 영 척추 내시경 시스템Yeung system을 개발하여 널리 사용되었다.

경피적 내시경 추간판절제술Percutaneous Endoscopic Discectomy은 시행된 지 약 30년 경과되었으나, 아직까지 무작위 배정 대조 이중 맹검 시험Randomized controlled double blind study으로 치료 효과에 대한 의학적 근거가 충분하게 입증되지 않았으며, 추간판탈출증 치료 방법으로 고려할 수 있으나(권고 수준 C 등급, 고려 수준) 추천할 수 없는 수술법이다. 다만 잘 선택된 환자는 수술 후 초기 통증 감소 효과가 있을 수 있다(권고 수준 B 등급, 제안 수준).

경피적 내시경 추간판절제술은 추간판 내부의 수핵을 감압decompression하는 간접적 방법에서 점차 발전하여 탈출된 추간판을 직접 관찰하고 탈출된 수핵을 제거하는 접근 방법으로 발전하여, 현재 내시경을 이용하여 추간판을 절제하는 방법으로 네 가지 방법이 소개되어 있다. 그 종류로는 ⓐ후측방 접근법PLA/Postero-Lateral Approach, ⓑ추간공 접근법TFA/TransForaminal Approach, ⓒ후궁간 접근법ILA,

InterLaminr Approach, ⓓ 미세내시경 추간판절제술 MED/Micro-Endoscopic Discectomy 방법이 있다.

(1) 후측방 접근법

척추 중앙부에서 약 5~9cm 바깥쪽 lateral에서 약 8mm 정도 길이의 피부와 근막 fascia을 절개한 후, 길이 18cm 직경 약 7mm의 단단한 rigid 내시경을 후방 외측 추간판 부위로 삽입하여 내시경 안에 있는 직경 2.8mm~4.1mm의 기구 사용 통로 working channel를 통해 탈출된 추간판을 제거하는 수술법이다.

후측방 접근법 PLA/postero-lateral approach에 의한 경피적 내시경 추간판절제술은 추간공의 높이가 13mm 이상 그리고 폭이 7mm 이상인 추간공에서 추간공 밖으로 추간판이 탈출된 경우 또는 추간공 부위에 추간판이 탈출된 경우에 가능한 수술법이다.

(2) 추간공 접근법

상부에 있는 척추뼈와 하부에 있는 척추뼈 사이에 신경근이 나오는 추간공 intervertebral foramen은 좌우에 위치하고 있다. 이 추간공으로 내시경을 삽입하여 탈출된 추간판을 제거하는 수술이 추간공 접근법 TFA/Trans Foraminal Approach에 의한 경피적 내시경 추간판절제술이다.

추간공 접근법 경피적 내시경 추간판절제술은 후측방 접근법 postero-lateral approach에서 피부 진입점 entry point(척추 중앙부에서 5~9cm 바깥쪽)보다 더 바깥쪽, 즉 척추 중앙부에서 12~14cm 바깥쪽에서 약 8mm 정도 길이의 피부와 근막 fascia을 절개하고 추간공 intervertebral foramen으로 길이 25.5cm 직경 7.8mm의 단단한 내시경을 삽입하여 내시경 안에 있는 직경 3.5mm의 기구 사용 통로working channel를 통해 탈출된 추간판을 제거하는 수술이다. 파비즈 캄빈이 처음으로 추간공을 통한 내시경 추간판절제술을 시작했다.

(3) 후궁간 접근법

후궁간 접근법ILA/InterLaminar Approach에 의한 경피적 내시경 추간판절제술은 제5요추-1천추 간의 추간판탈출증인 경우에 한하여 시행할 수 있다. 제5요추-1천추 간의 추간판탈출증은 해부학적으로 골반뼈로 인해 추간공을 통해 접근할 수 없기 때문에 정중선에서 병변이 있는 쪽으로 약 1.5cm 바깥 부위에 약 8mm 정도 길이의 피부와 근막을 절개한 후, 척추의 뒷 부분인 후궁 사이로 즉 제5요추 후궁과 제1천추 후궁 사이로 길이 18cm 직경 7.9mm의 단단한 내시경을 삽입하여 내시경 안에 있는 3.5mm 직경의 기구 사용 통로를 통해 탈출된 추간판을 제거하는 수술이다.

(4) 미세내시경 추간판절제술

미세내시경 추간판절제술MED/Micro-Endoscopic Discectomy은 척추 중앙부에서 10~15mm 바깥 (손가락 굵기 정도) 부위에서 피부를 16~28mm 절개한 후 직경이 14mm에서 26mm까지의 튜브 견인기tube retractor 중에서 환자에게 적절한 크기의 튜브 견인기를 척추 후궁 사이로 삽입하고 튜브 견인기 내부에 내시경을 걸어놓고 내시경하에서 수술하는 방법이다. 수술 방법은 미세현미경 추간판절제술 수술 방법과 동일하다. 다만 미세현미경 추간판절제술은 수술현미경으로 관찰하면서 수술하는 것이고, 미세내시경 추간판절제술은 내시경을 통해 모니터 화면을 보면서 수술하는 것이다.

미국 의료기구 제조사(Medtronic Sofamor Danek, Memphis TN)에서는 METRx Micro-Endoscopic Tubular Retractor 시스템이라고 하는 튜브 형태의 견인기를 제조하여 판매하고 있다. METRx 시스템의 튜브는 길이와 직경이 다양하다. 튜브 견인기는 길이가 3cm, 4cm, 5cm, 6cm, 7cm, 8cm, 9cm의 7종류가 있으며, 직경은 14mm, 16mm, 18mm, 20mm, 22mm, 24mm, 26mm의 7종류가 있다.

미세내시경 추간판절제술은 최소 침습적 수술minimally invasive spine surgery의 하나이며 1997년 미국 테네시 대학Semmes-Murphy Clinic, University of Tennessee, Memphis TN의 신경외과 의사인 폴리Kevin T. Foley와 스미스Maurice M. Smith에 의해 개발되어 상품화되었다.

경피적 내시경 추간판절제술은 추간판탈출증 치료 방법으로 고려할 수 있으나(C등급: 선택을 고려해볼 수 있는 등급) 의학적 근거가 부족하여 적극 권장할 수 없는 수술이다.

☆☆☆☆☆
10 경피적 내시경–레이저 (병용) 추간판절제술

경피적 레이저 추간판절제술PLDD/Percutaneous Laser Disk Decompression과 경피적 내시경 추간판절제술PED/Percutaneous Endoscopic Discectomy을 병행하여 수술하는 방법으로 레이저와 내시경을 함께 사용하는 수술이다. 경피적 내시경-레이저 추간판절제술은 독일의 마이어Heinz Michael Mayer 등에 의해 1992년 처음으로 시행되었다.

경피적 내시경-레이저 추간판절제술은 시작된 지 약 30년 정도 경과되었으나, 아직까지 무작위 배정 대조 이중 맹검 시험Randomized controlled double blind study으로 치료 효과에 대한 의학적 근거가 입증되지 않았으며, 안전성과 유효성이 확인되지 않는 실험적 수술이기에 추간판탈출증 치료에 권장되지 않는다.

이와 같이 레이저와 내시경을 동시에 사용하여 수술한 경우, 수술료 산정에 있어서 1996년 4월 2일 보건복지부는 행정 해석으로 "경피적 내시경-레이저 병용 추간판절제술의 수술료는 경피적 요추추간판절제술 수기료로 산정하되, 레이저 재료대Laser Kit는 1회 시술시 요양기관 실 구입가의 1/2를 산정한다"고 했다.

따라서 경피적 내시경-레이저 병용 추간판절제술의 비용은 일반적인 경피적 내시경 추간판절제술PED/Percutaneous Endoscopic Discectomy의 수술료에다 레이저 재료대가 추가되어 경피적 내시경-레이저 병용 추간판절제술을 시행하면 병행하지 않은 수술의 비용보다 더 많은 비용을 보험 급여로 받을 수 있었다.

이에 대하여 1999년 3월 19일 건강보험심사평가원 신경외과분과 위원회 심의에서는 "척추디스크에 레이저 사용은 그 효과가 명확히 규명되지 않은 상태로 임상적 유용성이 회의적이고, 현재 국내에서도 보편적으로 사용되고 있지 않다는 관련 학회의 의견 등을 참조할 때, 척추간판탈출증 수술에 고가의 재료 비용이 발생하는 레이저를 사용함은 타당하지 않다고 사료되므로 인정하지 아니함"으로 결론을 내렸다. 그리고 건강보험심사평가원은 신경외과학회 의견(척추디스크에 레이저 병용 사용은 학문적 근거 및 병용 사용의 이점을 찾을 수 없어 보험급여의 타당성을 인정할 수 없음)을 근거로 1999년 4월 14일 보건복지부에 현 유권해석 변경(보험급여 불인정)을 건의했지만, 보건복지부는 회신이 없었다.

그 이후 2006년 6월 29일 건강보험심사평가원 척추분과위원회의에서 경피적 내시경-레이저 병용 추간판절제술의 임상적 유용성이 명확하지 않다는 관련 학회 의견과 고가의 재료 비용이 발생하는 레이저를 사용함은 타당하지 않다고 다시 심의했다.

또한 2007년 8월 건강보험심사평가원 의료기술평가사업단은 인터넷 검색 데이터베이스를 이용한 문헌 검색을 통해 경피적 내시경-레이저 병용 추간판절제술에 대한 종합적인 평가를 전반적인 문헌의 질 평가에 근거하여 안정성과 유효성에 대한 평가를 시행했다.

이 평가에서 "경피적 내시경-레이저 병용 추간판절제술에 대한 문헌은 다양한 데이터베이스와 넓은 검색 범위를 사용하여 검색을 실시했음에도 불구하고 검색된 문헌은 소수였다. 그중 한 개의 문헌은 관찰적 연구를 대상으로 한 체계적 문헌 고찰이었고 하나의 문헌은 대조군과의 비교였다. 그리고 나머지 연구들은 모두 시계열時系列/time series 연구와 사례군 보고case series였다.

2000년 보울트Boult 등의 체계적 문헌고찰에서는 선택된 문헌들이 모두 사례군 보고와 시계열 연구였다. 동 문헌에서 경피적 내시경-레이저 병용 추간판절제술PELD은 불충분한 문헌의 양과 낮은 질로 인해서 안전성과 유효성에 대한 결정을 할 수 없으며 시술과 관련된 강력한 근거를 가지기 위해서는 실험군과 대조군의 배정allocation에 있어서 무작위화가 이루어진 대조군 임상 시험controlled clinical trial이 이루어져야 한다"고 결론지었다. 즉, 경피적 내시경-레이저 병용 추간판절제술은 안전성과 유효성을 의학적으로 확인할 수 없는 실험적 시술이다.

2007년 10월 대한의사협회는 "경피적 내시경-레이저 병용 추간판절제술에서 사용되는 레이저는 급여를 인정받고 있는 것에 비해 경피적 내시경 추간판절제술에서 사용되는 고주파 기기는 급여를 인정받고 있지 못하고 있어 경피적 내시경-레이저 병용 추간판절제술에서 근본적인 문제는 의학적 타당성보다는 급여의 형평성에 대한 문제임"이라고 지적했다.

경피적 내시경-레이저 (병용) 추간판절제술에 대한 당시 학회 의견

- 대한정형외과학회 의견: 재료비는 별도 보상. 아직 기존의 시술에 비해 임상적 특장점이 없어 비용 효과적 측면이 고려되어야 함.
- 대한신경외과학회 의견: 현미경을 이용한 추간판절제술에 비하여 더 효과 있음이 입증되어 있지 않음. 동 시술을 하는 요양기관이 많지 않고 국민건강보험법의 취지에 부합되지 않아 재료대는 전액 본인 부담하고 시술료는 자49나(경피적 요추추간판절제술)로 함이 재정에 도움될 것임. 무분별한 레이저 사용을 막기 위한 제도적 보완이 필요함.

11 뉴클레오톰을 이용한 경피적 자동 추간판절제술

우리나라에서 한때 추간판탈출증 치료에 뉴클레오톰Nucleotome을 이용한 경피적 자동 추간판절제술Automated percutaneous discectomy이 유행했으나, 현재는 거의 시행되고 있지 않은 수술 방법이다.

경피적 추간판절제술PLD/Percutaneous Lumbar Discectomy이 집게forceps 등을 이용하여 수동적으로 추간판의 수핵 또는 섬유륜을 제거하는 수술인 반면, 자동화된 기계를 이용하여 추간판의 수핵 또는 섬유륜을 제거하는 수술이 뉴클레오톰을 이용한 경피적 자동 추간판절제술이다.

뉴클레오톰을 이용한 경피적 자동 추간판절제술은 탈출된 추간판을 직접 제거하는 수술이 아니다. 추간판 내부의 수핵 또는 섬유륜을 기계적으로 제거하여 추간판 내부압력을 감소시키고 탈출된 추간판이 줄어들게 만들어 신경근 압박으로 인한 증상이 호전되기를 기대하는 수술이다.

탈출된 추간판을 직접 제거하여 신경근이 압박되지 않게 하는 수술을 직접적 제거 방법direct removal method의 수술이라면, 탈출된 추간판을 직접 제거하지 않고 추간판 내부의 수핵이나 섬유륜을 제거하여 탈출된 추간판이 줄어들게 하는 방법의 수술을 간접적 제거 방법indirect removal method의 수술이라 할 수 있다. 탈출된 추간판을 직접 제거해야 확실하고 일정한 수술 결과를 얻을 수 있다. 그러나 탈출된 추간판을 제거하지 않고 정상적인 추간판 내부를 제거하여 탈출된 추간판이 줄어들기를 기대하는 방법은, 수술 결과가 일정하지 않아 어떤 경우는 좋고 어떤 경우는 좋지 않은, 소위 운에 따라 수술 결과가 달라지는 불확실한 수술 방법이다.

뉴클레오톰은 오닉G. Onik에 의해 개발되었다. 1987년 마룬Joseph C. Maroon과 오닉은 뉴클레오톰을 이용한 경피적 자동 추간판절제술의 수술 결과를 처음으로 학술지에 보고했다. 뉴클레오톰을 이용한 경피적 자동 추간판절제술은 경피적 방법으로 유도 주삿바늘을 추간판의 수핵 부위에 삽입하고, 플라스틱 핸들에 길이 20cm 굵기 2.2mm의 관으로 되어 있는 뉴클레오톰을 추간판 내부에 삽입한 뒤 탈출되지 않은 추간판 내부에 있는 수핵을 제거하는 방식이다. 그러나 뉴클레오톰을 이용한 경피적 자동 추간판절제술 개발된 지 30여 년이 지났음에도 무작위 배정 대조 이중 맹검 시험으로 치료 효과에 대한 의학적 근거가 입증되지 않았다.

☆☆☆☆☆
12 디컴프레서를 이용한 경피적 요추추간판 감압술

디컴프레서DeKompressor를 이용한 경피적 요추추간판 감압술PLDD/percutaneous lumbar disc decompression은 뉴클레오톰을 이용한 경피적 자동 추간판절제술과 유사한 수술이다. 다만 뉴클레오톰 대신에 디컴프레서 기구를 사용하는 것이 다르다.

디컴프레서Dekompressor®, Stryker는 2003년 미국 식품의약국에서 사용 승인을 받았고, 2004년 알로Kenneth M. Alo 등이 처음으로 디컴프레서를 이용하여 추간판을 절제했다. 디컴프레서를 이용한 경피적 요추추간판 감압술 방법은 17게이지gauge(직경1.5mm) 유도바늘introducer cannula을 추간판 내에 삽입한 후 디컴프레서 관probe을 유도바늘 속으로 삽입시켜 수핵 내로 위치시킨 다음, 디컴프레서를 앞뒤로 수분간(1.5분~2분) 왕복하여 수차례(2~3차례) 수핵을 제거하는 수술이다. 디컴프레서는 배터리로 작동되는 1회용 기구로, 17게이지 유도바늘을 통해 스크류 모양의 팁을 수핵 내로 삽입하여 수핵을 절제하는 기구다.

이 수술 방법도 탈출된 추간판을 직접 제거하는 수술이 아니고, 수핵을 부분적으로 제거하여 추간판 내부압력을 감소시켜 탈출된 추간판이 줄어들게 하는 간접적 제거 수술 방법이다. 이 수술이 시행된 지 약 15년이 경과되었으나, 아직 무작위 배정 대조 이중 맹검 시험으로 치료 효과에 대한 의학적 근거가 입증되지 않은 상태이기에 추간판탈출증에 대한 수술로 권장되지 못한다.

☆☆☆☆☆
13 뉴클레오톰을 이용한 관혈적(현미경) 척추디스크 수술AOLD

뉴클레오톰을 이용한 관혈적(현미경) 척추디스크 수술AOLD/Automated Open Lumbar Discectomy은 우리나라 일부 병원에서 시행된 지 20년이 지났으나, 아직 무작위 배정 대조 이중 맹검 시험으로 치료 효과에 대한 의학적 근거가 입증되지 않은 상태로 추간판탈출증에 대한 수술로 권장되지 않는다.

뉴클레오톰을 이용한 관혈적(현미경) 척추디스크 수술에 있어서, 'AOLD'란 국내-국제적으로 널리 인정되거나 통용되는 약자가 아니다. 다만 이러한 수술을 시행하는 특정 척추전문병원과 기구를 생산하는 회사에서 명명하여, 이를 그대로 따라 사용하고 있다. 뉴클레오톰을 이용한 관혈적(현미경) 척추디스크 수술AOLD/Automated Open Lumbar Discectomy은 관혈적 추간판절제술 또는 수술현미경 추간판절제술을 하면서 뉴클레오톰을 이용하여 추간판을 제거하는 수술이다. 즉, 탈출된 추간판까지 도달하는 수술 방법은 관혈적 수술 또는 수술현미경을 이용한 추간판절제술과 동일하다. 다만 탈출된 추간판 부위까지 도달한 후 뉴클레오톰을 사용하여 탈출된 추간판을 제거하는 방법이 현미경을 이용한 추간판절제술과 다를 뿐이다.

일반적으로 수술현미경 추간판절제술에서는 미세 수술 기구micro instruments를 이용하여 탈출된 추간판을 제거하는 반면에, 뉴클레오톰을 이용한 관혈적(현미경) 척추디스크 수술은 뉴클레오톰(뉴클레오톰 프로브 세트micro II) 기구를 이용하여 탈출된 추간판을 제거한다.

거의 모든 추간판탈출증의 경우에서, 탈출된 추간판을 제거하기 위해서는 미세 수술 기구만으로 충분하며, 미세 수술 기구로 탈출된 추간판 제거가 불가능한 경우는 없다. 따라서 탈출된 추간판을 제거하기 위해서 추가 비용이 발생되는 고가의 뉴클레오톰(뉴클레오톰 프로브 세트micro II) 기구를 별도로 사용할 필요가 전혀 없고, 고가의 뉴클레오톰을 사용했을 때 치료 결과의 장점에 대한 의학적 근거도 없다. 오히려 불필요한 기구 사용으로 수술 부위에 대한 감염 가능성을 높일 뿐이다.

현미경 추간판절제술은 급여(보험) 수술로서 2000년경 수술료가 468,000원(이중에서 환자 부담은 20%인 94,000원이다)이었으며, 탈출된 추간판을 제거하기 위한 미세 수술 기구 사용료는 별도 산정할 수 없었다. 그러나 뉴클레오톰 기구를 사용하는 경우 약 150만 원의 기구 값과 비급여(비보험) 수술료를 합쳐 약 200만 원이 소요되었다.

뉴클레오톰을 이용한 관혈적(현미경) 척추디스크 수술은 1998년 6월 5일 건강보험심사평가원의 신경외과분과위원회 회의에서 처음 논의되었다. 회의 결과 "AOLD는 국내 보편적으로 실시되고 있지 아니한 시술이므로 건강보험 급여(국민건강보험) 대상으로 인정되지 않고, 수술료는 요추 간판탈출증수술의 수술료로 인정하되, 재료대는 실구입가에서 전액 본인 부담한다"라고 결론을 맺었다.

1998년 7월 6일 건강보험심사평가원은 신경외과분과위원회의 심의 결과를 근거로 뉴클레오톰을 이용한 관혈적(현미경) 척추디스크 수술을 급여(국민건강보험)로 인정하지 못한다는 "보험 급여 불인정" 의견을 보건복지부에 보고했고, 2000년 5월 보건복지부에서는 AOLD를 한시적 비급여(국민건강보험으로 혜택 받을 수 없지만 병원에서 환자에게 직접 비급여 재료대 사용료를 받을 수 있음) 항목으로 결정했다. 그 후 2000년 7월 AOLD는 한시적 비급여 대상으로 분류되었고, 또 2001년과 2003년 두 차례 AOLD에 대해 한시적 비급여 대상 기간이 연장되었다. 한편 2004년 3월 18일 건강보험심사평가원 척추시술 관련 전문가 자문회의에서는 AOLD를 비급여 항목에서 삭제 또는 비급여로 전환하자는 의견으로 결정되었으며, 2004년 4월 21일 건강보험심사평가원 의료행위전문평가위원회 회의 결과 AOLD를 비급여 항목으로 전환하기로 결정했고, 2004년 12월 29일(고시 제 2004-89호) AOLD는 비급여 항목으로 고시되었다.

일부 척추전문병원에서는 2000년부터 AOLD 수술을 수없이 많이 시행하면서 수술료 이외에 약 150만 원의 비급여(비보험) 뉴클레오톰 재료대를 전액 환자에게 부담시키고 있었다. 당시 추간판절제술의 수술료는 468,000원이고, 이중에서 환자 부담이 20%인 94,000원이었다. 일부 보도에 의하면 AOLD를 시행하는 모 척추전문병원은 한 해 3,300건의 AOLD를 시행한 것으로 추산됐다.

2006년 10월 12일 국정감사에서 당시 국회 보건복지위원회 소속 모 국회의원이 모 척추전문병원이 "효과가 입증 안 된 비급여 시술로 환자에게 14배 진료비 부담"시키고 있다고 정책자료집을 배포하고, 2006년도 10월 중순경 국정감사를 통해 보건복지가족부 장관에게 이를 지적하며 질의했다. 그리고 2006년 10월 16일 CBS〈시사자키 오늘과 내일〉이라는 생방송 프로그램을 통해 "표준수술에 의하면 환자 부담 비용이 94,000원인가 하는데, 별 의미 없는 또 다른 수술인 수핵자동흡입기술(뉴클레오톰·Nucleotome 수술)이라는 것을 병행해서 환자가 부담하는 돈이 184만 원 정도로 뛰게 되어 환자들의 부담이 늘어난다", "이 수술은 마치 맹장 수술을 해서 개복을 하고 맹장을 떼어낸 다음에 또다시 내시경을 이용해서 그 맹장을 제거하는 의미 없는 시술과 같다", "별 의미 없는 레이저 수술이라든지 뭐 그런 수술을 병행하면서 급여를 비싸게 받는다"라고 인터뷰했다.

AOLD 시행 병원은 모 국회의원이 배포한 정책자료집 중 ⓐ효과가 검증되지 않은 비급여 시술로 과도한 진료비를 청구한다는 부분, ⓑ치료 재료를 원고의 부인이 운영하는 업체가 납품하여 불공정거래 의혹이 있는 점, ⓒ수술이 불필요한 환자에게 고가의 척추 수술을 남발하고 허위 부당한 진료비를 청구한다는 점, ⓓ모 병원이 시술하는 수술법이 표준수술법(현미경 디스크 절제술)보다 재발율이 3.5배에 이른다는 점, ⓔ급격한 척추 수술 증가 추세가 모 병원으로 말미암았다는 점 등을 들면서 2006년 10월 19일 국회의원을 상대로 30억 원 손해배상 소송을 서울중앙지방법원에 제기했다. 그러나 2년 반 이상 계속되는 소송에서 결국 2009년 4월 8일 원고는 패소했고, 서울고등법원에서 2010년 7월 1일 조정 이의신청 취하로 종결되었다.

또한 모 국회의원을 2008년 10월 28일 "라디오에 의한 명예훼손"으로 서울남부지방법원에 형사 고발했으나, 모 국회의원은 2009년 9월 14일 무죄 판결을 받았으며, 2010년 6월 24일 대법원에서 상고기각 판결로 종결되었다. 필자는 당시 대한척추신경외과학회 회장으로 두 번의 소송 사건에 증인으로 참석하기도 했다. 결과적으로 한 국회의원의 문제 제기로, 2009년 2월 27일 건강보건정책심의위원회는 AOLD(뉴클레오톰을 이용한 관혈적 척추디스크 수술)가 표준디스크 수술에 비해 더 효과적이라고 할 수 없다는 의료행위전문평가위원회의 의견을 받아들여 AOLD를 급여로 전환하기로 의결했다. 2009년 3월 10일 보건복지가족부 장관은 "요양급여의 적용 기준 및 방법에 관한 세부사항"을 일부 개정 고시하여, AOLD의 시술료를 "관혈적 추간판제거술-요추"의 소정 점수로 하되, 소요 재료인 "뉴클레오톰 키트Nucleotome kit"는 산정 불가로 명시하게 되었다. 즉, AOLD 수술은 급여(보험)로 수술할 수 있으나 재료대는 환자에게서 별도로 받을 수 없게 되었다.

2007년 8월 건강보험심사평가원 의료기술평가사업단은 인터넷 검색 데이터베이스를 이용한 문헌검색을 통해 AOLD의 안전성과 유효성에 대한 의학적 근거를 검토했다. 동 보고서에서는 수핵자동 흡입기(뉴클레오톰Nucleotome)를 이용한 현미경 척추간판 부분절제술인 AOLD가 전통적인 추간판절제술open discectomy or microdiscectomy과 비교하여 더 안전하고 유효한 임상 결과를 가져오는지에 대하여 검토했다. 전자 데이터베이스에서 위와 같은 검색 전략으로 동료 심사를 거쳐 학술지에 게재된 문헌, 대한의사협회와 동 시술을 시술하는 관련 요양기관에서 제출한 자료를 모두 검토한 결과, 선택 기준에 적합한 문헌을 찾을 수 없었다. 따라서 본 검토에서는 AOLD에 대한 객관적인 근거를 확인할 수 없으므로 안정성, 임상적 유효성에 대하여 평가할 수 없었다.

2007년 10월 대한의사협회는 AOLD에 대하여 "관혈적 추간판절제술에 수핵자동흡입기Nucleotome를 추가하는 행위의 무의미함에 대해서는 관련 전문학회에서 이미 공식 입장을 표명한 바 있음"이라고 했었다.

그 이후 뉴클레오톰을 이용한 관혈적(현미경) 척추디스크 수술에서 뉴클레오톰 재료대를 별도로 환자에게 받을 수 없게 되어, 환자는 뉴클레오톰 재료대를 지불할 필요가 없어졌다. 현재 뉴클레오톰을 이용한 관혈적(현미경) 척추디스크 수술에 대한 광고는 보이지만, 이 수술이 얼마나 시행되고 있는지 확인되지 않는다.

뉴클레오톰을 이용한 관혈적(현미경) 척추디스크 수술은 치료 효과가 검증되어 있지 않아 추간판탈출증의 치료 방법으로 권고되지 않는다.

☆☆☆☆☆
14 관혈적 레이저 미세추간판절제술 · 관혈적 레이저 추간판절제술 · 미세현미경 레이저 추간판절제술 · 현미경 레이저 추간판절제술 · 미세현미경 레이저 디스크제거술OLM

관혈적 레이저 미세추간판절제술OLM/Open Laser Microdiscectomy은 수술현미경을 이용한 현미경 추간판절제술과 유사한 수술이다. 다만 탈출된 추간판을 제거하기 위해 레이저를 사용하는 것이 다를 뿐이다. 관혈적 레이저 미세추간판절제술은 무작위 배정 대조 이중 맹검 시험으로 치료 효과에 대한 의학적 근거가 입증되지 않았으며, 추간판 탈출증에 대한 치료 수술로 권장되지 않는다. 관혈적 레이저 미세추간판절제술은 국내-국제적으로 인정되거나 통용되는 약자가 아니다. 다만 이러한 수술을 시행하는 일부 척추전문병원에서 임의로 사용하고 있으며, 이를 그대로 따라 사용하고 있다.

관혈적 레이저 미세추간판절제술은 의학적으로 행위가 정의되어 있지 않아 어떤 수술이라고 정확하게 설명할 수 없지만, 미세현미경(수술현미경)을 사용하여 탈출된 추간판까지 도달한 후 탈출된 추간판을 레이저로 제거하는 수술로 판단된다. 의학적으로 추간판탈출증에 대한 표준수술치료법gold standard인 미세현미경 추간판절제술은 탈출된 추간판을 미세 수술 기구를 이용하여 제거한다. 물론 추간판절제술 수술료에는 수술에 모든 행위가 포함되어 있으므로 미세 수술 기구 사용료는 별도로 인정되지 않는다. 그러나 관혈적 레이저 미세추간판절제술OLM/Open Laser Microdiscectomy은 탈출된 추간판을 제거하기 위해 사용되는 레이저 키트Laser kit 재료대가 별도로 추가된다.

1998년 12월 19일 보건복지부는 행정 해석으로 "OLM의 수기료는 관혈적 추간판절제술의 수기료로 산정하고, 재료대 레이저 키트Laser Kit는 요양기관 실 구입가의 2분의 1 가격으로 산정한다. 다만, 척추 2 레벨 이상 시술 및 간염, 매독, 에이즈 등으로 감염의 위험이 있는 환자의 경우는 의사 소견서 첨부 시에 한하여 한 개의 비용으로 인정한다"라고 밝혔다.

그러나 1999년 3월 19일 건강보험심사평가원 신경외과분과위원회는 대한신경외과학회 의견(OLM은 효과가 별로 없는 것으로 판명되고 있음. 레이저 재료를 추간판탈출증 수술 시 사용하는 것은 의학적으로 적합하지 않은 방법으로 보험급여는 타당치 않음)을 근거로 "OLM은 효과가 명확히 규명되지 않은 상태이고 임상적 유용성이 회의적이고, 현재 국내에서도 보편적으로 사용되고 있지 않다는 관련 학회의 의견 등을 참조할 때, 고가의 재료 비용이 발생하는 레이저를 사용함은 타당하지 않다고 사료되므로 인정하지 아니 함"이라고 결정했다.

1999년 4월 14일 건강보험심사평가원은 당시 행정 해석의 변경을 건의했으나, 2000년 12월 30일 고시 제2000-73호가 1998년 12월 19일 보건복지부의 행정 해석과 동일하게 발표되었다. 이로 인해 불필요하게 레이저를 사용하는 부적절한 수술(OLM)을 하면 표준 치료 수술(미세현미경 추간판절제술)하는 것보다 오히려 보험급여를 더 받을 수 있게 되는 모순이 발생했다.

이후 2007년 8월 건강보험심사평가원 의료기술평가사업단은 인터넷 검색 데이터베이스를 이용한 문헌검색을 통해 OLM의 안전성과 유효성에 대한 의학적 근거를 검토했다. 의료기술평가사업단은

"본 평가 보고서의 검색 전략에 따라 검색한 결과, 동료 심사되어 학술지에 게재된 문헌과 관련 학회 및 OLM 시술 요양 기관에서 제출한 자료를 모두 검토했으나 선택 기준에 해당하는 문헌이 없었으므로 관혈적 레이저 미세 추간판절제술OLM의 안전성, 유효성에 대한 평가를 내릴 수 없었다"고 결론 내렸다. 또 2007년 10월 대한의사협회는 "OLM은 의학적 유용성과 급여의 형평성에 모두 문제가 있음"이라고 결론 내렸다.

현재는 관혈적 레이저 미세추간판절제술은 일부 전문병원에서 시행되고 있으나, 추간판탈출증 치료에 권고되지 않는다.

☆☆☆☆☆
15 카이모파파인 화학적 수핵용해술

카이모파파인 화학적 수핵용해술Chemonucleolysis with Chymopapain은 카이모파파인Chymopapain이라는 화학 물질을 추간판 내에 주입하여 추간판(디스크)을 용해시키므로 추간판 내부압력을 감소시켜 탈출된 추간판이 줄어들어 추간판탈출증 증상이 호전되도록 하는 치료법이다. 카이모파파인은 파파야papaya 식물에서 추출된 비특이성 단백당 분해 효소non-specific proteoglycanase이다.

1963년 미국의 라이먼 스미스Lyman Smith는 카이모파파인이라는 효소가 추간판의 수핵을 용해시키는 기능이 있다고 발견했고, 1964년 처음으로 열 명의 환자에게 사용하여 추간판의 수핵을 용해시킨 연구 논문을 보고했다. 또 1982년 미국의 로버트 프레이저Robert D.Fraser는 추간판탈출증 환자에게 카이모파파인 치료를 보고했다. 그리고 인체에 사용한 지 18년 만에 1982년 11월 미국 식품의약국은 카이모파파인 (상품명: Chymodiactin, Discase) 사용을 처음으로 승인했다.

우리나라에서는 1984년에 화학적 수핵용해술이 도입되었고, 수술 없이 추간판탈출증을 치료할 수 있다며 한동안 여러 병원에서 널리 사용되었다. 1988년에는 카이모파파인(상품명, 디스켄Disken, 신풍제약)이 국내에서 생산되었고, 그 효과에 대한 연구 보고가 있었다.

우리 몸의 추간판은 수분, 단백당proteoglycan과 콜라젠 그리고 추간판 세포로 이루어졌고, 건강하고 탄력있는 추간판은 수분을 70% 이상 함유하고 있다. 그리고 퇴행성 변화(노화)가 진행되면 추간판에서 수분 함량은 점점 줄어든다. 즉, 추간판이 건강하기 위해서는 수분 함량이 높아야 한다. 수분은 화학 구조상 단백당에 붙어 있으므로, 단백당이 줄어들면 수분도 줄어들게 되고, 추간판은 퇴행성 변화가 심해지며, 가벼운 외상에도 추간판이 손상받기 쉬워지게 된다. 따라서 카이모파파인의 수핵용해술을 시행하면, 카이모파파인에 의해 무분별하게 추간판의 단백당이 분해되고 추간판 세포가 손상되어 추간판이 건강해지는 것이 아니라 오히려 악화된다. 카이모파파인 치료를 받은 사람의 추간격이 정상화되지 않고 오히려 15% 정도 줄어드는 것으로 알려져 있다.

1984년부터 1999년까지 우리나라 모 대학병원은 카이모파파인으로 3천 례의 요추 간판탈출증 환자를 치료한 결과를 2002년 보고하였는데, 카이모파파인 수핵용해술이 안전하고 효과적인 방법이라고 보고했다.

한편 유진 노르드비Eugene J. Nordby와 피터 라이트Peter H. Wight 등은 1982년부터 1991년까지 미국에서 카이모파파인 시술을 받은 13만 5,000명 중 카이모파파인 과민반응에 의한 사망fatal anaphylaxis이 7례, 감염 24례, 출혈 32례, 신경학적 손상 32례, 기타 합병증 15례 있었으며, 사망률은 0.019%라고 1993년에 보고했다.

이후 카이모파파인은 알레르기 반응이 매우 높아 북미주 사람의 약 3%까지 파파야 효소에 알레르기가 있는 것으로 알려졌고, 카이모파파인 주사를 받은 10,000명 중 5명이 과민반응anaphylaxis을 보였으며, 추간판염discitis, 지주막하출혈subarachnoid hemorrhage, 하반신마비paraplegia, 급성 척수염acute transverse myelitis 발생 등의 부작용이 알려지게 되었다.

그 이후 2003년 1월 27일 애보트Abbott 회사는 카이모파파인 판매를 중지했고, 미국 내에서 카이모파파인 판매가 중단되었다. 그러나 우리나라에서는 2000년대 후반까지 국내에서 카이모파파인이 생산되어 카이모파파인 수핵용해술이 지속적으로 시행되었으나, 현재는 카이모파파인 생산이 중지되어 카이모파파인 수핵 용해술은 완전히 사라졌다. 현재 카이모파파인 생산이 중단되어 카이모파파인 수핵용해술은 더 이상 시행되지 않지만, 이미 카이모파파인 치료를 받은 많은 환자의 장기적인 치료 경과에 대해 추적 관찰이 필요할 것이다.

혈전을 용해시키는 것과 같이 추간판을 무분별하게 용해시키는 수핵용해술은 건강한 추간판 조직에 손상을 줄 수 있다. 탈출된 추간판이 있다면 자연 회복되기를 기다려본 후 회복이 안 되는 경우 탈출된 추간판을 제거하는 것이 올바른 치료 방법이다. 그러나 카이모파파인 수핵용해술은 추간판 중앙 부위의 정상적인 추간판을 용해시켜 내부압력이 감소해 탈출된 추간판이 줄어들게 하는 간접적 제거 방법으로, 이상적인 치료법이라 할 수 없다. 오히려 추간판 내부 조직이 용해되어 추간격의 높이가 낮아지고, 추간판 손상으로 추간판의 고유 기능(척추뼈 사이의 쿠션 기능, 위아래 척추뼈를 불안정하지 않게 고정시키는 기능, 운동 기능)이 떨어질 가능성이 높다.

카이모파파인 화학적 수핵용해술은 과거에 일시적으로 사용되었으나, 현재는 사용되지 않고 없어진 수술법이다.

☆☆☆☆☆
16 카이모파파인 이외의 화학적 수핵용해술

☆☆☆☆☆
(1) 오존 화학적 수핵용해술

오존이 자유기free radical를 발생시키고, 자유기는 당단백glycoprotein과 당단백을 생산하는 세포chondrocyte를 파괴시켜 추간판의 수분 함량을 감소시키고, 추간판의 퇴행성 변화를 일으켜, 추간판 내압을 감소시키므로, 요통과 방사통을 호전시킨다고 알려져 있다.

뮤토Muto 등은 2,200명 환자에게서 75%의 성공률을 보고했고, 데름D'Erme 등은 1998년 1,000명 환자에게서 68% 성공률을 보고했다. 국내에서는 2004년 이신영 등이 64명의 환자 중 53명(83%)에서 시술 6주째에 시행한 평가에서 임상적으로 만족satisfactory했다고 보고했다(이신영, 전병찬, 김영수, 이창식, 천태상, 김남규, 〈요추 간반탈출증 환자에 대하여 적외선체열 영상을 이용한 오존 화학적 용해술의 평가〉, 〈Kor J Spine〉 pp.495~499, 2004).

오존 화학적 수핵용해술Chemonucleolysis with Ozone은 과거 일시적으로 시행되었으나, 오존에 의해 추간판이 퇴행성 변화가 심해지므로 현재는 사용되고 있지 않다. 추간판탈출증 치료에 대한 오존 화학적 수핵용해술의 의학적 근거가 없어 추간판탈출증 치료에 권고되지 않는다.

☆☆☆☆☆
(2) 콜라제나제 수핵용해술

콜라제나제collagenase 효소는 콜라젠을 분해하는 효소로, 추간판 수핵에 주로 많은 제2형 콜라젠Type II collagen을 분해한다. 존 브롬리John W. Bromley 등은 1984년, 30명 환자를 대상으로 80%의 성공률을 보고했다. 그러나 카이모파파인에 비하면 알레르기 반응은 매우 낮은 것으로 알려져 있으나, 부작용으로 척추뼈 종판end plate 손상, 출혈 및 하반신 마비가 보고되어 있다.

콜라제나제 수핵용해술Chemonucleolysis with collagenase은 치료 효과가 검증되지 않아 추간판탈출증 치료에 권장되지 않는다.

☆☆☆☆☆
(3) 콘드로이티나제 수핵용해술

콘드로이티나제Chondroitinase ABC는 단백당의 가지side chain를 분해하는 효소이며, 동물 실험(개)에서는 추간판 내 압력을 감소시키고 추간판 높이를 줄이는 것으로 알려졌다. 그러나 아직 인체에서 치료한 보고는 없다. 치료 효과에 대한 의학적 근거가 없어 권장되지 않는다.

☆☆☆☆☆
(4) MMP 수핵용해술

메트릭스 메탈로프로테인나제MMP/matrix matalloproteinase를 사용하여 추간판 수핵을 용해시켜 추간판탈출증을 치료하려고 시도되었으나, 치료 효과에 대한 의학적 근거가 없어 권장되지 않는다.

☆☆☆☆☆
(5) 에타놀 수핵용해술

에타놀을 사용하여 추간판 수핵을 용해시켜 추간판탈출증을 치료하려고 시도되었으나, 치료 효과에 대한 의학적 근거가 없어 권장하지 않는다.

☆☆☆☆☆
17 인공 디스크 치환술ADR

한때 많은 환자들이 추간판 질환 치료에 획기적인 치료법으로 인공 디스크 치환 수술을 받았다. 일부 병원은 마치 자동차의 타이어가 펑크나면 타이어를 바꾸듯이 추간판탈출증이 발생하면 새 인공 디스크로 바꾸면 치료된다고 광고하며 무분별하게 인공 디스크 치환술을 시행했다. 이러한 주장은 생명체(디스크)에서 발생된 질병을 무생명체(자동차 타이어)에서 발생한 문제와 비교하는, 어처구니없고 터무니없는 주장이다. 단적인 예로 자동차 타이어는 두 번, 세 번뿐 아니라 횟수에 관계없이 교환할 수 있으나, 인공 디스크 치환은 딱 한 번만 가능하여 교체된 인공 디스크가 다시 문제가 발생하면 또다시 인공 디스크를 치환(교환)할 수 없다. 한 번 수술되어 삽입된 인공 디스크를 제거하는 수술은 혈관 손상 등의 문제가 커 인공 디스크 제거가 불가능하다. 따라서 인공 디스크를 다시 제거할 수 없는 점이 치명적인 결함이 아니라 할 수 없다.

인공 디스크인 샤리테Charite 인공 디스크 치환술은 1984년 프랑스에서 처음으로 시행되었고, 미국 식품의약국은 2004년 10월 샤리테 인공 디스크 사용을 승인했다. 그리고 또 다른 인공 디스크인 프로디스크Prodisc는 2006년 8월 미국 식품의약국으로부터 사용 승인을 받았다. 그러나 57%의 수술 성공률과 후유증, 합병증 그리고 삽입된 인공 디스크 제거가 불가능한 문제 등으로 2012년 의료 시장에서 자진 철수하였다.

현재는 인공 디스크 치환술ADR/Artificial Disc Replacement이 전세계적으로 사용되고 있지 않다. 미국에서부터 부작용 등의 문제가 야기되어 인공 디스크 제조회사가 인공 디스크 제품을 자진 철수했고, 제조와 판매를 중단했다. 그러나 우리나라에서는 그 이후에도 사용되었으나 사용 횟수가 점차 줄어들어 현재는 거의 사용되지 않는다.

인공 디스크 치환술은 추간판(디스크) 전체를 기계로 바꾸는 인공 디스크 전 치환술Artificial Disc Total Replacement과 추간판핵Nucleus Pulposus만 바꾸는 인공 디스크 부분 치환술Artificial Disc Partial Replacement이 있었다. 주로 사용되었던 방법은 인공 디스크 전 치환술이었으며, 인공 디스크 부분 치환술은 개발 초기부터 부작용과 합병증 문제로 널리 사용되지 않았다. 그러나 이 두 가지 방법의 수술은 표준 치료법보다 좋다고 할 수 없다는 결과가 보고되었고, 부작용과 합병증 발생 문제 등으로 일시적으로 사용되다가 현재는 쓰이지 않고 사라진 수술법이 되었다.

★☆☆☆☆
18 척추 나사못 고정술

"No disc, no pain", 즉 디스크가 없으면 요통도 없다는 우스갯소리가 있다. 따라서 디스크를 완전히 제거하고 나사못을 이용하여 척추뼈를 고정하여 통증을 치료하려는 수술이다. 그러나 실제로 디스크가 없다고 요통이 발생하지 않는 것은 아니다. 요통은 디스크에서만 발생되는 것이 아니고 원인이 무수히 많기 때문이다.

추간판탈출증 치료의 극히 일부에서 척추 나사못 고정술spinal screw fixation을 시행하지만 장기적 결과도 의학적으로 입증되지 않았고 나사못에 의한 후유증과 합병증 발생을 고려하면 치료 방법으로 권할 만하지 않다.

☆☆☆☆☆
19 척추 연성 고정술

척추 고정술spinal soft stabilization 중에는 일반적으로 행해지는 척추 나사못 고정술 이외 여러 형태의 척추 연성 고정술이 있으나, 추간판탈출증 치료에 척추 연성 고정술의 치료 효과가 검증되어 있지 않아 추간판탈출증 치료에 권장되지 않는다.

척추 연성 고정술에는 세 가지 방법이 있다. ⓐ형상기억합금 기구고정술Shape Memory Alloy Spinal Fixaion, ⓑ 척추극돌기간에 연성 고정기구를 삽입하는 극돌기간 연성 고정술ISS/Interspinous Soft Stabilzation, ⓒ 척추체간 연성 고정술Intervertebral Dynamic Fixation의 방법이 있으나, 이러한 수술은 추간판탈출증에 대한 치료 효과가 검증되지 않아 추간판탈출증 치료에 권장되지 않는다.

☆☆☆☆☆
(1) 형상기억합금 기구 고정술·메모리 루프 수술
형상기억합금 기구를 이용한 척추 후방 고정술Shape Memory Alloy Spinal Fixaion과 메모리 루프memory loop를 이용하는 수술은 추간판탈출증에 대한 치료 효과가 검증되지 않아 추간판탈출증 치료에 권장되지 않는다.

☆☆☆☆☆
(2) 허리 연성 고정술ISS/Interspinous Soft Stabilzation · 극돌기간 연성 고정술·척추극돌기간 라커 고정술(인공인대 및 잠금장치 이용ILF/Interspinous Loker Fixation) · 척추극돌기간 U형 쿠션기 삽입술(고정술)Interspinous-U fixation · X-STOP(Kyphon, Medtronic, Sunnyvale, CA) 고정술·Coflex(Interspinous-U, Paradigm Spine, LLC, NY) 고정술·Smart-U(Biosmart, Korea) 고정술·DIAMDevice for Intervertebral Assisted Motion 고정술

여러 종류의 척추 극돌기간 삽입 기구가 개발되어 있으나, 이러한 극돌기간 삽입 기구를 이용한 척추 극돌기간 고정술은 추간판탈출증에 대한 치료 효과가 검증되어 있지 않아 추간판탈출증 치료에 권장되지 않고 있다.

(3) 척추체 간 연성 고정술 Intervertebral Dynamic Fixation · **그라프 고정술** Graf fixation ·
바이오플렉스 고정술 Bioflex fixation

여러 종류의 척추체 간 연성 고정 기구가 개발되어 있으나, 이러한
척추체간 연성 고정술이 추간판탈출증에 대한 치료 효과가 검증되
어 있지 않아 추간판탈출증 치료에 권장되지 않고 있다.

20 줄기세포 치료

추간판탈출증 치료에 줄기세포 치료가 효과가 있다는 의학적 근거
는 아직 없으며, 현재 추간판탈출증 치료에 줄기세포 치료는 전혀
권장되지 못한다.

21 투 포트 내시경 척추 감압술(양방향 내시경 수술)

투 포트Two port/biportal(양방향) 내시경 척추 감압술(양방향 내시경 수술)
은 일반적으로 하나의 관port을 통해 내시경과 수술 기구를 동시에
삽입하여 수술하는 원 포트one port(한 방향) 내시경 감압술과 달리
약 5mm 굵기의 한쪽 관port으로는 내시경을 삽입하고viewing port 약
2~3cm 떨어져 다른 한쪽 관port으로는 수술 기구를 삽입하여working
port 수술하는 방법이다. 투 포트 내시경 척추 감압술(양방향 내시경 수
술)은 척추관 협착증 환자에게 척추관 협착 부위를 감압하기 위해

시험적으로 시도되는 수술법이지만, 추간판탈출증에서 추간판제거술을 위해 투 포트 내시경 척추 감압술은 적정하지도 않고 시도되어서도 안 된다. 그러므로 추간판절제술을 위해 투 포트 내시경 척추 감압술은 전혀 권장되지 않는다.

☆☆☆☆☆
22 척추관 풍선확장술

척추관협착증 환자에게 풍선을 이용하여 척추관협착 부위를 확장시키기 위해 시도되는 수술이나, 추간판탈출증 환자에게 이 방법의 추간판절제술이 전혀 효과가 있을 수 없고 시도되어서도 안 된다. 추간판절제술에 척추관 풍선확장술은 전혀 권장되지 않는다.

7장

추간판탈출증의
재발과 예방법

1. 추간판탈출증의 재발
2. 추간판탈출증 예방법

1 추간판탈출증의 재발

어떤 병이든 재발하면 예후가 좋지 않을 수 있기 때문에 사람들은 병이 재발하는 것을 두려워한다. 예컨대 암이 잘 치료되던 중 어느 날 암이 재발되었다고 진단 받으면 크게 낙심하기 마련이다. 그러나 추간판탈출증은 재발되더라도 생명을 위협하는 중한 병이 아니므로 크게 두려워할 필요는 없다. 하지만 삶의 질을 떨어뜨릴 수는 있다.

의학적으로 추간판탈출증의 재발은 수술 후 6개월간 증상이 호전되어 증상이 없는 상태(무증상)로 회복된 이후 다시 추간판탈출증의 증상이 나타나는 것을 일컫는다 . 그러나 수술했는데 증상이 호전되지 않는 경우, 입원 기간 중 증상이 다시 나타나는 경우, 6개월 이내 증상이 다시 나타난 경우는 추간판탈출증의 재발이라 할 수 없다. 이때는 탈출된 추간판을 불충분하고 불완전하게 제거한, 실패한 수술에 해당된다.

추간판탈출증에서 재발과 수술의 실패를 엄격하게 구분해야 한다. 추간판탈출증을 수술했는데 며칠이 지나지 않아서 재발되었다고 다시 수술받는 경우는 재발이 아니라 수술이 실패한 것이며, 또 수술 후 증상이 좋아지지 않아 다시 수술받는 것도 재발이 아니라 수술이 실패한 것이다.

추간판탈출증의 재발률에 대한 보고는 차이가 크다. 재발률이 8~14%라는 보고도 있고, 1~21%라는 보고도 있다. 또 추간판탈출증 수술 후 재수술하는 사례가 6~24%라는 보고도 있다.

척추 수술 후에도 척추 통증이 지속되는 상태를 척추수술실패증후군FBSS/Failed Back Surgery Syndrome, 또는 척추실패증후군FBS/Failed Back Syndrome이라고 불렀다. 근래에는 후궁절제술후증후군Post-Laminectomy Syndrome, 또는 척추수술후증후군PSSS/Post-Spinal Surgery Syndrome으로 병명을 바꾸어 부르고 있다. '실패failed'라는 용어는 수술한 의사가 실패했다는 의미로 해석될 여지가 있는 데 의사들이 거부감을 느껴 '수술 후'를 의미하는 'Post'로 단어를 바꾸었다.

의학계에서는 과거부터 척추수술실패증후군을 일으키는 원인을 다음의 다섯 가지로 구분하였다. ⓐ 환자를 잘못 선택하여 수술한 경우wrong patient, ⓑ 진단이 잘못된 경우wrong diagnosis, ⓒ 수술이 잘못된 경우wrong surgery, ⓓ 수술 부위가 잘못된 경우wrong level, ⓔ 기술적으로 불충분하게 수술한 경우technically incorrect surgery.

우리나라에서는 2013년에 추간판탈출증 수술 후 재수술 시행에 대한 연구 결과가 발표되었다. 이 연구는 2003년 우리나라에서 추간판탈출증으로 진단되어 수술받은 18,590명을 대상으로 하였다.

최소 5년간 추적하여 처음 3개월 안에 재수술한 사례는 5.4%, 1년 안에 재수술한 사례는 7.4%, 2년 안에 재수술한 사례는 9%, 3년 안에 재수술한 사례는 10.5%, 4년 안에 재수술한 사례는 12.1%, 5년 안에 재수술한 사례는 13.4%라고 보고했다. 첫 수술은 관혈적 추간판절제술open discectomy을 시행한 사례가 68.9%, 내시경으로 추간판을 제거한endoscopic discectomy 사례가 16.1%, 후궁절제술laminectomy 사례가 7.9%, 유합술fusion 사례가 3.9%, 수핵용해술nucleolysis 3.2%였다. 후궁절제술을 시행한 후 재수술한 사례가 18.6%, 수핵용해술을 시행한 후 재수술한 사례가 14.7%, 관혈적 추간판절제술을 시행한 후 재수술한 사례가 13.8%, 내시경 추간판절제술을 시행한 후 재수술한 사례가 12.4%, 그리고 유합술fusion 시행 후 재수술한 사례가 11.8%에 달했다 .

재발 가능성이 높은 위험 인자로서 ⓐ 흡연, ⓑ 당뇨병, ⓒ 추간판이 돌출disc protrusion된 형태의 탈출이 있다. 또한 ⓓ 섬유륜의 구멍fenestraion이 6mm 이상으로 크게 벌어진 경우에 재발이 높은 것으로 알려져 있다.

2 추간판탈출증 예방법

일반적으로 추간판탈출증을 예방하는 것은 가능하지 않다. 나이가 들어가면서 추간판의 퇴행성 변화가 일어나 추간판탈출증이 발생하기 때문이다. 그러나 추간판탈출증 발생을 줄이기 위한 방법은 있어 다음과 같이 소개한다.

① 허리를 펴고 물건을 들어 올리는 생활 습관이 좋다. 허리를 굽히지 말고 무릎을 굽혀야 한다. 바닥에 있는 물건을 들어 올릴 때 허리를 굽히지 말고 곧게 편 상태를 유지하고 무릎을 구부려 몸을 낮춰 물건을 들어야 한다. 또는 한쪽 무릎을 바닥에 닿게 하고 무릎을 굽히거나, 양쪽 무릎을 바닥에 닿게 하여 물건을 들어 올려야 한다. 허리를 편 상태로 무릎을 구부리면 추간판에 전달되는 압력이 높아지지 않아 추간판탈출증 발생을 예방할 수 있다.

② 적정한 체중을 유지해야 한다. 과체중으로 추간판 내부압력이 증가되면 추간판탈출증 발생 가능성이 높아진다.

③ 평소 바른 자세를 유지해야 한다. 서 있을 때는 머리, 어깨, 골반, 무릎, 발이 일직선상에 있도록 신경 써야 한다. 머리나 어깨가 앞으로 숙이지 않게 하며, 배를 앞으로 내밀지 말고, 등 쪽으로 집어 넣으며 등을 곧게 펴야 한다. 걷는 자세도 허리를 곧게 편 자세로 걷는 것이 좋으며 구부정하게 허리를 굽힌 채 걷지 않도록 주의한다. 가능한 한 등받이가 있는 의자에 등이 등받이에 닿도록 깊숙이 앉고 바닥에 발이 닿아야 한다. 잠은 비교적 단단한 매트 위에 누워서 자는 것이 좋다. 옆으로 누워 자도 괜찮지만, 배를 바닥에 대고 눕는 것은 좋지 않다.

④ 장시간 의자에 앉아 있는 것을 삼가야 한다. 일반적으로 한 시간 이상 지속적으로 의자에 앉는 것은 피해야 한다. 한 시간 앉아 있었으면 5분 정도 일어나서 스트레칭을 하고 다시 앉아 일을 해야 한다. 특히 바닥에 앉는 양반다리, 또는 아빠다리 또는 가부좌 자세는 삼가야 한다. 과도하게 허리가 굽어져 추간판 내부압력이 높아지게 되어 추간판탈출의 위험성을 높인다.

⑤ 너무 굽이 높은 신발을 피하는 것이 좋다. 적당한 정도의 뒷굽이 있는 신발은 무방하나 지나치게 굽이 높은 신발은 척추를 불안정하게 할 뿐 아니라 추간판 내부압력을 높여 추간판탈출증의 위험성을 높인다.

⑥ 규칙적으로 유산소 운동을 한다. 일반적으로 빠르게 걷기 운동이 좋다. 한 번에 가능하다면 20~30분 지속적으로 걷기 운동하는 것이 좋으며, 땀이 나는 정도로 운동하는 것이 바람직하다. 한 번에 걸을 수 없으면 중간에 쉬었다 걸어도 좋다. 실내 자전거 운동보다 걷기 운동이 다리의 균형 감각을 유지하고 허리를 곧게 펼 수 있게 하여 유리하다. 물론 무릎이 건강하지 않아 걷기 운동이 어려운 경우에는 실내 자전거로 운동해도 좋다.

⑦ 척추에 중력이 가해지지 않고 척추의 기립근 등의 근력을 강화시키는 운동으로 수영을 추천한다. 수영은 추간판 내부압력을 전혀 상승시키지 않아 척추 건강을 위해서 권장하는 운동이다.

⑧ 유연성 운동을 병행해야 한다. 체조, 스트레칭, 필라테스, 요가 등 우리 몸을 유연하기 유지하는 운동을 규칙적으로 하는 것이 좋다. 그리고 가능한 범위에서 코어 근육을 강화시키는 운동을 병행하면 좋다. 플랭크 자세 운동, 런지 자세 운동, 팔굽혀 펴기 운동 등이 좋다. 윗몸 일으키기 운동은 추간판 내부압력을 상승시키고 척추에 무리를 줄 수 있으므로 삼가는 것이 좋다

⑨ 절대 금연해야 한다. 흡연은 호흡기뿐만 아니라 순환기와 근골격계에도 나쁜 영향을 미친다.

⑩ 균형 잡힌 음식으로 규칙적인 식사를 해야 한다. 지나친 다이어트는 근육량을 줄일 수 있으므로 주의해야 한다.

Ranking of Various Treatments for Lumbar Herniated Disc

8장

코어 근육 강화 운동법

1. 윌리엄스 굴곡 운동
2. 맥켄지 신전 운동
3. 크런치 운동·리버스 크런치·오블리크 크런치·
   크로스오버 크런치
4. 브리지 운동
5. 플랭크 운동
6. 런지 운동
7. 버드 독 운동
8. 슈퍼맨 운동·팔다리 반대로 올리기
9. 다리 들어 올리기 운동
10. 케겔 운동
11. 빠르게 조이고 풀기
12. 발끝 차기 운동
13. 골반 회전 운동

1 윌리엄스 굴곡 운동

윌리엄스 굴곡 운동 WFE/Williams Flexion Exercises은 미국 정형외과 의사인 폴 윌리엄스Dr. Paul C. Williams가 요통 환자를 위해 1937년에 고안한 운동 방법이다. 윌리엄스 운동은 맥켄지 신전 운동McKenzie extension exercises의 반대되는 운동으로, 윌리엄스 운동의 이론적 근거는 요추의 전만lordosis을 줄이도록 운동하여 요추 후방 부위에 압력을 감소시켜 추간판탈출을 예방하고 신경근 자극을 줄여 통증을 완화시키고, 요추부를 안정화stability시키는 것이다. 윌리엄스 운동은 추간공intervertebral foramen을 넓히고 요추부의 후방인대와 요추부 후관절facet joint을 이완(스트레칭stretching)시켜 통증을 감소시킨다.

윌리엄스 운동은 요추의 굴곡근을 강화시키는 운동으로 여러 형태의 변형 운동이 있지만 가장 근본이 되는 운동은 "바닥에 누워, 무릎을 가볍게 굽힌 상태에서, 다리를 양손으로 붙잡고, 무릎이 가

슴까지 닿도록 당겨 수초(5~10초) 동안 유지한 다음, 다리를 원위치시켜 요추 굴곡근의 수축을 이완시키는 운동을 수차례(일반적으로 10~20회) 반복하는 운동"이다.

일곱 가지 변형된 윌리엄스 운동을 소개한다.

(1) 골반 경사 운동 Pelvic tilt

ⓐ바르게 누워 무릎을 90도 굽힌 상태에서 ⓑ복근에 힘을 주어 요추가 바닥으로부터 떨어져 있는 상태에서 요추가 바닥에 밀착되도록 펴서 5~10초 유지한 다음 ⓒ복근에 힘을 빼 요추를 바닥에서 다시 떨어지게 이완한다. 이와 같은 운동을 10~20회 반복하는데, 하루에 1~2회가 적정하다.

(2) 한쪽 무릎 구부려 가슴 대기 Single knee to chest

ⓐ바르게 누워 무릎을 90도 굽힌 상태에서 ⓑ한쪽 무릎을 서서히 당겨 어깨에 닿도록 5~10초 유지한 다음 ⓒ천천히 무릎을 원위치한다. 이와 같은 운동을 10~20회 반복하고, 하루에 1~2회가 적정하다.

(3) 양쪽 무릎 구부려 가슴 대기 Double knee to chest

ⓐ바르게 누워 무릎을 90도 굽힌 상태에서 ⓑ양쪽 무릎을 서서히 당겨 어깨에 닿도록 5~10초 유지한 다음 ⓒ천천히 무릎을 원위치한다. 이와 같은 운동을 10~20회 반복하고, 하루에 1~2회가 적정하다.

(4) 30도 윗몸 일으키기 Partial Sit-up

ⓐ바르게 누워 무릎을 90도 굽힌 상태에서 ⓑ머리와 어깨를 바닥으로 30도 정도까지만 일으켜 5~10초 유지한 다음 ⓒ다시 상체를 바닥에 뉜다. 이와 같은 운동을 10~20회 반복하고, 하루에 1~2회가 적정하다.

(5) 무릎 펴고 앉아 허리 굽히기 Hamstring Stretch

ⓐ무릎을 펴고 발목을 직각으로 유지하고 앉은 상태에서 ⓑ서서히 상체를 굽혀, 무릎은 편 상태를 유지하고 시선은 전방을 유지한 상태로, 다리에 닿도록 하여 5~10초 유지한 다음 ⓒ서서히 허리를 다시 편다. 이와 같은 운동을 10~20회 반복하고, 하루에 1~2회가 적정하다.

(6) 엎드려 한 다리 뻗치기 Hip Flexor Stretch

ⓐ한 발을 앞으로 내밀어 무릎을 굽히고 ⓑ다른 한 발은 곧게 편 상태에서 ⓒ상체를 굽혀 겨드랑이가 무릎에 닿도록 5~10초 유지하고 ⓓ다시 상체를 편다. 이와 같은 운동을 10~20회 반복하고, 하루에 1~2회가 적정하다.

(7) 스쿼트 Squat

엉덩이 근육과 골반 바닥 근육을 강화시키는 운동이다. ⓐ어깨 넓이로 발을 평행으로 벌려 기립 자세에서 ⓑ상체가 바닥에 수직을 유지하면서, 시선은 전방을 유지하고, 가능한 최대로 바닥까지 무릎을

굽혀 5~10초 유지한 다음 ⓒ무릎을 편다. 이와 같은 운동을 10~20
회 반복하고, 하루에 1~2회가 적정하다.

2 맥켄지 신전 운동

맥켄지 신전 운동McKenzie Extension exercises은 뉴질랜드 물리치료사인
로빈 맥켄지Robin Anthony McKenzie가 1950년대 말 제안한 운동으로 허
리의 신전 근육을 강화시키는 운동이다. 맥켄지 신전 운동은 급성요
통에는 통증 경감 효과가 있으나, 만성요통에는 효과가 적은 것으로
알려져 있다. 맥켄지 신전 운동의 이론적 근거는 "지속적으로 요추
가 굴곡되어 있는 생활 습관으로 추간판의 수핵이 후방으로 이동하
게 되어 요통이 발생되므로 요추의 신전 근육을 강화시키면 요통을
줄일 수 있다"는 것이다. 현대 사회에 들어 장기간 앉아서 일하는 생
활 습관이 늘어나므로 요통 환자도 늘고 있다.

(1) 팔꿈치 상체 세우기 Prone on your elbows
ⓐ배를 바닥에 대고 누워서 ⓑ팔꿈치를 어깨 넓이 위치의 바닥에
대고 ⓒ상체를 서서히 일으켜 2~3분 유지한 다음 ⓓ상체를 바닥에
원위치한다. 한 번(한 세트)에 3~4회 반복하고, 하루에 1~2세트가 적
정하다.

(2) 손바닥 상체 세우기 Prone press-ups

ⓐ배를 바닥에 대고 누워서 ⓑ손바닥을 어깨 넓이 위치의 바닥에 대고 ⓒ상체를 서서히 일으켜 2초 유지한 다음 ⓓ상체를 바닥에 원위치한다. 한 번(한 세트)에 10회 반복하고, 하루에 1~2세트가 적정하다.

(3) 서서 상체 뒤로 펴기 Standing Extension

ⓐ양다리를 어깨 넓이만큼 벌인 기립 상태에서 ⓑ손을 허리에 대고 ⓒ상체를 뒤로 펴서 2초간 유지한 후 ⓓ원위치한다. 한 번(한 세트)에 10회 반복하고, 하루에 1~2세트가 적정하다.

3 크런치 운동·리버스 크런치·오블리크 크런치·크로스오버 크런치

크런치 운동 Crunch exercise은 윗몸 일으키기와 비슷하지만, 등 전체가 아닌, 상체 윗부분만 들어 올리는 점이 다르다. 5~10초간 유지한 후 다시 눕는다. 한 번(한세트)에 10회 반복하고, 하루에 1~2세트가 적정하다.

크런치 운동은 상복부 근육 강화, 그리고 리버스 크런치 Reverse Crunch 운동은 하복부 근육 강화, 또 오블리크 크런치 Oblique Crunch와 크로스 오버 크런치 Crossover Crunch는 외부 경사근 external oblique muscle과 내부 경사근 internal oblique muscle 강화 운동이다.

4 브리지 운동

브리지 운동 Bridge exercise은 엉덩이 근육을 강화해 골반 바닥 근육을 강화시키는 운동이다. ⓐ 등을 바닥에 대고 누운 상태에서 ⓑ 무릎을 굽혀 발바닥을 바닥에 대고 ⓒ 팔은 양옆 바닥에 위치시키고 손바닥이 바닥에 닿은 상태에서 ⓓ 엉덩이와 골반을 바닥에서 10~20cm까지 들어 올려 3~8초 간 유지한 후 ⓔ 엉덩이를 바닥으로 내린다. 한 번에 10회 반복하고 하루에 2회(세트)가 적정하다.

5 플랭크 운동

플랭크 운동 Plank exercise은 등척성 isometric 코어 근육 강화 운동이다. 여러 가지 변형 운동이 가능하다. 한 번에 2~3회 그리고 하루에 2세트가 적정하다. 대표적으로 다음과 같은 플랭크 운동이 있다.

(1) 양팔 굽힌 플랭크 Forearm Plank
팔 굽혀 펴기와 같은 자세로 양쪽 팔(전완 forearm)과 팔꿈치 그리고 발끝 toes을 바닥에 대고 최대한 견딜 수 있는 만큼 몸을 유지한다.

(2) 양팔 편 플랭크 Extended Plank
팔 굽혀 펴기와 같은 자세로 양쪽 팔을 펴고 손바닥을 바닥에 대고 발끝 toes을 바닥에 댄 상태로 최대한 견딜 수 있는 만큼 몸을 유지한다.

(3) 옆구리 플랭크 Side Plank

한쪽 옆구리로 누워 한쪽 팔과 팔꿈치 또는 손바닥을 바닥에 대고 한쪽 발을 바닥에 대어 최대한 견딜 수 있는 만큼 몸을 유지한다.

6 런지 운동

런지 운동Lunge exercise은 코어 근육을 강화하는 운동법이다. 한쪽 다리를 앞으로 내밀어 무릎을 굽히고 다른 쪽 다리는 편 상태를 유지하면서 상체를 지면과 직각으로 유지하고 양팔은 앞으로 뻗거나 머리위로 들어 올린다. 5~10초 정도 유지하고 한 번에 10회 정도 실시하고 하루에 1~2세트 운동이 적정하다. 사이드 런지 등 여러 형태의 변형 운동이 있다.

7 버드 독 운동

버드 독 운동Bird dog exercise은 코어 근육을 강화하는 운동법이다. 여러 형태의 버드 독 운동이 있으며 대표적인 운동은 ⓐ무릎 꿇고 양손을 바닥에 대고 엎드린 자세에서 ⓑ한쪽 팔을 전방으로 펴고 다른 쪽 다리를 후방으로 펴는 자세로 5~10초 간 유지한다. 한 번에 10회 정도 실시하고 하루에 1~2세트가 적정하다.

8 슈퍼맨 운동·팔다리 반대로 올리기

슈퍼맨 운동-Superman exercise과 팔다리 반대로 올리기 운동-Opposite arm and leg raise은 코어 근육을 강화하는 운동으로 특히 척추 기립근을 강화시키는 운동이다. ⓐ양팔을 앞으로 뻗은 상태로 배를 바닥에 대고 누워 ⓑ양팔과 다리를 바닥에서 들어 올려 5초 전후 유지한 다음 ⓒ원위치한다. 한 번에 10회 정도 실시하고 하루에 1~2세트가 적정하다.

9 다리 들어 올리기 운동

다리 들어 올리기 운동-Leg raises은 코어 근육을 강화하는 운동으로 복근육을 강화시킨다. 등을 바닥에 대고 바로 누운 상태에서 ⓐ다리를 90도까지 서서히 들어 올린 후 ⓑ서서히 다시 내린다. 한 번에 10회 정도 실시하며 하루에 1~2세트가 적정하다.

10 케겔 운동

케겔운동-Kegel exercises은 원래 요실금 환자를 위한 운동으로 골반의 바닥 근육을 강화시키는 운동이다. 지속적인 케겔 운동으로 골반 바닥 근육을 강화시키면 요실금 치료뿐 아니라 요통 예방과 치료에 도움이 된다. 방법은 서서 또는 앉은 자세에서 또는 누운 자세에서 눈은 감고, 항문 괄약근에 힘을 주어 3~5초간 유지하였다 풀기를 10회 반복하는 것이다. 하루에 3회 정도가 적정하다.

11 빠르게 조이고 풀기

빠르게 조이고 풀기Squeeze and release는 골반 바닥 근육을 강화시킨다. ⓐ편하게 앉은 자세에서 ⓑ눈을 감고 괄약근을 빠르게 수축시켰다가 수축 상태를 유지하지 않고 이완시킨 다음 ⓒ3~5초 쉬었다 다시 반복하여 10~20회 반복한다. 하루에 두 번 정도가 적정하다.

12 발끝 차기 운동

인터넷 등에서 소개되고 있는 운동 방법으로 크게 힘들이지 않고 코어 근육 유연성과 근력 강화로 요통 환자에게 도움이 된다.

13 골반 회전 운동

골반 회전 운동은 평소 많이 하는 운동은 아니나 코어 근육 강화와 유연성을 높여 요통 환자에게 도움이 된다.

9장

진료 단상

---

1. 추간판탈출증, 두렵지 않다
2. 첫 수술이 평생을 좌우한다
3. 척추 질환의 의료화(메디컬리제이션medicalization)

1 추간판탈출증, 두렵지 않다

(1) 디스크는 두려운 병이 아니다

어떤 환자는 외래 진료에서 허리디스크(추간판탈출증)라고 진단받고, 크게 낙심하면서 눈물을 흘리는 경우도 있다. 이럴 때 필자는, 만약 신이 우리 인간에게 평생 동안 여러 질병 중 반드시 한 가지 질병을 택해야 한다고 하면, 추간판탈출증을 택한 것은 최선의 선택일 것이라고 위안의 말을 건네곤 한다. 즉, 추간판탈출증은 암과 같이 두려운 질병이 아니고, 치료가 어렵거나 치료 과정이 힘든 질병이 아니며, 생명을 위협하는 질병도 아니다. 심지어 그대로 내버려두어도 대부분 저절로 호전되는 질병이 추간판탈출증이다. 추간판탈출증은 의학적으로 양성良性/benign 질환으로 분류되어 있다. 양성 질환이란 스스로 자연치유가 된다는 것이다. 양성의 반대 개념은 음성陰性이 아니고 악성惡性/malignancy이다.

(2) 허리 통증이 있다고 모두 추간판탈출증은 아니다

허리 통증은 인간에게서 감기 다음으로 가장 흔하게 발생하는 질환으로 알려져 있다. 인간은 평생 살면서 약 80%는 요통(허리 통증)을 경험한다. 급성요통이 발생하면 통증이 매우 심하여 서 있는 것도 불가능하고, 누워 있어도 통증이 있으며, 자세를 조금만 바꾸려 해도 자지러질 정도로 극심한 통증이 발생한다. 극심한 요통으로 응급실을 내원하는 경우가 드물지 않다.

근래 의학이 획기적으로 발전하였다고 해도 통증을 객관적으로 측정할 도구는 아직도 개발되지 않았다. 의학적으로 통증 정도는 환자가 주관적으로 표현하는 정도로 측정한다. 일반적으로 10점 점수로 측정한다. 통증이 없는 경우를 0점으로 해서 가장 극심한 통증을 10점으로 측정한다. 1점에서 3점까지는 경미한mild 통증, 4점부터 6점까지는 중등도moderate 통증, 7점부터 10점까지는 심한severe 통증으로 구분한다. 대부분 9점 내지 10점의 극심한 통증이 지속되면 응급실로 내원하기도 하며, 7점 내지 8점 정도의 통증이 지속되면 외래 진료로 내원하기도 한다.

요통이 아무리 극심하여도 평생 지속되는 경우는 전혀 없으며, 아무리 길어도 일주일 내지 2주 경과하면 통증이 상당히 줄어든다. 특히 급성 통증은 통증 발생 후 2~3일 사이에 급속히 줄어든다. 급성요통을 경험한 사람은 당장의 심한 통증도 괴롭지만, 향후 통증 재발에 대한 막연한 두려움이 많다. 그러나 현재 발생한 요통을 아무리 완벽하게 치료한다고 해도 앞으로 요통 재발을 방지할 수는 없다. 요통이 발생했을 때 받는 치료는 지금 당장의 통증을 감소시킬 뿐이지, 요통 재발의 예방 효과는 없다. 오히려 급성요통 재발을 예방하려면 허리 건강을 증진시키고 적당한 유산소 운동과 유연성 운동을 평소에 지속하는 것이 가장 효과적이다.

요통 발생의 가장 많은 원인은 허리 근육과 인대 손상에 의해 발생하는 요추 염좌sprain 또는 긴장strain이다. 요통의 약 70%가 요추 염좌 또는 긴장으로 발생한다. 요추 염좌와 긴장은 의학적으로 치료할 수 있는 질병이 아니다. 근본적인 원인 치료는 없고, 다만 통증을 경감시키는 진통제를 투여하는 증상 치료symptomatic treatment만 있다. 다행스럽게도 요추 염좌와 긴장은 대부분 3주 정도 경과하면 증상이 저절로 호전이 된다.

다음으로 흔한 요통 원인은 디스크(추간판)의 퇴행성 변화degenerative change로 요통 원인의 약 10%를 차지한다. 디스크의 퇴행성 변화는 노화aging process 과정이다. 일반적으로 노화 과정은 통증 없이 진행되는 것으로 생각하고 있다. 그러나 노화 과정은 우리 몸의 모든 부분에서 발생하며 관절과 근육 및 뼈에도 노화가 진행된다. 노화는 뼈와 관절의 형태를 변화시키고 염증을 일으켜 통증을 발생시킨다. 우리 몸의 디스크(추간판)도 관절이다. 디스크는 척추뼈와 척추뼈를 연결하는 관절로, 노화되면서 디스크 형태의 변성이 일어나고 염증이 발생하여 통증이 나타난다. 나이가 들어가면서 손가락 마디가 굵어지면서 통증이 유발되는 퇴행성 관절염과 유사하다. 또 퇴행성 변화, 즉 노화는 인생의 말년기 80~90대에 한순간에 발생하는 것이 아니고, 10대 후반 인간이 성장을 마친 후 점진적으로 서서히 진행되어간다. 따라서 20대에 퇴행성 변화가 발생했다고 해도 이상한 것은 아니다. 타고난 유전자에 따라 퇴행성 변화가 일찍 오는 사람도 있고 늦게 오는 사람도 있다.

(3) 치료하지 않아도 대부분 마비로 진행되지 않는다

수술을 받지 않으면 마비가 발생하여 수술이 필요한 것이 아닌지 물어보는 추간판탈출증 환자들이 있다. 이들은 대부분 타 병원에서 이미 추간판이 터져 지금 당장 수술하지 않으면 마비가 발생될 수 있으니, 빨리 수술받는 것이 좋겠다는 이야기를 듣고 내원하는 경우다. 즉, 마비 발생에 대하여 반신반의하며 2차 의견을 구하는 것이다.

그러나 수술하지 않더라도 마비로 진행되는 경우는 매우 드물다. 심지어 거의 없다고 보아도 무방하다. 우선 마비가 어떤 마비인지 이해할 필요가 있다. 추간판탈출증으로 마비가 온 경우 중 가장 흔한 마비는 족하수足下垂이며, 까치발이 안 되거나 종아리 근육이 위축되는 경우이다. 이런 정도의 마비는 그냥 갖고 지내는 분들도 적지 않다. 설사 마비가 걱정되더라도 본인이 자신의 다리와 발 운동을 잘 관찰하고 체크해보면 알 수 있다. 드물지만 마비가 진행되면 그때 수술을 서두르면 된다. 마비가 발생될 줄 모르니 지금 당장 수술해야 한다는 이야기에 크게 놀라거나 두려워할 필요는 없다.

(4) 외상성 추간판탈출증 발생은 드물다

의학적으로는 추간판탈출증은 대부분 추간판이 퇴행성 변화를 겪어 발생하는 것으로 알려져 있다. 그러나 교통사고 또는 산업재해 사고로 인해 추간판탈출증이 발생되었다며 가끔 다툼이 벌어지기도 한다. 사고 이전에는 허리 아픈 적이 전혀 없었는데 사고 이후 요통 또는 하지방사통이 발생하였으니 사고로 인해 추간판탈출증이 발생했다고 주장하는 것이다.

사고로 인해 주변 조직에 아무런 손상 없이 추간판만 탈출될 수는 없다. 사고로 인해 추간판이 탈출된 외상성 추간판탈출증이라면 추간판 내부의 출혈 또는 손상이 관찰되어야 하고, 추간판 주변 조직인 척추뼈 또는 인대의 손상이 동반되어야 하며, 척추뼈의 골절이나 탈구 또는 척추뼈 주변에 출혈이나 부종이 동반돼 관찰되어야 한다.

그리고 외상 부위와 추간판탈출 부위가 인접해 있어야 하며 외상으로 인해 추간판의 내부압력이 증가되어야 한다. 즉, 외상의 기전이 추간판 내부압력을 상승시키는 외상인지 여부가 매우 중요하다. 대부분 긴장된 상태가 아닌 상태에서 허리에 충격이 가해졌다고 해도 추간판 내부압력이 올라간다고 판단되지 않는다. 그리고 실험적으로 추간판탈출을 발생시키는 것이 매우 어려워 동물실험에서 외상을 가해 추간판탈출증을 실험적으로 발생시킨 연구는 아직 없다.

또 추간판탈출증이 외상을 받은 즉시 발생하였다면 증상도 즉시 발현되어야 한다. 외상을 받은 후 기간이 한참 경과한 뒤에 추간판탈출증이 발생하였다면 외상으로 인해 발생되었다고 판단하기 어렵다.

외상성 추간판탈출증은 자기공명영상 소견 단독으로만 진단하지는 않는다. 자기공명영상 소견과 임상적으로 신경학적 소견이 일치되어야 외상성 추간판탈출증 진단이 가능하다. 임상적으로 추간판탈출증 소견이 없으나, 자기공명영상에서 추간판탈출 또는 팽윤이 관찰된 경우에 대해 외상성 추간판탈출증이라고 진단하지는 않는다.

(5) 추간판탈출증 치료를 위해 휴직이나 휴학할 필요는 없다

추간판탈출증 환자 중에는 직장을 휴직하거나 다니는 학교를 휴학하고 병을 완전히 치료한 다음 직장을 다시 다니고, 학교를 복학하겠다고 결심하신 분들이 있다. 심지어 필자와 상의하기도 전에 이미 휴직이나 휴학을 하고 내원하시는 분들도 있다. 그러나 추간판탈출증은 휴직하거나 휴학한다고 허리의 병을 완전히 치료하여 다시는 재발하지 않게 회복되거나 완치되는 것이 아니다. 어떤 수술을 해도 앞으로 다시는 허리에 병이 발생하지 않고 추간판탈출증이 재발하지 않게 할 수는 없다.

수술은 단지 현재의 통증을 빠른 시간 안에 해결할 뿐이지, 미래에 발생할지도 모르는 재발까지 예방하는 것은 아니다. 엄밀히 말하면 수술은 지금의 증상을 완화시킬 수 있을 뿐이다. 추간판탈출증이 완치될 수 없는 병이라고 설명하면 일부 환자는 그럼 불치병에 걸린 것이냐고 질문하기도 한다. 물론 추간판탈출증이 불치병이라고 이야기하는 의사는 아무도 없다. 단지 노화 과정으로 발생하는 병이므로 다시는 재발하지 않게 완치할 수 없다는 것일 뿐이고, 지금 당장의 고통을 치료하지 못하는 것은 아니라고 설명을 덧붙인다. 추간판탈출증은 불치병은 아니지만 우리가 증상을 겪으면서, 그리고 통증을 조절하면서 살아갈 수밖에 없는 병이다.

대부분의 환자들은 지금의 통증을 줄이는 것도 중요하지만 다시는 이런 통증이 재발하지 않기를 원하고 있다. 불행하게도 적당한 유산소 운동과 유연성 운동 및 올바른 생활 습관을 유지하는 것이 재발 방지를 위한 최선의 방법이고, 재발이 발생하지 않게 할 의학적 방법은 존재하지 않는다.

즉, 휴직 또는 휴학하는 기간 동안 어떤 치료를 해도 허리를 완전히 치료하여 다시는 증상 재발되지 않게 할 수는 없다. 휴직 또는 휴학하면서 치료하는 것은 큰 의미가 없다. 오히려 직장을 계속 다니고 학교를 다니면서 치료와 운동을 병행하고 올바른 생활 습관을 유지하는 것이 추간판탈출증 치료와 재발을 예방하기 위한 최선의 방법이다. 일부 통증보다는 자신의 처지나 주변 환경으로부터 도피하고자 휴직이나 휴학을 생각하는 사람도 있는 것 같다. 현실에서 도피하여 아무리 치료에 전념해도 치료 결과가 크게 더 나아지는 것이 없으므로 일과 치료를 병행하는 것이 현명하고 바람직하다.

(6) 추간판탈출증이라고 임신을 주저할 필요는 없다

추간판탈출증 환자들 중에는 임신을 해도 되느냐고 질문을 하시는 분들이 있다. 임신으로 체중이 늘어가는 과정과 출산 그리고 신생아 양육이 추간판탈출증을 악화시키는 것은 아닐까 두려운 걱정으로 질문하는 것이다. 현재 추간판탈출증 증상이 심한 상태에서는 당연히 임신 계획을 세우지 못하겠지만, 추간판탈출증을 앓고 보존적 치료로 어느 정도 증상이 회복된 사람이 임신으로 추간판탈출증이 재발되거나 악화되는 것이 아닐까 걱정할 수 있다.

현재까지 알려진 바로는 추간판탈출증으로 이미 수술을 받았거나 추간판탈출증을 앓는 환자가 임신으로 요통 발생의 위험성이 더 증가한다는 의학적 근거는 없다. 그리고 추간판탈출증이 임신에 영향을 미친다는 의학적 근거도 없다. 일반적으로 진통제 등의 약물 없이 생활이 가능한 상태에서는 임신을 해도 무방하다. 물론 현재 일반적으로 사용되는 대부분의 진통제들은 태아 건강에 해를 미치지 않는 안전한 약제다. 그러나 투약을 해야 생활할 수 있는 정도의 통증이 있다면 약이 태아에 미치는 영향보다 산모의 내분비 상태 또는 심리적 상태가 태아 건강에 부정적으로 영향을 미칠 가능성이 더 많으므로, 상태가 호전되어 약을 사용하지 않아도 되는 상태가 된 다음에 임신하기를 권한다.

임신 전에 지속적으로 걷기 운동과 같은 유산소 운동과 유연성 운동, 그리고 바른 자세 유지 등의 생활 습관을 지속하여 코어 근육을 강화시킨다면 10개월의 임신과 출산에는 무리가 없을 것이다. 드물게 임신 기간 중 추간판탈출증이 발생했다면 검사를 최소화하고 보존적 요법으로 출산까지 지내는 것을 권장한다.

당연하지만 추간판탈출증 치료보다 임신과 출산이 우선이고 더 중요한 일이다. 추간판탈출증 치료에 매달려 임신을 미룰 것이 아니라 가능하다면 한 살이라도 젊었을 때 임신과 출산을 하는 게 좋다.

(7) 병의 치료에도 순서가 있다

의학이 발전하면서 암 환자들의 생존율이 증가하고 만성 질환도 증가하여 암을 치료받은 병력이 있는 사람, 신장이나 간 이식을 받은 사람 또는 신부전 등으로 혈액 투석을 받고 있는 환자에게서 추간판탈출증이 발생하는 경우가 있다.

이미 중증 질환으로 치료 받았거나 치료 중인 환자에게도 추간판탈출증에 대한 수술은 가능하다. 그러나 일반적으로 보존적 치료에도 불구하고 일상생활이 불가능한 정도의 매우 심각한 증상이 지속되지 않는 한 수술을 권하지 않는다. 수술 자체는 건강한 사람과 다를 바 없지만, 기존 질환의 상태가 추간판탈출증보다 더 위중하므로, 위중하지도 않은 추간판탈출증의 치료나 수술이 기존의 위중한 질병 상태를 악화시킬 수도 있기 때문이다.

추간판탈출증은 양성 질환이고, 암은 대부분 악성 질환이다. 암 환자의 경우 일반적으로 5년 생존율로 치료 성적을 따진다. 암은 완치되었다고 해도 상당 기간이 경과된 후에도 전이 또는 재발되는 경우가 있어 생명을 위협할 수 있다. 공연히 위험하지도 않은 추간판탈출증을 치료하는 데 시간과 체력을 낭비할 필요가 없다. 투석 치료를 받는 환자들 중에도 추간판탈출증이 발생하여 내원하는 경우가 가끔 있다. 이러한 만성 질환 환자들은 가능한 한 진통제 등의 약물 치료를 제한하고 물리치료 등의 보존적 치료를 먼저 받기를 권장한다. 그러나 보존적 치료에도 불구하고 일상생활이 불가능할 정도의 심각한 증상이 지속되는 일부 환자의 경우에 수술을 권한다. 또 신장 이식 또는 간 이식 환자에게서 추간판탈출증이 발생하기도 한다. 이식 받은 환자들은 대부분 면역 억제제를 사용하고 있어 약물 치료 또는 수술적 치료를 권하지 않고, 운동 또는 스트레칭 및 더운 목욕 등의 물리적 방법으로 치료하기를 권한다.

추간판탈출증은 양성 질환이므로 치료의 우선 순위가 낮다. 혹시라도 추간판탈출증의 치료가 각종 암, 신장 이식, 뇌졸중, 심혈관 질환, 간 이식 또는 투석 등이 필요한 만성 질환 등의 건강 상태를 악화시킬 가능성이 있으므로 주의해야 한다.

2 첫 수술이 평생을 좌우한다

(1) 수술 후 당일 퇴원하는 것은 좋을까?

신문 등에 게재된 척추 질환 치료에 대한 의료 광고에서 "입원이 필요 없다", "수술 당일 퇴원 가능하다", "수술 후 바로 퇴원할 수 있다" 등과 같은 글귀를 자주 볼 수 있다. 그러나 이러한 말만 믿고, 수술받으면 곧 증상이 없어져 아무 이상 없이 집에 갈 수 있는 좋은 치료법이라고 이해해서는 곤란하다. 그저 수술 당일 입원하지 않고 퇴원한다는 이야기일 뿐이다.

일반적으로 병원은 환자가 입원을 오래할수록 수익성은 떨어지는 것으로 알려져 있다. 그러므로 병원 경영자는 어떻게 하든지 입원 기간을 짧게 만들어 수익성을 높이려고 한다. 환자가 수술받기 위해 입원하면 수술 전 검사를 하고, 수술 중, 수술 직후 투여하는 약과 검사 등이 많아져 수술 전후 치료비가 가장 높다. 그러나 수술 후 회복 시기에 들어가면 치료와 검사 등이 필요 없게 되어 치료비가 자연히 줄게 된다. 그러므로 병원 입장에서는 수술 전 검사와 수술만 시행하고 환자를 퇴원시키면 수입이 극대화되는 것이다.

환자 입장에서는 수술 전 검사와 수술 및 수술 후 투약으로 인한 지출이 수술 전후에 가장 많다. 회복 단계에서는 특별한 검사와 투약이 필요 없어 입원비 정도만 지출하게 된다. 그러므로 수술 전후 치료비가 가장 높은 시기만 병원에 입원하고 치료비가 줄어드는 시기에 퇴원하면 환자는 병원 경영을 적극 도와주는 것이 될 수도 있다. 병원 수익성 여부는 차치하고, 어떤 수술이라도 수술 후 예상하지 못한 신체 변화가 발생할 수 있다. 아무리 작은 수술이라도 수술 직후는 후유증, 또는 합병증이 발생할 가능성이 있으므로 수술 후 신체 징후가 안정화될 때까지 경과를 관찰하는 것이 좋다. 수술 직후 안전한 기간까지 입원 치료를 받으면 수술 후 후유증, 또는 합병증이 발생해도 빠른 조치를 받을 수 있기 때문에 안전할 수 있다.

즉, 수술 당일 퇴원하는 것은 병원 입장에서는 수익성이 높아져 유리할 수 있지만, 환자 입장에서는 안전한 것은 아니다. 그리고 당일 퇴원하여 업무를 계속할 수 있고 직장에 빨리 복귀할 수 있는 장점이 있다고 선전하지만, 수술 후 빨리 직장에 복귀해야만 하는 환자가 급하게 수술받는 일은 드물다. 대기업 임원이라서 질병 치료로 직장을 오래 비울 수 없고 승진 등 일신상의 문제로 직장에 빨리 복귀해야만 하는 사람이 수술받아야 하는 일은 흔하지 않다. 입학 시험과 같이 중요한 시험을 앞둔 학생이 빨리 학교로 돌아갈 수 있도록 급하게 수술을 서두르는 것도 흔한 일이 아니다.

일부 직장인들은 오히려 수술 후 장기간 안정을 취하려고 진단 기간을 장기간으로 떼어달라고 하기도 한다. 그리고 입원하지 않고 수술할 수 있다거나 수술 당일 퇴원이 가능하다고 하여 수술 후 증상이 완전히 해결되는 간단한 수술로 오해하는 수가 있다. 그러나 장기간에 걸쳐 발생된 질병을 단 5~10분 만에 치료할 수 있는 치료법은 없다. 있다면 진통제 등으로 일시적으로 증상 완화시키는 것이지 근본적으로 치료하는 수단은 없다.

또한 아무리 수술 결과가 좋다고 확신해도 의료 광고에서 수술 후 증상이 완전히 없어진다고 광고할 수는 없다. 혹시 증상이 좋아지지 않으면 허위 광고가 되기 때문이다. 그러므로 수술 후 증상이 좋아져 당일 퇴원할 수 있는 것처럼 이해되게끔 간접적으로 수술 당일 퇴원이 가능하다고 광고하는 것이고, 수술 당일 증상이 없어진다고 직접적으로 광고를 하지 못하는 것이다. 증상이 좋아지지 않고 증상이 남아 있어도 수술 당일 얼마든지 퇴원이 가능하여 허위 광고가 되지 않기 때문이다. 따라서 "수술 당일 퇴원이 가능하다"는 것을, 수술하면 바로 증상이 없어진다는 뜻으로 착각해선 안 된다. 수술 후 즉시 증상이 좋아지길 기대하여 수술받는다면 수술 담당 의사에게 수술하면 증상이 즉시 좋아지는 것인지, 그리고 증상이 좋아지면 평생 좋아지는 것인지, 아니면 어느 기간 동안 증상이 호전되는 것인지를 직접 확인하도록 한다. 그것이 불필요한 수술의 피해를 예방할 수 있는 방법이다.

입원이 필요 없는 수술, 당일 퇴원이 가능한 수술이라는 의료 광고를 접해도 현혹되지 말고 오히려 수술 후 안정될 때까지 며칠이라도 입원을 요구하는 것이 안전할 수 있다. 입원도 하지 않고 단 몇 분만에 치료하면서 수백만 원을 호가하는 수술은 병원 수입을 좋게 할지 모르지만 환자의 건강과 안전 및 금전적인 면에서는 좋은 것이 아니다.

(2) 추간격이 좁아지면 나쁜가?

추간판에서 추간판의 수핵이 추간판 밖으로 탈출되면 추간판의 총량이 줄어들고, 추간판이 줄어들면 추간판의 높이가 낮아져 추간격intervertebral space이 좁아진다. 그러므로 추간판탈출증이 발생하면 추간격이 줄어드는 것은 당연한 현상이다. 그러나 추간판이 탈출되지 않더라도 추간판의 퇴행성 변화가 진행되면 추간격은 자연히 줄어들게 된다. 즉, 나이가 들면서 추간격은 자연히 좁아지고 있다.

그리고 추간판탈출증으로 추간판을 부분적으로 절제하면 추간판은 더 줄어들고 추간격은 더 좁아지게 된다. 일부 환자들은 추간판을 제거하여 추간판이 줄어들면 추간격이 좁아지므로 더 나쁜 것이 아닌가 걱정하며 추간판을 제거하는 수술 후에 추간판을 어떤 것으로 보충하거나, 추간격이 좁아지지 않게 무엇을 집어넣어야 되는 것이 아니냐고 질문하기도 한다.

물론 추간판이 줄어들어 추간격이 좁아지면 추간판 위의 척추뼈 하단과 추간판 아래의 척추뼈 상단이 맞닿아 척추뼈가 손상되어 완고한 요통이 발생할 수 있다. 현재 줄어든 추간판을 보충할 수 있는 물질은 없다. 다만 추간격이 좁아지지 않게 하기 위하여, 또는 좁아진 추간격을 넓히기 위해 추간격 사이에 케이지cage라고 하는 구조물을 넣기도 한다. 그러나 추간격 사이에 케이지라고 하는 구조물을 삽입하면 후유증 또는 합병증이 발생할 수도 있어 추간격이 좁아져 있는 상태보다 임상적으로 더 나쁠 수 있다.

추간격은 노화에 의한 자연 변화로 서서히 줄어들면 대부분 증상이 발생하지 않는다. 다만 급격하게 추간격이 줄어들 때 요통이 발생한다. 또한 추간판탈출증 환자들의 경우 추간판절제술 이후에 추간격이 좁아지지만 대부분 임상적으로 문제가 되지 않으므로 추간격 사이에 케이지와 같은 이물질을 삽입할 필요는 없다.

(3) 추간판탈출증 치료에 유합술이나 고정술은 좋은가?

가끔 추간판탈출증은 고정술을 시행해야 근본적으로 치료할 수 있는 것이 아니냐고 질문하는 경우가 있다. 추간판탈출증 치료에 있어서 유합술이나 척추 나사못 고정술은 필요하지도 않고 좋지도 않다. 유합술이나 고정술을 해야 재발이 없고 근복적으로 치료할 수 있다는 주장은 억지다.

우선, 유합술은 뼈를 이식하여 척추뼈와 척추뼈를 하나의 뼈로 붙이는(유합하는) 수술이며, 고정술은 척추뼈에 척추경 나사못을 삽입하여 위의 척추뼈와 아래의 척추뼈 사이를 고정하는 수술이다. 일반적으로 유합술과 고정술이 별개로 시행되는 것은 아니다. 척추경 나사못을 이용한 고정술을 시행할 때 뼈를 이식하여 붙이는 유합술도 병행하는 것이 원칙이다. 유합술을 하지 않고 고정술만 시행하면 시간이 지나 언젠가는 반드시 문제가 발생된다. 유합술을 하지 않은 고정술은 반드시 실패하는 것으로 알려져 있다.

가끔 고정술을 시행 받은 환자들 중 유합술을 받지 않고 고정술만 시행 받은 환자를 볼 수 있다. 수술받은 환자는 고정술과 유합술을 반드시 같이 받아야 한다는 것을 알지 못하는 경우가 많다. 또 유합술을 하여도 뼈 이식을 충분하게 하지 않아 유합되지 않는 경우도 적지 않다. 고정술에 사용되는 척추 고정 기구는 척추뼈가 유합이될 때까지만 척추뼈를 고정하는 역할을 할 뿐이고, 유합이 된 이후 고정 기구의 역할은 없다. 유합된 이후에는 고정 기구를 일부러 제거하지는 않으나, 나사 못이 빠지거나 부러진 경우 나사못을 제거하기도 한다. 수술 후 약 2개월이 경과하면 손상된 근육이 회복되고 뼈의 유합이 시작되고, 수술 후 약 2년이 경과하면 보통 유합이 이뤄진다. 그리고 시간이 경과할수록 유합은 더욱 견고해진다.

추간판탈출증에서 추간판을 되도록 많이, 그리고 장기간 보존하면서 치료하는 것이 중요하며, 유합술과 고정술은 최후의 방법이 된다.

(4) 나이가 한 살이라도 젊었을 때 수술하는 것이 유익한가?

추간판탈출증에서는 드물게 나오는 질문이지만 척추 질환이 있는 환자들이 가끔 어차피 수술이 필요한 것이라면 한 살이라도 젊었을 때 일찍 수술받는 것이 좋지 않느냐는 질문을 한다. 물론 암이라든지 악성 질환은 조기에 빨리 수술해야 한다. 그러나 퇴행성 변화로 발생한 질환은 사용할 때까지 사용한 후에 수술받는 것이 오히려 좋다.

일찍 조기에 수술하여 남은 여생 동안 문제없이 잘 지낼 수 있다면 조기 수술을 잘 선택한 것이지만, 여생 동안 문제가 절대로 발생하지 않을 것이라고 장담할 수는 없다. 또 척추 수술은 반복될수록 수술 결과가 나빠진다. 첫 수술인 경우는 약간 부족한 수술이라도 대부분 좋아지지만, 두 번째 수술은 수술 결과가 첫 수술 결과보다 나빠서 수술이 잘되어도 증상이 호전되지 않는 경우가 있다. 그리고 세 번째 수술은 수술 후 증상 호전 가능성이 50% 미만이다.

따라서 수술이 반복되는 것을 예방하기 위해서는 언제든지 수술이 꼭 필요한 경우에 한해 수술을 받아야 한다. 한 번의 수술이라도 신중하게 받아야 하고 수술 횟수를 줄이려면 한 번의 수술이라도 한 살이라도 젊었을 때 받을 것이 아니라, 1년이라도 보존적 치료를 받은 후에 수술받는 편이 낫다.

(5) 수술 후 추간판탈출증이 재발하지 않을까?

추간판탈출증은 탈출된 추간판을 잘 제거해도 재발할 수 있다. 재발되지 않게 수술하려면 추간판을 완전히 제거해야 한다. "No disc, no pain", 즉 추간판이 없으면 통증도 없다는 우스갯소리다. 그러나 재발을 막자고 추간판을 완전히 제거하는 건 지극히 어리석은 짓이며 실제로 추간판이 없다고 요통이 발생하지 않는 것도 아니다. 요통은 추간판 이외에 많은 구조물이 원인이 되어 발생하기 때문이다.

추간판은 추간판탈출증을 일으키는 애물단지 구조물이 결코 아니다. 척추뼈와 척추뼈 사이에 위치하면서 뼈가 서로 부딪히지 않게 하고 관절 운동을 유지한다. 오히려 추간판이 손상되지 않게 잘 관리하면서 평생 사용해야 한다.

추간판탈출증 수술 후, 재발 방지를 위해 추간판의 섬유륜이 찢어진 부위 또는 추간판의 섬유륜에 구멍을 낸 부위로 추간판이 다시 탈출하는 걸 막기 위해 기구를 이용하여 막는 수술이 있다. 그러나 기구로 섬유륜의 구멍을 막는다고 해서 재발이 안 되는 것이 아니고, 오히려 삽입한 기구가 빠지고 이탈하는 등의 문제가 발생할 가능성이 있어 권장되지 못한다.

추간판탈출증 수술은 어차피 재발이 없는 수술이 아니고, 현재의 증상을 완화시키는 것뿐이다. 앞서 말한 바 있듯이, 재발은 수술 후 적어도 6개월 이상 증상이 호전되었다가 다시 증상이 발생하는 것을 일컫는다. 수술했는데 다음 날, 또는 며칠 만에, 또는 1개월도 지나지 않아 수술한다면 추간판탈출증이 재발된 것이 아니고 처음 수술이 제대로 되지 않은 것이다. 즉, 처음 수술에서 탈출된 추간판을 완전하게 제거해야 하지만, 불충분하게 탈출된 추간판을 제거했거나, 탈출된 추간판을 완전히 제거했어도 추간판 내부의 조각난 추간판 조각을 제거하지 않으면 수술 부위를 통해 추간판 조각이 다시 탈출될 수 있다. 이렇게 수술 후 6개월 이내 재발하였다면 처음 수술이 제대로 되지 못하고 불충분하게 수술된 것이다.

추간판탈출증은 수술로 완전히 재발하지 않게 할 수는 없지만, 장기간 또는 남은 여생 동안 재발하지 않게 수술하는 것은 완전히 수술자에게 달려 있다. 수술 후 추간판탈출증의 재발 발생을 적게 하기 위해서는 수술 성적이 양호하여 재발률이 낮고 재수술률이 적은 수술자를 선택하는 것이 현명하다.

(6) 요통은 수술로 치료되지 않는다

수술로 좋은 결과를 얻을 수 있는 경우는 하지방사통이다. 하지방사통은 원인 병소를 수술 전에 명확하게 알아낼 수 있어 신경근을 압박하는 병변을 제거하면 대부분 증상이 호전된다. 그러나 요통이 주증상인 경우는 수술하여도 증상이 호전되지 않는 경우가 많다. 그 이유는 요통 발생 원인이 매우 다양하기 때문이다. 1년 전에 생긴 요통 원인과 지금 발생한 요통 원인이 다를 수 있다. 지금 요통의 원인을 수술이나 다른 방법으로 치료했다 하더라도, 그 외의 원인으로 요통이 또 발생할 수 있다.

요통의 원인을 척추의 불안정으로 진단해서 유합술과 고정술을 시행하는 경우가 있다. 유합술과 고정술을 하여도 절대로 요통 발생을 예방할 수 없고 오히려 요통이 발생하는 원인만 늘어날 뿐이다.

요통 때문에 수술을 계획하고 있다면 요통의 원인이 어디인지, 그리고 무엇인지, 치료하면 어떻게 되는지, 또 치료가 안 되면 어떻게 되는지, 후유증과 합병증은 무엇인지 등에 대하여 잘 따져봐야 한다. 대부분 어느 전문 의사도 요통의 원인을 정확하게 알아 낼 수 있는 방법은 없다. 단지 원인을 추측할 뿐이다. 원인을 추측하면서 의료화(메디컬리제이션medicalization), 또는 과잉 의료화(오버메디컬리제이션over-medicalization)가 있을 수 있으므로 주의가 필요하다.

(7) 수술은 효도 상품이 아니다

요즘은 부모는 지방에 있고 자식은 도시에 거주하면서 바쁘게 살아가는 가정이 많다. 어쩌다 자식들이 부모에게 연락하면, 연로한 부모는 여기 아프다 저기 아프다 하며 호소를 많이 한다. 옆집에 누구는 서울의 어느 병원에 가서 싹 낫고 오셔서 날아 다니신다고 부러워하는 말씀도 하신다.

자식들이 연락할 때마다 부모님께서는 편찮다고 하시고, 은근히 서울 가서 치료 받고 싶어 하시니 자식이 돈을 모아 부모 친구가 치료받았다는 서울의 병원으로 데려가 소원 들어드리려고 수술이라도 해드리는 경우가 있다. 이미 병원에 가기 전부터 가족은 부모의 수술을 결정한 상태다. 환자는 병원에서 자기공명영상검사를 포함한 고가의 검사를 모두 시행한 후 수술을 받는다. 문제는 친구가 좋아졌다는 자랑에 너무 쉽게 수술을 결정한 것이다. 수술을 결정하기 전에는 일반적으로 수술이 왜 필요한지, 수술 이외의 치료법은 없는 것인지, 있다면 어떤 것이 있는지, 어떻게 수술하는 건지, 수술 후 후유증 또는 합병증 발생은 무엇인지 등의 구체적인 설명을 들어야 한다.

수술 후 부모가 편하게 지내면 자식과 부모님 모두 잘한 결정이라고 행복해할 것이다. 그러나 수술이 잘못되어 통증이 더 심해지거나 통증이 좋아지지 않으면 부모님은 큰돈을 들여 수술까지 받았는데, 자식에게 다시 이야기하기도 민망해 혼자 끙끙 앓는 경우도 더러 있다.

자식이 부모에게 수술을 받게 하는 것이 효도상품 선물하는 것처럼 진정한 효도는 아니다. 오히려 지방에 있는 부모를 자주 찾아 뵙고 팔다리 주물러드리고, 말도 따뜻하게 자주 연락드리면 아마도 수술까지 받지 않더라도 대부분 노화에 의한 통증을 잘 견디고 지내실 수 있다. 수술이 반드시 필요한 경우라면 수술 후 후유증 또는 합병증 발생 가능성 및 수술 성공률 등을 잘 따져보고 제2, 제3의 전문의사의 의견도 들어보는 것이 좋다. 자식은 시간이 없다는 핑계로 자주 찾아 뵙지 못하는 대신, 부모에게 돈으로 편하게 건강을 사드리려고 한다. 일부 가족의 태도로 짐작하건대 부모님께서 증상을 자주 호소하는 것이 귀찮은 마음에 불평을 그만하시라는 듯이 수술을 시켜드리는 것 같기도 하다. 건강은 전혀 돈으로 구입할 수 없다. 효도상품처럼 구입할 수 있는 것도 아니다.

반드시 필요한 수술이 아닌 경우는 수술 후 후유증 또는 합병증의 문제가 더 많이 발생하는 법이다. 효도한다고 부모를 수술시키는 것이 오히려 심한 통증을 유발하고, 치료를 더욱 어렵게 만드는 경우를 주변에서 흔하게 본다. 잘 알아보지 않고 소문만 듣고 효도상품처럼 수술을 시켜드리는 것보다 평소에 부모님께 많은 대화를 하고 찾아뵈면 노화에 의해 어쩔 수 없이 겪어야 되는 통증을 부모님께서는 잘 이겨내실 수 있게 된다.

(8) 수술 결과는 증상 호전 여부로 판단해야지 MRI로 판단하지 않는다

60세의 여성 환자가 1년 전에 수술을 받았는데도 허리와 다리가 계속 아프다고 찾아왔다. 환자는 요통과 다리 통증이 갑자기 발생해서 어느 한 병원을 방문했고, 자기공명영상 검사가 필요하다고 하여 검사했더니, 수술을 해야 한다고 설명을 듣고 수술을 받았다. 수술 직후 다리가 심하게 당겨 호소하였더니 자기공명영상 검사를 다시 받고 수술 부위를 씻어내야 한다는 설명을 들은 후 다시 수술을 받았다고 한다. 하지만 재수술 후에도 여전히 허리 통증과 다리 통증이 지속되어 증상을 호소하였더니, 시간이 지나면 서서히 호전될 거라는 설명만 되풀이하여 듣고 진통제만 계속 맞았다고 한다.

환자는 의사에게 왜 수술 후에도 허리와 다리 통증이 계속되냐고 물었지만, 그때마다 의사는 수술은 잘되었다는 답변만 계속 반복했다고 한다. 참다 못한 환자는 자기공명영상 자료를 갖고 본원에 내원했다. 환자는 자기공명영상을 자세히 보고 수술이 잘되었는지, 또는 잘못 되었으면 어디가 잘못 되었는지 속시원히 알고 싶어 했다.

그러나 수술이 잘되었는지 혹은 잘못 되었는지와 같은 수술 결과를 수술 후 자기공명영상으로 확인하는 것은 불가능한 일이다. 수술의 결과는 수술받기 전에 예상했던 결과(대부분 통증 완화)를 얻으면 잘된 것이고, 예상했던 결과를 얻지 못하면(통증이 지속되면) 잘못된 것이다. 수술 결과는 전적으로 임상적으로 판단할 문제이지, 자기공명영상 사진으로 판단하는 것은 난센스에 가깝다.

수술 후 혈종이 발생했거나 삽입된 기구가 이탈된 것과 같은 이상 소견은 수술 후 자기공명영상 검사에서 발견되지만, 수술 중 신경 손상이 발생된 경우, 또는 충분하게 압박된 신경을 풀어주지 못한 불충분한 수술인 경우, 또는 주변 조직에 손상을 준 경우는 수술 후 자기공명영상에서 이상 소견이 남아 있지 않아 확인이 불가능하다. 수술 후 증상 호전이 없는데 자기공명영상 사진을 놓고 수술은 잘됐다고 하는 것은 수술자의 책임 회피일 수 있다.

의사들의 집단이기주의가 아니더라도, 수술 후 증상이 호전되지 않은 환자에게 그 수술이 잘못되었다고 말할 수 있는 의사는 많지 않다. 의료 분쟁에 휘말리기 싫고, 마치 어떤 물건을 힘들게 구입한 사람에게 그 물건을 잘못 샀다고 이야기하는 게 민망스러운 것과 마찬가지이다. 차라리 처음 수술한 병원으로 다시 가보라고 권유하는 경우가 많다. 그러나 환자 입장에서는 처음 수술한 병원을 다시 가봐야, 수술은 잘됐다는 이야기만 반복해 듣고 주사나 약만 받아오기 십상이다.

수술했는데 증상이 호전되지 않는 대부분은 재수술로 증상이 개선되기 매우 어렵다. 마치 잘못 만들어진 제품이나 잘못 그려진 그림을 수선하거나 수정하여 좋은 제품 또는 좋은 그림으로 만들 수 없는 것과 같다. 항상 처음 수술이 제일 중요하고, 되돌아갈 수 없는 일방통행의 길과 같다.

수술은 반품과 환불이 안 되는 물건을 사는 것과 같이 매우 신중하게 판단하여 구매(수술)를 결정해야 한다고 누차 환자들에게 설명하고 있다. 차라리 물건이야 잘못 구매했다면 포기하면 그만이지만, 건강의 문제는 평생 지니고 살아야 할 수도 있기 때문에 더욱 신중해야 한다.

어느 매장에 가서 충동 구매하듯이 수술도 즉흥적으로 결정할 일이 전혀 아니다. 그러므로 제2, 제3의 전문가에게 진찰을 다시 받고 신중히 결정해야 나중에 후회하지 않게 된다.

3 척추 질환의 의료화(메디컬리제이션medicalization)

(1) 노화로 인한 척추 질환은 의료화로 해결할 수 없다

의료화(메디컬리제이션medicalization)는 인체에 발생되는 문제를 의학적 문제로 규정하고 치료하는 과정을 말하며, 기존에는 의학적 문제로 여기지 않았던 증상을 질병인 의학적 문제로 정의하고 치료하는 일련의 과정을 의미한다. 긍정적 의미도 아니고 부정적 의미도 아닌 중립적 의미를 갖고 있지만 사회학적으로는 부정적 의미가 강하다.

의료화의 예로는 폐경menopause, 알코올 중독alcoholism, 주의력결핍 과잉 행동장애ADHD/Attention Deficit Hyperactivity Disorder, 외상후 스트레스 장애 PTSD/Post-Traumatic Stress Disorder, 식욕부진anorexia, 불임infertility, 수면장애 sleep disorder, 발기부전erectile dysfuction, 비만obesity, 출산, 노화, 학습장애, 성형수술 등이 있다. 의료화가 광범위해짐에 따라 출생에서부터 사망까지 삶의 모든 과정이 의학의 관리 영역에 포함되었다는 지적이 있다.

의료화라는 말은 1970년대 어빙 졸라Irving Zola, 피터 콘라드Peter Conrad, 토머스 사즈Thomas Szasz 등의 사회학자들에 의해 처음으로 사용되기 시작했다. 사회학자들은 의료화를 통해 의료의 범주가 계속 넓어져 일상적으로 흔히 경험하는 일까지 의료에서 다룰 문제의 범주로 확대되고 있으며, 의료화가 우리 사회를 지배한다고 비판하고 있다.

의료화 문제는 진료 현장에서도 가끔 겪는 일이다. 고령의 환자분께서 요통, 또는 하지방사통 등의 증상을 호소하며 내원하는 경우가 종종 있다. 신경학적 검사와 자기공명영상 검사를 받고 통증의 원인은 척추가 노화되어 발생되는 것이므로 치료할 수 없고 진통제 등으로 통증을 조절하고 지내실 수밖에 없다고 설명을 하면, 환자와 가족들은 노화에 의해 통증이 발생된다는 것을 납득하지 못한다. 통증이 있다면 병이 발생한 것이고 통증을 일으키는 원인 병소를 칼로 도려내버려 없애면 낫는 것이 아니냐고 물으며 수술을 요구한다. 요통의 원인이 한 곳에 국한되어 있는 것이 아니고, 허리 전체가 노화에 의한 퇴행성 변화가 진행되어 수술이 효과가 없다고 설명드리면, 왜 수술이 안 되느냐, 왜 수술을 안 해주려고 하느냐 하면서 떼를 쓰는 경우도 있다.

우리 몸의 노화는 수술뿐 아니라, 어떤 치료도 효과가 없다. 나이가 들면서 발생하는 요통이나 다리 통증 등의 주요 원인은 척추가 노화되어 퇴행성 변화가 진행되는 것이다. 노화나 퇴행성 변화는 치료도 안 되지만 일시적으로 증상을 완화시켜도 노화는 계속 진행된다. 우리 생명이 끝날 때까지 노화는 지속된다. 수술이나 치료를 받아 일시적으로 증상이 호전될 수 있으나 치료 후에는 또다시 노화와 퇴행성 변화가 지속되어 또 증상이 나타난다.

일부 환자는 완치되는 것은 바라지 않지만, 아픈 통증만이라도 치료해달라고 청하기도 한다. 환자들이나 가족은 통증이 있기 때문에 병이 있는 것이고, 병이 발생했으니 치료받기를 희망하는 것이다. 그러나 통증이 발생했다고 병이 있는 것은 아니다. 병적인 상태가 아니더라도 통증은 발생한다. 척추에 발생하는 노화로 인한 퇴행성 변화를 병이라고 할 수 없다. 그러나 노화에 의해서 통증은 발생하고, 퇴행성 변화가 있으면 통증이 발생한다. 관절, 뼈, 인대 등이 노화되거나 퇴행성 변화가 진행되면 염증변화inflammatory change가 발생하므로 통증이 수반되는 것이다.

일부 환자는, 노화가 되면 온몸이 똑같이 노화될 텐데 어느 쪽만 아프고 다른 쪽은 통증이 왜 없는 것이냐고 묻기도 한다. 우리 몸은 똑같이 늙어가고 있지만 부위마다 상태가 완전히 동일하지는 않다. 오른손잡이와 왼손잡이가 있고, 많이 사용하는 관절과 덜 사용하는 관절이 있다. 즉, 타고난 선천적 원인과 후천적 생활 습관 등의 원인이 합쳐져 증상이 발생하기도 하고 증상이 없어지기도 한다.

척추의 퇴행성 변화degenerative change도 의료화가 되었다. 척추의 퇴행성 변화는 근본적으로 질병이 아니고 노화 과정이지만 척추의 퇴행성 변화로 인해 요통 등의 증상이 발생하여 치료 대상이 된 것이다.

우리나라는 급격히 고령 사회가 되어 요통과 방사통을 호소하는 고령의 환자가 늘어나고 있으며, 이들 중 많은 이가 치료를 받기 위해 이 병원 저 병원으로 전전하는 현실이다. 그러나 어떤 방법으로

도 노화는 치료되지 않으니 싫든 좋든 치료될 수 없는 노화와 퇴행성 변화에 동반되는 통증을 받아들이고, 적절한 약물과 생활 습관 개선 및 지속적인 운동 등으로 통증을 조절하며 이겨내는 것이 가장 바람직하다.

(2) 불필요한 치료가 아닌지 과잉 의료화를 의심해야 한다

과잉 의료화(오버메디컬리제이션over-medicalization)는 효과가 없는(유효하지 않은non-validated) 의료 행위medical practice를 말한다. 환자에게 이익이 되지 않고no clear benefits, 오히려 해가 될 수 있으며 불필요하게 비용만 많이 드는 의료 행위를 일컫는다. 과잉 의료화는 부정적 의미로 사용되며, 과잉 진단over diagnosis이나 과잉 치료over treatment가 과잉 의료화에 해당된다. 과잉 의료화로 인해 미국에서는 자연분만보다 제왕절개 수술이 많고, 요통 환자에게 과잉 영상 검사excessive imaging와 과잉 수술excessive surgery이 많이 시행된다고 전문가들은 지적하고 있다.

우리나라도 사정이 비슷하다. 여러 질환에서 과잉 의료화가 사회적으로 문제되고 있으며, 요통 등의 척추 질환에서도 과잉 영상 검사와 과잉 수술의 과잉 의료화가 발생되고 있다. 과잉 의료화가 되면, 진단법들이 늘어나고, 여러 치료 방법들이 많이 나타나며, 병을 조장하게 되고disease mongering, 금전적 리베이트와 같은 이해의 충돌conflict of interest이 발생하고, 의료기관의 헌신 또는 책무가 약해지는lack of commitment 바람직하지 않은 방향으로 진행된다.

우리나라는 원칙적으로 의료 광고가 금지되어 왔으나 2005년 10월 27일 헌법재판소 전원재판부가 "의료법 46조 등은 의료인이 자신의 기능이나 진료 방법에 관한 광고와 선전할 기회를 전면적으로 박탈함으로써 표현의 자유를 제한하고 있을 뿐 아니라 다른 의료인 간의 효율적 경쟁을 막아 직업 수행의 자유도 침해하고 있다"고 결정했다. 즉, 헌법재판소는 현재 의료 광고를 제한하고 있는 의료법 46조 3항에 대한 위헌 판결을 내렸다.

당시 일부에서는 헌법재판소의 결정이 "국민의 건강할 권리를 위협할 수 있다"며 과도한 결정이라고 비판했다. 그리고 "의료 광고가 전면 허용될 경우 환자 유인을 위한 무분별한 광고로 환자의 선택권은 침해당할 것"이라고 주장했으며, "앞으로 각 의료기관은 서비스의 질 개선보다 홍보에 주력하게 돼 서비스는 부실해지고 의료비는 증가하는 약영향을 미칠 것이기 때문"이라고 설명했다.

우리나라에서 과잉 의료화는 2005년 10월 의료 광고가 허용되면서 심각해졌다고 판단된다. 광고나 홍보는 광고주와 독자(시청자)의 지식 수준이 비슷한 상태이면 문제가 없다. 즉, 독자가 광고 분야에 지식이 있으면 올바르게 판단할 수 있다. 그러나 전문 분야에 대한 광고를 일반인이 얼마나 이해할 수 있을지 의구심이 든다. 아마도 신문 등에 게재되어 있는 의료 광고를 제대로 이해할 수 있는 일반인은 거의 없다고 본다. 심지어 전문 분야가 다른 의사들도 이해를 잘 못하는 경우가 수두룩하다. 일반인들은 의료 광고에서 "최신", "첨단", "레이저", "고주파", "내시경", "비수술", "당일 퇴원", "무통", "인공", "비보험", "고가" 등과 같이 눈길을 사로잡는 단어 중심으로 판단하는 경우가 많다. 일반적으로 의료 광고는 광고에 소개되는 치료법의 이론적 원리를 설명하는 것이 부족하다. 심지어 이해가 안 되는 문구가 허다하여 이해하는 것 자체가 불가능하기도 하다.

신문에 하루가 멀다 하고 나오는 의료 광고 또는 TV 광고 등에 나오는 치료법들이 과잉 의료화가 아닌지 비판적으로 살펴보고, 지식이 부족하면 믿을 수 있는 전문가에게 자문을 구하는 것이 피해를 예방하는 길이다.

(3) 대체의학으로 치료 효과를 기대하기 어렵다

대체의학代替醫學/alternative medicine은 비주류의학fringe medicine, 사이비 의학(허위 의학pseudomedicine), 의심스러운 의학questionable medicine, 대체요법代替療法/alternative therapy, 보완의학補完醫學/complementary medicine 그리고 보완대체의학補完代替醫學/CAM/complementary and alternative medicine 등으로 불리며, 기존의 의학적 치료 방법에 속하지 않는 치료법을 말한다.

대체의학은 치료 효과가 입증되지 않았거나unproven 치료 효과를 잘못 입증하였거나disproven 또는 치료 효과를 입증할 수 없는impossible to prove 혹은 지나치게 해로운 치료라고 위키피디아에서는 소개하고 있으며, 일부 대체의학은 비윤리적unethical이라고 지적하고 있다. 현대 의학처럼 치료 효과를 주장하는데 과학적 방법론을 통한 근거가 빈약한 것이 특징이다. 대부분 대체의학은 의과대학에서 정식으로 교육되지 않는 여러 가지 행위 또는 제품 등이 포함되며 여기에는 동종요법, 자연요법, 카이로프랙틱, 교정, 도수치료 그리고 침술, 뜸, 지압, 추나요법 등의 한의학 계열도 포함된다고 정의하고 있다.

대체의학은 단순히 효과가 없는 것에서부터 심지어 해롭거나 유독성toxic effect이 있는 것까지 있다.

(4) 건강보험이 적용되지 않는 시술(수술)은 대부분 치료 효과의 의학적 근거가 부족하다

우리나라 건강보험제도는 선진 국가에서도 부러워할 정도다. 국민건강보험으로 인정되는 치료법은 마치 저급한 치료법이고 국민건강보험에 해당되지 않는 치료법이 최신의 고급 치료법이라고 오해하는 이들이 있다. 그러나 오히려 반대다. 대부분 의학적으로 검증된 치료법만이 국민건강보험에서 인정받고 있기 때문에, 국민건강보험으로 인정된 치료법은 대부분 신뢰할 수 있는 치료법들이다. 국민건강보험으로 인정받지 못한 치료법은 의학적으로 검증이 부족한 치료법이다.

그러므로 국민건강보험이 적용되지 않는 치료법은 의학적으로 치료 효과가 입증되었는지 잘 확인하고 치료받아야 한다.

(5) 두 가지 시술(수술)이 동시에 필요한 경우는 없다

추간판탈출증으로 내원한 환자들 중에는 이전 병원에서 두 가지 이상의 수술(시술)이 필요하다는 설명을 듣고 온 이들이 있다. 그러나 대부분 추간판탈출증 수술에서 두 가지 종류의 수술이나 시술이 필요한 경우는 없다.

두 종류의 수술이 필요하다면 어느 한 종류의 수술도 완전한 수술이 아님을 의미하는 것이다. 추간판탈출증은 의학적으로 치료가 잘 안 되어 이런 수술과 저런 수술을 동시에 시행하여야 치료될 정도의 난치병이 아니다. 오히려 그냥 두어도 좋아지는 양호한 병이다.

추간판탈출증 치료에 두 종류의 시술이나 수술이 필요한 경우는 없다.

(6) 자연치유는 자연요법으로 치유하는 것이 아니다. 자연치유를 위해 자연요법이 필요하지는 않다

요즘 같은 환경 오염의 시대에 자연nature이란 단어는 매우 친환경적이고 부작용이나 해가 없을 것 같고 우리 인간에게 유익하여 반드시 지켜내야 할 것으로 여겨진다. 얼핏 자연치유와 자연요법은 매우 유사하게 들리고 비슷한 것처럼 느껴지나 전혀 다른 의미다. 자연치유가 되기 위하여 자연요법으로 치료해야 하는 것이 아니다. 자연치유라 함은 인위적으로 병소를 낫게 하는 것이 아니고, 병소가 스스로 낫거나natural healing 회복recovery되는 치유 과정을 말한다. 즉, 자연치유를 하기 위해 자연요법에서 하는 것과 같이 특정한 음식물을 섭취하거나 제한 또는 절제한다든지 자연에 존재하는 특정 물질을 섭취하거나 행위를 통해 병을 낫게 하는 것이 아니다.

자연요법은 대체의학alternative medicine의 일종으로 치료 기전과 치료 효과에 대한 과학적 근거가 입증된 근거중심의학evidence-based medicine이 아니고, 소수 일반인들의 막연한 믿음에 바탕을 둔 민간요법이다. 자연요법은 일반적으로 비침습적이며 자연적인 물질이나 방법을 사용하여 병변이 스스로 치유self healing된다고 믿는 민간요법이다.

역사적으로 보면 자연요법은 1880년대 유럽에서 자연 음식 섭취와 금연 및 과로를 피하여 질병을 치료하고자 한 것을 시작으로 볼 수 있다. 자연요법은 매우 광범위하여 자연요법에는 위생의학hygienic medicine, 수치료법hydrotherapy(물을 사용하여 치료하려 함), 한방약herbal medicine(한방 생약을 사용하여 치료하려 함), 동종요법homeopathy, 오존요법ozone therapy, 침acupuncture, 관장요법colonic enemas, 중금속제거요법chelation therapy, 심리요법psychotherapy 등이 있으며, 약을 사용하지 않고 과식을 피하거나, 차, 커피, 알코올 등을 금지하는 자연요법도 있다.

자연요법은 20세기 초반 널리 사용되다 기적의 약으로 알려진 페니실린의 등장으로 1940년대부터 쇠퇴하기 시작했다. 그 후 1970년대 경부터 질병뿐 아니라 전체적인 건강 운동holistic health movement이 강조되면서 자연요법이 다시 주목받기 시작했다.

자연요법은 질병을 진단이나 치료하지 않고, 수술이나 일반적인 의료 행위도 거부하면서, 스트레스를 줄이거나 음식물 섭취와 생활 습관을 바꿔 질병을 예방하려는 것이다. 또한 자연요법은 예방접종이나 항생제 사용도 하지 않는다. 자연요법은 의학적 근거가 없는 방법이므로, 현대의 과학적이고도 의학적인 방법으로 진단하고 치료할 수 있는 요즘 시대에 자연요법에 현혹되어서는 안 된다.

필자가 설명하고 있는 디스크의 자연치유를 자연요법으로 오인해서는 안 된다. 자연치유는 추간판탈출증을 의학적으로 치료의 근거가 검증되지 않은 자연요법의 치료 방법을 동원하여 치료해야 된다는 것이 아니다. 우리 몸이 대부분의 탈출된 디스크를 스스로 분해하고 흡수하여 자연 치유되게 하는 능력을 자연치유라고 한다. 따라서 많은 질병도 자연치유가 되듯이 추간판탈출증도 자연치유가 가능하니, 성급한 치료, 특히 비수술적 시술이라고 광고하며 통증으로 불안한 환자를 유인하고 의학적으로 검증되지 않은 여러 형태의 시술 또는 치료법에 현혹되지 않도록 조심할 필요가 있다.

참고문헌

- Altun Idiris, Yuksel KZ. Lumbar herniated disc: spontaneous regression. *Korean J Pain* 30(1): 44-50, 2017

- Atlas SJ, Deyo RA, Keller RB, et al. The Maine Lumbar Spine Study, II: 1-year outcomes of surgical and nonsurgical management of sciatica. *Spine* 21: 1777-1786, 1996

- Batty VB. Cervical myelography using iohexol(Omnipaque)-a new contrast medium. *Clin Radial* 35 : 75-77, 1984

- Belavy D, Quittner MJ, Ridgers N, Ling Y, Connell D, Rantalainen T. Running exercise strengthens the intervertebral disc. *Sci Rep* 7: 1-8, 2017

- Bromley JW, Varma AO, Santoro AJ, Cohen P, Jacobs R, Berger L. Double-blind evaluation of collagenase injections for herniated lumbar discs. *Spine* 9(5): 486 -488, 1984

- Casey E. Natural history of radiculopathy. *Phys Med Rehabil Clin N Am* 22 : 1-5, 2011

- Chen YC, Lee SH, Chen D. Intradiscal pressure study of percutaneous disc decompression with nucleoplasty in human cadavers. *Spine* 28: 661-665, 2003

- Chiu CC, Chuang TY, Chang KH, Wu CH, Lin PW, Hsu WY. The probability of spontaneous regression of lumbar herniated disc: a systematic review. *Clin Rehabil* 29(2): 184-195, 2015

- Choi HS, Kwak KW, Kim SW, Ahn SH. Surgical versus conservative treatment for lumbar disc heniation with motor weakness. *J Korean Neurosurg Soc* 54 : 183-188, 2013

- Choy DSJ, Michelsen J, Getrajdman D, Diwan S. Percutaneus laser disc decompression: an update : spring 1992. *J Clin Laser Med Surg* 10: 177-84, 1992

- Dandy WE. Loose cartilage from intervertebral disk simulating tumor of spinal cord. *Arch Surg* 19: 660-672, 1929

- Delgado-Lopez PD, Rodriguez-Salazar A, Martin-Alonso J, et al. Lumbar disc herniation: Natural history, role of physical examination, timing of surgery, treatment options and conflicts of interests. *Neurocirugia* 28: 124-134, 2017

- Dougherty P, Fernand R, Ghiselli G, et al. NASS evidence-based clinical guidelines for multidisciplinary spinecare: clinical guidelines for diagnosis and treatment of lumbar disc herniation with radiculopathy. *NASS Clinical Guidelines*1-98, 2012

- DrazinD, Ugiliweneza B, Al-Khouja L, Yang D, Johnson P, Kim T, et al. Treatment of recurrent disc herniation: a systematic review. *Cureus* 8(5): e622, 2016

- GreenBN, Hohnson CD, Snodgrass J, et al. Association between smoking and back pain in a cross-section of adult Americans. *Cureus* 8(9): e806, 2016

- Guan J, Ravindra VM, Schmidt MH, Dailey AT, Hood RS, Bisson EF. Comparing clinical outcomes of repeat discectomy versus fusion for recurrent disc herniation utilizing the N2QOD. *J Neurosurg Spine* 26: 39-44, 2017

- Gugliotta M, Costa BR, Dabis E, et al. Open surgical versus conservative treatment for lumbar disc herniation : a prospective cohort study. *BMJ Open* 6: e012938, 2016

- Guinto FC Jr, Hashim H, Stumer M. CT demonstration of disk regression after conservative therapy. *AJNR Am J Neuroradiol* 5: 632-633, 1984

- Hazard RG. Failed back surgery syndrome: surgical and nonsurgical approaches. *Clin Orthop Relat Res* 443: 228-232, 2006

- Heavner JE, Racz GB, Raj P. Percutaneous epidural neuroplasty: prospective evaluation of 0. 9% NaCl versus 10% NaCl with or without hyaluronidase. *Reg Anesth Pain Med* 24: 202-7, 1999

- Hlubek R, Mundis Jr GM. Treatment for recurrent lumbar disc herniation. *Curr Rev Musculoskelet Med* 10: 517-520, 2017

- HongJ, Ball PA. Resolution of lumbar disk herniation without surgery. *N Eng J Med* 374(16): 1564, 2016

- Hsu E, Atanelov L, Plunkett AR, Chai N, Chen Y, Cohen SP. Epidural lysis of adhesions for failed back surgery and spinal stenosis: factors associated with treatment outcome. *Anesth An*alg 118: 215-24, 2014

- Kesikburun B, Eksioglu E, Turan A, Adiguzel E, Kesikburun S, Cakci A. Spontaneous regression of extruded lumbar disc herniation: correlation with clinical outcome. *Pak J Med Sci* 35(4): 974-980, 2019

- Kim BJ, Cho JT, Shin DH, Kim JH. Failed back surgery syndrome-etiology and the results of the treatment. *Journal of Korean Spine Surg* 6(1): 135-140, 1999

- Kim C, Chung C, Park C, Choi B, Kim M, Park B. Reoperation Rate After Surgery for Lumbar Herniated Intervertebral Disc Disease. *Spine* 38(7): 581-90, 2013

- Kim YS, Chin DK, Yoon DH, Jin BH, Cho YE. Predictors of successful outcome for lumbar chemonucleolysis: analysis of 3000 cases during the past 14 years. *Neurosurgery* 51(5 Suppl): 123 -128, 2002

- Kim YS, Jeon BC, Kwon KY. Ozone Chemonucleolysis on the Lumbar Intervertebral Disc of the Rabbit. *J Korean Neurosurg Soc* 34(6): 570-574, 2003

- oes BW, van Tulder MW, Peul WC. Diagnosis and treatment of sciatica. *BMJ* 334: 1313-1317, 2007

- Lawrence RC, Felson DT, Helmick CG, et al. Estimates of the prevalence of arthritis and other rheumatic conditions in the United States, Part II. *Arthritis Rheum* 58(1): 26-35, 2008

- Leivseth G, Salvesen R, Hemminghytt S, Brinckmann P, Frobin W. Do Human Lumbar Discs Reconstitute After Chemonucleolysis? A 7-Year Follow-Up Study. *Spine* 24 (4) : 342-347, 1999

- Lossius R, Eldevik OP, Weber H, Oftedal SI, Stromme JH. First clinical trial with iohexol in myelography. *Acta Radiol* 84: 499-502, 1983

- Maroon J C, Onik G. Percutaneous automated discectomy: a new method for lumbar disc removal. *J Neurosurg* 66: 143-146, 1987

- Mayer, H. M. , Brock, M. , Berlien, H. P. , Weber, B. Percutaneous endoscopic laser discectomy(PELD). A new surgical technique for non-sequestrated lumbar discs. *Acta Neurochir Suppl* 54: 53-58, 1992

- Mayer, H. M. , Brock, M. Percutaneous endoscopic discectomy: surgical technique and preliminary results compared to microsurgical discectomy. *J Neurosurg* 78(2) 216-225, 1993

- Mixter WJ, Barr JS. Rupture of the intervertebral disc with involvement of the spinal canal. *N Engl J Med* 211(5): 210-215, 1934

- Monument MJ, Salo PT. Spontaneous regression of a lumbar disk herniation. *CMAJ* 183(7): 823, 2011

- Moon MS, Kim I, Ok IY, Lee KW. The response of nerve tissue to chymopapain. *Int Orthop* 14(1): 79-83, 1990

- Nordby EJ, Wright PH, Schofield SR. Safety of chemonucleolysis. Adverse effects reported in the United States, 1982-1991. *Clin Orthop Relat Res* 293: 122-134, 1993

- Peul WC, van Houwelingen HC, van den Hout WB, et al. Surgery versus prolonged conservative treatment for sciatica. *N Engl J Med* 356: 2245-2256, 2007

- Peul WC, van den Hout WB, Brand R, et al. Prolonged conservative care versus early surgery in patients with sciatica caused by lumbar disc herniation: two year results of a randomised controlled trial. *BMJ* 336: 1355-8, 2008

- Rogers LA. Experience with limited versus extensive disc removal in patients undergoing microsurgical operations for ruptured lumbar discs. *Neurosurgery* 22: 82-5, 1988

- Sabnis AB, Diwan AD. The timing of surgery in lumbar disc prolapse: a systemic review. *Indian J Orthop* 48(2): 127-135, 2014

- Schreiber A, Suezawa Y, Leu H. Does percutaneous nucleotomy with discoscopy replace conventional discotomy? *Clin Orthop* 238: 35-42, 1989

- Shepard N, Cho W. Recurrent lumbar disc herniation: a review. *Global Spine Journal* 9(2): 202-209, 2019

- ShinBJ. Risk factors for recurrent lumbar disc herniations. *Asian Spine J* 8(2): 211-215, 2014

- Shiri R, Falah-Hassani K. The effect of smoking on the risk of sciatica: A meta-analysis. *The American Journal of Medicine* 129: 64-73, 2016

- Sicard JA, Forestier J. Méthode radiologique d'exploration de la cavité épidurale par le lipiodol. *Revista de Neurología* 28: 1264-1266, 1921

- Skorupska E, Atarowska M, Samborski W. Sympathic nervous system activity-a new concept of the complicated etiology of low back pain radiates distally at the extremities. *Journal of Medical Science* 1(83): 53-56, 2014

- Smith L. Enzyme dissolution of the nucleus pulposus in humans. *JAMA* 187: 137-140, 1964

- Smith L, Garvin PJ, Gesler RM, Jenings RB. Enzyme dissolution of the nucleus pulposus in humans. *Nature* 198: 1311-1312, 1963

- Stafford MA, Peng P, Hill DA. Sciatica: a review of history, epidemiology, pathogenesis, and the role of epdural steroid injection in management. *Br J Anaesth* 99: 461-73, 2007

- Tacconi L. lumbar discectomy: has it go tany ill-effects? *J Spine Surg* 4(3): 677-680, 2018

- Takada E, Takahashi M. Natural history of lumbar disc hernia with radicular leg pain: spontaneous MRI changes of the herniated mass and correlation with clinical outcome. *Journal of Orthopaedic Surgery* 9(1): 1-7, 2001

- Teplick JG, Haskin ME. Spontaneous regression of herniated nucleus pulposus. *Am J Roentgenol* 145: 371-375, 1985

- Thomson S. Failed back surgery syndrome-definition, epidemiology and demographics. *British Journal of Pain* 7(1): 56-59, 2013

- Vialle LR, Vialle EN, Henao JES, et al. Lumbar disc herniation. *Rev Bras Ortop* 45(1): 17-22, 2010

- Vroomen PCAJ, de Krom MCTFM, Wilmink JT, et al. Lack of effectiveness of bed rest for sciatica. *N Eng J Med* 340: 418-23, 1999

- Weber H. Lumbar disc herniation: A controlled, prospective study with ten years of observation. *Spine* 8: 131-140, 1983

- Weber H. The natural history of disc herniation and the influence of intervention. *Spine* 19: 2233-2238, 1994

- Weber H, Holme I, Amlie E. The natural course of acute sciatica with nerve root symptoms in a double-blind placebo-controlled trial evaluating piroxicam. *Spine* 18: 1433-1438, 1993

- Weinstein JN, Lurie JD, Tosteson TD, et al. Surgical versus nonoperative treatment for lumbar disc herniation: Four-year results for the Spine Patient Outcomes Research Trial(SPORT). *Spine* 33: 2789-2800, 2008

- Weinstein JN, Tosteson TD, Lurie JD, et al. Surgical vs nonoperative treatment for lumbar disk herniation: The Spine Patient Outcomes Research Trial(SPORT): A randomized trial. *JAMA* 296: 2441-2450, 2006

- Weinstein JN, Lurie JD, Tosteson TD, et al. Surgical vs nonoperative treatment for lumbar disk herniation: The Spine Patient Outcomes Research Trial(SPORT) observational cohort. *JAMA* 296: 2451-2459, 2006

- Wera GD, Marcus RE, Ghanayem AJ, Bohlman HH. Failure within one year following subtotal lumbar discectomy. *J Bone Joint Surg Am* 90: 10-5, 2008

- Wittenberg RH, Oppel S, Rubenthaler FA, Steffen R. Five-year results from chemonucleolysis with chymopapain or collagenase: a prospective randomized study. *Spine* 26(17): 1835-1841, 2001

- Yorimitsu E, Chiba K, Toyama Y, Hirabayashi K. Long-term outcomes of standard discectomy for lumbar disc herniation: a follow-up study of more than 10 years. *Spine* 26: 652-57, 2001

- 권원안, 김한수. 요추간판 탈출의 자연적 축소(3례 증례보고). *J Kor Soc Phys Ther* 20(3): 69-74, 2008

- 대한척추신경외과학회. 《척추학》(제3판). 군자출판사. 2018

- 이상규. 우리나라 고가 의료장비 현황과 정책대안: 정책의 수직적, 수평적 동기화. *JKoreanMedAssoc*55(10): 950-958, 2012

- 이신영, 전병찬, 김영수, 이창식, 천태상, 김남규. 요추간반탈출증 환자에 대하여 적외선체열 영상을 이용한 오존 화학적 용해술의 평가. *Kor J Spine* 1(4): 495-499, 2004

Ranking of Various Treatments for Lumbar Herniated Disc